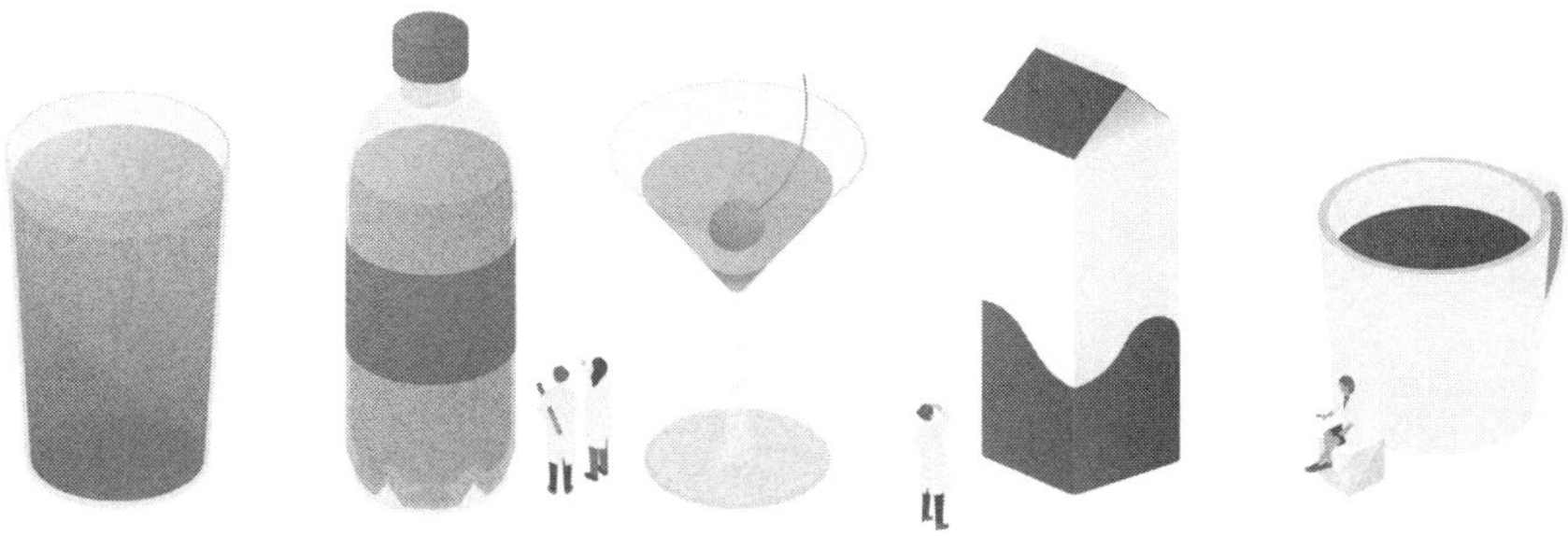

DRINK

あなたが口にする「飲み物」のウソ・ホント

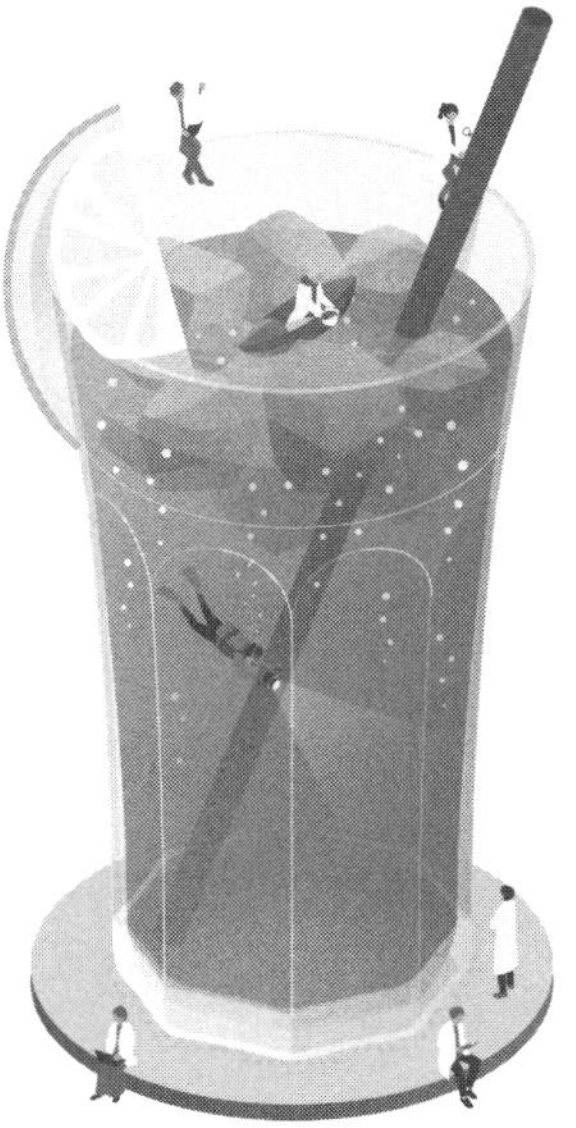

アレクシス・ウィレット

井上大剛＝訳

白揚社

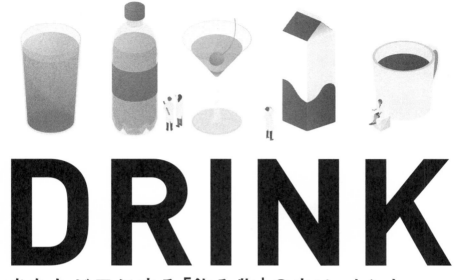

飲みもののえり好みが激しい、私の家族に捧ぐ

DRINK　あなたが口にする「飲み物」のウソ・ホント　目次

第2章 ミルク …… 65

第3章

ホットドリンク……129

第5章 アルコール飲料 …… 277

エピローグ 食後酒 …… 333

●本文中の〔　〕は訳者による補足を示す。
●註番号は巻末の註を参照。

プロローグ　食前酒

素晴らしき飲みものの世界にようこそ。ウイスキー、ナイトキャップ、スポーツドリンク、エナジードリンク、ビール、醸造酒、果汁ジュース、チェイサー、ブランデー、グロッグ酒、神酒、ジン、ミルク、水、別れの一杯——あなたがちびちび飲るものがなんであれ、きっとこの本のなかに出てくるはずだ。だが、ちょっと待ってほしい。個々の飲みものについて詳しく説明している本が山ほどあるなか、本書にどのような意義があるのだろうか？　そう、まずはありとあらゆる大人気の飲みものが一箇所にまとまっていて、とても便利だ。だが、それだけではない。この本にはもうひとつ重要な目的がある。

あなたは普段、よく考えて飲みものを選んでいるだろうか？　食べものについては、何を選ぶか、それが健康にどう影響するかを深く考える人は多い。だが、飲みものに同じくらい注意を払う人はおそらく少ないだろう。ちょっと考えてみてほしい。じつのところ自分が何を飲んでいるか、あなたは知っているのだろうか？　本当にわかっている？　断言できますか？　私たちは毎日、何杯もの飲みものを飲む——それはたぶん、喉の渇きを癒やすためだったり、目を覚ますためだったり、一日の終わりにリラックスするためだったりするだろう。だが、口にしたボトル入りの水にどんな目的があって電解質が添加されているのか、あるいはすすったグラス一杯のワインになぜ貝類エキスが入っていたりするのか、ふと疑問に思ったことはないだろうか？　そこで本書の出番だ。私たちは日頃から自分が飲むものについて、一貫性がなくてややこしい、しばしば誤解を生みかねない情報の洪水にさらされている。本書では選りすぐりの科学的根拠を集めることで、飲みものがどのようにつくられ、実際に何が入っていて、体にどのような影響を与えるかについて、本質をつかめるようになっている。

それがたんなるグラス一杯の水であろうと、起き抜けのエスプレッソであろうと、あるいは最高級のシャンパンや二日酔いの朝のエナジードリンクだろうと、すべての飲みものは、私たちの体になんらかの形で影響を与える。[1]　ダグラス・アダムスのSF小説『銀河ヒッチハイク・ガイド』（安原和見訳、河出文庫）によれば、宇宙で最高の飲みものは「汎銀河ガラガラドッカン」であり、飲むと「スライスレモンに包んだ大きな黄金のレンガで脳天をかち割られる」ような効果があるという。ひるがえって地球にはこれに比肩（ひけん）するものは存在しないが、それでもスーパーフードなるものはある。では、「スーパードリンク」は存在するのだろうか？　乞うご期待だ。

もしあなたが、発酵飲料の真のメリットを知りたいのだろうと、ワインに入っている亜硫酸エステル（酸化防止剤）が頭痛の原因であるかをたしかめたいのだろうと、あるいはたんに購入している商品の宣伝広告の裏に潜むエセ科学にうんざりしているだけなのだろうと、本書はおすすめだ。この本には、私たちが長年にわたって味わってきた世界でもっともポピュラーな飲みものの数々に関して、科学的知見の要旨をまとめてある。また、みなが慣れ親しんでいる日常的な飲みものだけでなく、飲料業界でのブームや流行りものについても、その背後にある科学をとりあげている。インスタグラムやツイッター、ブログや雑誌は、その飲みものに健康増進効果があるという作り話を喧伝しようとする、目を引く画像やもっともらしい記事でいっぱいだ。さらにセレブたちはこぞって、科学的な用語をごちゃごちゃとならべたて飲みものをおすすめし、大勢のフォロワーに試してみるようけしかける。だが、そうした飲みものは彼らが言うほど良いものなのだろうか？（グウィネス・パルトロウ、キム・カーダシアンをはじめとするインフルエンサーたちはここで目を逸らしたくなるかもしれない）

また、本書は科学の話一辺倒というわけではない。歴史の一場面や数々の世界記録、すばらしい発明やその他いろいろな小話なども入っている。この本を読めば、友達に物知りであるところを見せたり、酒場のクイズ大会で勝ったりできるかもしれない。まあ、こうしたおまけはカクテルのチェリーのようなものだ。もしあなたが（私と同じく）砂糖漬けのチェリーが好みでないのなら、カクテルに刺さっている小さな傘や線香花火だと思えばいい。

では、本題に入る前に、まずは飲みものについての基本事項を簡単に説明しよう。

飲みものとは何か？

飲みものを簡単に定義すれば、リフレッシュしたり栄養を摂ったりする目的で口から摂取する液体、ということになる。

口から飲み込んだ液体は、食道から胃を通って腸に到達し、そこで水分の大半が吸収される。ただ、飲みものに含まれるタンパク質や糖質をはじめとする一部の栄養素については、小腸を通じて血液中に放出可能な状態まで分解する必要がある。お酒に関して言えば、そのアルコールの大半は胃壁を通じて血液中に入る（アルコールの代謝については、第5章「アルコール飲料」で詳しくとりあげる）。血液が肝臓に移動すると、そこで栄養素が処理・貯蔵され、さらに有害物質も大半は分解される。そして必要に応じて、血管内に保持された残りのミネラルや栄養素はその後、血流に乗って体内をめぐり代謝され、さまざまな効果を及ぼす。最後に残ったものは腎臓にたどり着き、老廃物がろ過され、尿として体外に排出される。

どれくらいの量、飲むべきか？

言うまでもなく、水は命にとってなくてはならないものであり、体の大部分の機能に関わっている。

私たちの体は約六割が水分でできていて、たとえば体重が七〇キログラムの人であれば、全部でおよそ四二リットルの水分が含まれていることになる。そして体からは日々、大量の水分が失われるため、脱水症状にならないよう補給する必要がある。もし十分な水を摂らなければ、細胞内で水分のバランスが崩れる（体液平衡失調）。水は正常に機能する健康な体を維持するために不可欠なので、脱水状態は数多くの症状を引き起こす。そして脱水がひどければ、当然、死にいたる。

ただ、水を飲む量が少なすぎれば脱水症になる一方で、飲み過ぎてしまうと俗に水中毒（みずちゅうどく）と呼ばれる低ナトリウム血症を起こすことになる。腎臓の処理能力を超えるほど水を飲むと、脱水のときと同じくやはり体液平衡失調が起こり、結果として血液中の塩分（ナトリウム）が薄まる。ナトリウムには浸透圧の働きで細胞の内部と外部との水分のバランスをとるという重要な役割がある。だが、水を飲み過ぎると血液中のナトリウム濃度が低下して余計な水分が細胞に入り込み、結果として細胞は膨らむ。これによって脳の腫れなどの症状が出ることがあり、まれではあるが水の飲み過ぎで死にいたる人もいる。とはいえ、低ナトリウム血症はそうそう起こるものではないので、そこまで心配する必要はない。ただ、持久系競技のアスリートは肉体的に極限の状態で体内の水分バランスをとるという難業を強いられるため、普通の人よりも低ナトリウム血症のリスクにさらされる可能性が高くなる。

では、結局のところ毎日どれくらい水分を摂るべきなのか？　悩ましいことに、この問いに対するもっとも正確な答えは「場合による」というものだ。なぜそうなるのか説明しよう。デスクワークに就いている成人であれば、一日に二から三リットルほどの水を消費する。私たちの体は、特定の栄養素を処理してエネルギーを得る際に、副産物として少量の水（一日あたり、およそ二五〇から三五〇ミリリットル）を生成する。だが、それ以外の水分は食べものや飲みものから摂取している。摂取した水分のうち、平均して二割から三割が食べものによるもので、残りの七割から八割が飲みものによるものだと推定される。そして日々、おもに尿（およそ一から二リットル）、便（およそ二〇〇ミリリットル）、呼吸（二五〇から三五〇ミリリットル）、汗（温暖な気候でおよそ四五〇ミリリットル）などで水分を失っている。皮膚や肺から失われる水分量は気候や温度、湿度によって変わる。さらに、年齢、体重、性別、身体活動レベルなど、さまざまな要因によって体に必要な水分量が決まる。病気もまた、必要な水分量に大きな影響を与えうる。

健康な大人であれば、喉が渇いたという感覚こそが、水分を補給するタイミングを教える知らせだ。そのため、渇きが日々飲むべき量を示すバロメーターとなる。だが子どもや老人はこうした体からのフィードバックのメカニズムがあまりうまく働かないので、渇きの兆候（サイン）をすぐには認識できないことがある。だから、意識的に十分な量を飲む必要がある。

では次に、水分の補給に際して、気をつけるべきことはなんだろう。水でなければだめなのだろうか？　水分補給にカウントしてはいけない飲みものがあるのか？　とりあえず、砂糖やアルコールなど、体に良くないものが含まれていないという点で、水がとくに好ましいのはたしかだ。それでもほぼすべての飲料が水分補給の役に立つ。ただし、おもな例外はアルコール飲料だ。お酒にも水は含まれているが、尿の排出を促すので、体内から失われる水分の量が増えるからだ。ただし、低アルコールビールなど度数の低いお酒は、水分補給に適しているとは言えないものの、水分摂取量を増やすことにはつながるだろう。

相関関係は因果関係を意味しない

本書では飲みものについて、なるべく詳しい解説を心がけたが（詳しすぎるところもあるかもしれない）、それでも細部まですべてを網羅しようなどとは思っていない。それは端的に言って不可能だからだ。ただ、先に進む前に、本書に提示した多くのエビデンスについて、重要な注意事項をひとつ述べておきたい。

この本でとりあげている科学的証拠の多くは、特定の飲みものと健康への影響との関係や相関に関する観察研究（研究者が直接的な介入をすることなく、データを集めて解析する方法）に基づいている。それは要するに、そうした研究から、ある飲みものを一定量摂取した（あるいは摂取しなかった）ことと健康上の結果のあいだに、ある種の関係があることがわかった、という意味だ。ただし、仮にXという飲みものを定期的に摂取している人は、Yという特定の健康問題を起こすリスクが低いことが判明したとしても、XとYのあいだに直接的な因果関係があるとは限らず、まったく他の理由で説明できる場合もある。たとえば、あなたは、サングラスとアイスクリームの売上げに相関関係がある――つまり、片方の売上げが上がればもう片方も上がる――のをご存じだろうか？　だが、すぐに察しがつくと思うが、サングラスを買ったからといってアイスクリームを買うわけでもなければ、その逆でもない。つまり、両者の間には相関関係はあるが、因果関係はないのだ。この場合、両者と関連しているのはおそらく天気であり、天気こそが両方の売上げを左右する原因だと考えられる。

いま説明した問題についてもっと知りたい方には、軍事情報アナリストでハーバード・ロースクールの卒業生でもあるタイラー・ヴィゲンが製作したSpurious Correlationsというすばらしいウェブサイトをおすすめしたい。そこではこの問題がわかりやすく解説されている（ちなみにこのサイトのコンテンツは本にもなっている）。タイラーは、適当なデータさえあれば、どんなにあり得ない事柄のあいだにも相関を見いだせることを見事に示し、そうした相関があるからといって、意味のある関係があるとは言えないことを解説している。たとえば、メイン州の離婚率とアメリカ国民一人あたりのマーガリンの消費量とのあいだには完璧な相関があることをご存じだろうか？　あるいはプールに落ちて溺れた人の数が、ニコラス・ケイジが出演する映画の数と相関していることは？

要は、飲みものについて、それを裏づける科学を解釈するときには慎重になる必要がある、ということだ。それぞれの飲みもの（あるいはそこに含まれる特定の化合物）と、健康のあいだには多くの相関が見つかるかもしれない。だが、それらが本当に関連しているのかどうか、また何を意味する可能性があるかというのは、まったく別の問題なのだ。飲料がもたらす真の恩恵や実害をたしかめるには、厳密な実験（すなわち独立し、客観的で、質が高く、規模の大きい実験）をおこなって、さまざまな集団における異なる消費パターンを比較し、特定の生理的変化を調査する必要がある。さらに掘り下げて、特定の飲みものが直接的に健康に影響を及ぼすかどうかを判断するには、さらなる研究が求められる。

注意事項は以上だ。

それでは飲みものの世界をめぐる旅に出かけよう。

第 1 章

水

waters

水道水、ミネラルウォーター、浄水ポットの水、炭酸水など

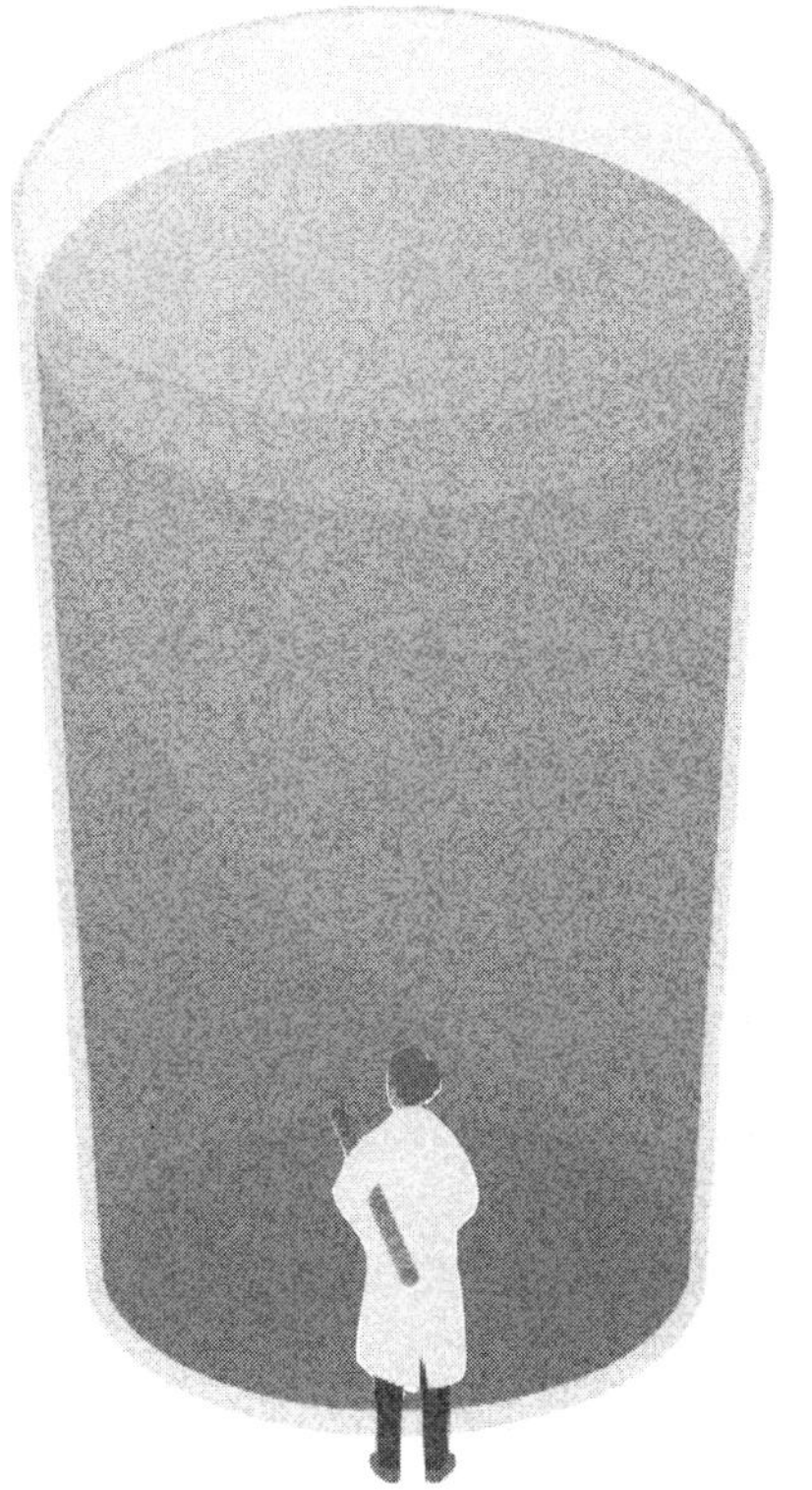

まずは、すべての飲みものの基礎である、「水」から話をはじめよう。水は、人間が摂取するもっとも自然でかつ不可欠な液体だ。だが、いま不思議なことに、「飲みものとしての水」に注目が集まっている。数年前、アメリカのスノーボーダーであるオースティン・スミスとブライアン・フォックスは、「ドリンク・ウォーター」という会社を立ち上げ、もっと水を飲むようみなに呼びかけた。これは、エナジードリンクのメーカーがスノーボード選手のスポンサーになることが多くなり、そうした企業によるマーケティング活動に不信感を抱いていた彼らがそれに対抗してはじめたことだ。こうした抗議をするときにはありがちだが、スミスとフォックスはまず「水を飲もう」というメッセージを自らのスノーボードに書き入れるとともに、ステッカーをつくった。そしてついには、このメッセージの書かれた数々のスノーボード用品を販売するビジネスもはじめた。おそらく彼らはボトル入りの飲料水も販売したのだろう、とあなたは思ったのではないだろうか？　だが、実際には違った。いわく「けっして水は売らないと決めている。僕たちは水道から水を飲むことを選んだんだ」[1]と本人たちは言う。つまり「水を飲もう」というメッセージは、まさに文字通りの意味だったのである。

私たちが飲みものを自由に選べるようになって以来、いまや水の人気は絶頂に達している。二、三〇年前であれば、冷たい飲みものといえば缶入りの炭酸飲料という人も多かったかもしれないが、いまでは水を選ぶ人が増えている。実際、ボトル入り飲料水の売上げは長期にわたって堅調な伸びが続いており、二〇一六年には初めて炭酸飲料の販売量を上回った。そしてボトル入り飲料水だけでなく、昔ながらのただの水道水への関心がいま、これまでにないほど高まっている。ペットボトルの環境への負荷が懸念されるようになるにつれ、多くの人が再利用可能なウォーターボトルを購入して水道水を持ち歩くようになった。いまではみなしょっちゅう水を飲み、外出するときには必ずウォーターボトルを持っていく。これほど熱心に水分補給をするのは人類史上初と言えるかもしれない。おそらく現代人はいまだかつてないほど水分補給しているのではないか！

ちなみに、どんな飲みものにも水が含まれているのは間違いないので、この章で説明する内容はすべての飲みものにあてはまる（考えようによっては、水についてだけで本書をまるまる一冊書くことだってできただろう）。ただ、一応断っておくと、この章では基本的にただの水だけを扱うことにする（章の終わりの方でいくつかの例外は出てくるが）。そして水以外の内容物が問題となる飲みものについては、他の章で扱うこととする。では前置きはここまでにして、まずは水について、いままでにわかっていることを整理してみよう。

要するに水とは何か？

ご存じのとおり、水は人間の生存に不可欠な、透明で無色無臭の物質だ。水は大量の水分子が連なってできている。それぞれの水分子は二つの水素原子（H）と一つの酸素（O）が強く結合してできており、H_2Oという化学式で表される。地球の表面の約七〇パーセントは水に覆われているが、そのすべてが飲めるわけではない。健康への悪影響を避けるためには、人間の飲用に適した水でなければならない。そうした飲んでも安全な水は、飲料水または飲用水と呼ばれる。また、そのままでは飲むのに適さない水が、さまざまな処理やろ過を経て飲料水となっていることもある。

水道水はどのようにつくられるか？

水道水とは、水源から水道管を通り、蛇口から出る水のことを指す。ここではとくに、そのまま飲むことのできる水道水について考えてみよう。

まずは、飲用に適した水源を見つけることが鍵となる。私たちの飲む水は湖、川、貯水池、帯水層（地下水に満たされた地層）、ボーリング井戸（地下水源に届くまでドリルで掘削された穴）からとられることが多い。こうした水源は、水が新鮮で、有害な化学物質の混入がなく、水質が安定していなければならない。水源が決まったら、次にその水を処理する必要があるが、その方法は水源の種類や水質によって変わってくる。

現在では、水道水を安全なものにするために、多種多様な処理法と消毒法が使われている。いくつものフィルターを通すことで不要な物体、沈殿物、分子などを取り除き、オゾン、炭素、イオン交換を用いて微生物や農薬、金属類を除去するのだ。さらに少量の塩素を加えることで、残留する細菌や微生物を殺し、水道設備を通過して蛇口から出る水を安全なものにしている。また、古い水道管から鉛（なまり）が混入するのを防ぐためにリン酸塩を注入することもあるし、さらなる消毒のために紫外線を照射する場合もある。

　また、水のｐＨ[2]を化学的に調整して水道設備の腐食を防ぎ、水質をより安定させることもある。軟水は通常、硬水に比べて酸性である（つまり、ｐＨ値が低い）ため、水道管を腐食させかねない。そのため、もし水のｐＨ値があまりにも低いと、配管やパイプから鉛、鉄、銅、亜鉛などの金属類が混入したり、水道水に不快な金属臭や苦みが混じるおそれがあるのだ。では、どうやってｐＨ値を調節するのか？　それにはいくつかの方法があり、水酸化ナトリウム、水酸化カルシウム、炭酸ナトリウムを加えたり、水をアルカリ性フィルターに通したり、余分な二酸化炭素を取り除いたりという処理だ（水のｐＨについては「アルカリ水」の項目で詳しくとりあげる）。

　いま挙げた処理はどれもあまり良いものに思えないかもしれないが、もしそうしなければ、はるかにまずいことになる。水質汚染は多くの国で大きな問題となっており、コレラ、下痢、赤痢、腸チフス、ポリオのような、本来であれば予防可能な病気の蔓延（まんえん）につながっている。世界では汚染された水道水による下痢が原因で毎年五〇万人以上が死亡していると推定されており、水処理の大切さを物語っている。また水道水の水質について調べはじめると、飲み水に混入する可能性のある汚染物質がいかに多いかもわかる。以下に具体例を挙げよう。（ａ）水源にもともと存在していた沈殿物や有機粒子などの物理的汚染物質、（ｂ）窒素、漂白剤、塩類、殺虫剤、金属類などの化学汚染物質、（ｃ）細菌、ウイルス、寄生虫などの生物的汚染物質、（ｄ）セシウム、プルトニウム、ウランなどの放射性汚染物質。飲み水にとって最も懸念されているのはたいてい、下水や動物の糞便による汚染によって、大腸菌などの病原体が混入することだ。だが、あなたがこうしたことを心配しはじめる前に、言っておきたいことがある。それは、もし仮に私たちの飲み水のなかにこうした汚染物質が混入していたとしても、それはいま挙げたうちのごく一部にすぎず、しかもその量はきわめて微量であること。そして浄水場はこうした害をもたらしかねない汚染物質の大半を極めて効率的に処理したのちに、各家庭に水を供給していることだ。まずはその事実をしっかりと頭に入れておこう。

住んでいる地域によって、水道水の質が違うのはなぜか？

私の髪の毛はいつでも縮れて大きく乱れているし、肌は紙やすりのようにザラザラで、クリームをたっぷり塗りたくらなければ、ボロボロになってしまう。しかし違う土地に行ってから一週間もすると、奇跡のような変化が起きる。髪はサラサラになり、肌はほとんど桃のようにスベスベになるのだ。誰しも旅行先で、水を一口飲んだときに「うーん、家の水道水の方が好きだな」と思ったり、髪や肌が普段よりもなめらかになるのを感じることがあるだろう。その理由はたいてい、その土地の水が地元の慣れ親しんだものとは大きく違っているからだ。

■硬水を「硬く」、軟水を「軟らかく」するものは何か？

雨水はもともと軟水だ。だが地表に降ったあと、地面に浸透して白亜やライムストーンといった石灰岩や砂、土の層を通過するときに、そこに含まれるミネラルが水のなかに溶け出す。硬水と軟水の違いはこのミネラルの含有量によるものだ。硬水はこのようにしてカルシウムとマグネシウムを中心とした大量のミネラルを含んでいる。こうしたミネラルの含有量が多いほど、水はより「硬く」なる。それゆえ、それぞれの土地の地質の違いによって、水の硬度が決まる。水の硬度には大きなばらつきがあるが、世界標準となる分類は存在せず、その基準は国ごとによって異なる。たとえばイギリスでは、南部と東部では水道水の硬度が非常に高く、北や西に進むにつれて硬度が低くなる傾向がある。また、川や湖などからとられる表層水は一般に軟水であり、ミネラル含有量が低い。そのため、たとえば飲み水の水源が貯水池であれば軟水である可能性が高いし、水源が地下であれば硬水である可能性が高い。

■自分で水の硬度を調節することはできる？

地元の硬水は私の髪と肌にトラブルを起こすが、問題はそれだけでは終わらない。私と同じく普段から硬水を使っている人なら、石灰汚れがこびりついたやかんや水垢だらけの蛇口のメッキ、染みだらけの窓——くわえてそうした汚れを落とすために費やした洗剤代によるストレスをわかってくれるはずだ。ただ、すでに導入済みの人も多いかもしれないが、軟水器を使って水を軟らかくするという手もある。軟水器とは飲み水の質を高めるというよりも、硬水による石灰汚れを防ぎ、水と洗剤の相性を良くして洗い物の汚れや油を効率的に落とせるようにするための装置だ（軟水は泡立ちが良いので、洗剤が少なくてすむ)。軟水器はイオン交換の原理を使って、水垢の原因となるミネラルであるカルシウムイオンとマグネシウムイオンを取り除き、ナトリウムイオンに置き換える。カルシウムイオンとマグネシウムイオンは石けんや洗剤の働きを邪魔するが、ナトリウムイオンはそうではないからだ。ちなみに顔を洗うときにも軟水は肌へのあたりが柔らかい。

ではイオン交換はどのようにしておこなわれるのか? 軟水器には、多孔質のビーズ状の樹脂が入っていて、そこに陽イオンが吸着する。イオン交換樹脂は最初、ナトリウムイオンでコーティングされているが、水が通過するときに、硬水のなかで発生するカルシウム陽イオンとマグネシウム陽イオンが樹脂に吸着し、かわりにナトリウムイオンが放出される。要するに、樹脂を通過するときにイオンが交換され、硬度を高めるミネラルが水からじょじょに取り除かれて樹脂に取り込まれるということだ。

それでは美容効果以外に、水の硬度は私たちの体にどういった影響を与えるのだろうか? 軟水と硬水を飲むことによる健康への影響については、これまでに多くの研究がおこなわれてきた。そして硬水には、特有のメリットがありうるとされている。まず、水はカルシウムとマグネシウムのおもな補給源とは言えないものの、それでも他の食材から十分な量を摂りづらい人にとって、硬水は有用だろう。さらに、完全にエビデンスが一貫しているわけではないが、硬水を飲むことで、心疾患による死亡リスクが下がるという可能性が指摘されている。このほかにも、硬水の健康上のメリットとして話題にのぼるものはいくつもあるが、それらについては説得力のあるデータがない。また、よくある誤解として、硬水にはミネラルが大量に含まれているため、腎臓結石の原因になるという説があるが、両者の明確なつながりを証明する確たるデータは存在しない。

では軟水についてはどうか？　軟水は健康にとって重要なミネラルが比較的乏しいため、常飲することによる健康への影響について、盛んに研究がおこなわれてきた。そこでは心臓に悪影響があるという結果が数多く出ているものの、そうした研究の性質上、信頼性がとりわけ高いわけではないし、さらにまったく逆の結果を示す研究もある。要は、軟水が心臓に影響を与えるかどうかはまだはっきりしていないということだ。ただ、人工的に軟水にした水を飲むこと自体は危険だとは考えられていないが、おそらく味は変わるだろうし、硬水よりもおいしくなくなるかもしれない。そのため、もし軟水器を設置する場合は通常、飲用や料理用として、硬水のままの蛇口も確保しておくことが推奨される。これは不要なナトリウムを摂取するのを避けるためだ〔一部の料理では硬水を使った方が味がはっきりと出るため、結果的に入れる塩の量を減らせるとされる〕。余分にナトリウムを摂ると、悪影響を受けやすい人など（たとえば赤ちゃんや減塩食を摂っている人）は健康上の問題を起こすおそれがある。

■家庭用の浄水フィルター付きのポットは役に立つのか？

蛇口をひねれば水は出るが、そのままでは満足できない人が多い。そのためいままでは水道水の質を高める目的で、浄水フィルターを取りつけたポットがよく使われている。たしかにこの方がボトル入りの飲料水を買いだめするよりもずっと安くすむうえに、ペットボトルの使い捨てを避けることで多少なりとも環境保護に貢献できる。だが、こうした浄水ポットは、実際にはどんな働きをしているのだろうか？　本当に水を良いものにしてくれるのか？

浄水ポットの目的は、水のなかの有用なミネラルや微量元素はそのままに、不要な不純物を取り除き、水の味を良くすることだ。たとえば多くの商品は塩素や微量の金属、細菌や殺虫剤を除去し、水垢を減らすことを謳っている。そのため、大半の浄水ポットには、ふるいに似たフィルターと活性炭のフィルターの両方が組み込まれている。活性炭とは、高温の酸化性ガスを吹き付けるという処理によってきわめて多孔質になった炭素であり、スポンジのような機能を果たす。微細な孔(あな)によって吸着処理に使える表面積が非常に大きくなり、汚染粒子が炭素の表面に付着するわけだ。ここでいう「表面積が非常に大きい」とは、本当にとてつもない大きさであり、たった一グラムの活性炭の表面積が、最大で三〇〇〇平方メートルにもなることがある。ティースプーン一杯（四グラム）の活性炭の表面積がサッカーコートよりも広いということだ。ただ、使いつづけると活性炭のフィルターは不純物で目詰まりを起こし、交換が必要となる。また、なかには細菌を殺し、殺虫剤を分解するのに役立つ、銀を含んでいるフィルターもある。

では、こうした商品は実際には何を除去するのか？　浄水ポットは、塩素とその副産物（たとえば、健康に悪影響をもたらす可能性があり、一部の人が憂慮しているトリハロメタン類）の除去にはとくに優れている。一方で、重金属類やフッ化物、細菌をはじめとするその他の汚染物質の処理にはあまり適さない。なかには殺虫剤などの汚染物質の除去を謳っている商品もあるが、じつのところ水道会社は、水道水からそうした汚染物質が確実に除去されるよう、厳しいガイドラインにしたがって浄水処理をしている。そのため、蛇口をひねって水が出るときには、浄水ポットにこうした仕事をさせる必要はなくなっているはずなのだ。

とはいえ、ここまでの話を読んで、「なんだかんだ言っても、いい物みたいじゃないか。一つ買ってこよう」と思う人もいるかもしれない。ただ、ちょっと待ってほしい。浄水ポットを評価したイギリス環境・食糧・農村地域省（ＤＥＦＲＡ）は、状況によってはポットを使ったせいで水質が悪くなることもあるという結論を出しているし、フランス食品環境労働衛生安全庁（ＡＮＳＥＳ）も、こうした商品が問題を起こす可能性があるという立場をとっている。消費者の健康へのリスクを示すデータが十分にあるわけではないが、それでも浄水ポットは、ｐＨの低下、汚染物質の放出、水の微生物学的品質の悪化（つまり、ポット内部での微生物の増殖）を引き起こす可能性がある。こうした問題を防ぐため、イギリス環境・食糧・農村地域省とフランス食品環境労働衛生安全庁は、定期的にポットを洗浄してフィルターを交換すること、水を入れたポットは冷蔵庫に保管して二四時間以内に水を使い切ることを推奨している。

また、浄水ポットを購入するおもな目的は、水から不快な味や臭いを取り除くことだが、じつのところ水道水を蓋付きの普通の容器に入れて冷蔵庫ですこし冷やせば、これと同じ効果を得ることができる。そうすれば塩素はすぐに全部飛んでしまうし、水が冷たくなることで味や臭いを感じづらくなるからだ。実際、大半の人が、冷やした水道水とボトル入りのミネラルウォーターの味の違いがわからないという調査結果がある。ただし、二四時間経ったら使わなかった水を捨て、ポットを定期的に洗浄するのを忘れないように。

さて、話を先に進める前にもう一言いっておこう、浄水ポットのなかには、活性炭以外の仕組みを使い、さらに多くの汚染物質を除去できると謳っているものもある。だがそもそも、それ一つだけで、水のなかのすべての汚染物質を取り除ける処理方法や技術というものは存在しない。ここでいちばん問題になるのは、あなたの家の蛇口から出る水道水がどれほどきれいなのか、そしてあなたには本当に浄水器が必要なのか、ということだ。これはどこに住んでいるか、そしてどのような水を使いたいかによって大きく変わってくる。

■フッ素添加についてはどうなのか?

水に含まれているなかでも、とくに注目を集める物質がある。それはフッ化物（フッ素）だ。たいていの人はあまり意識したことがないだろうが、関心のある一部の人たち（おもに歯科医、健康にこだわりのある人、陰謀論者）のあいだで、フッ化物は熱い議論を巻き起こしている。「フッ素添加」という言葉を検索してみれば、すぐにその意味がわかるはずだ。

フッ化物は、飲み水のなかにもともと、ごく少量含まれているミネラルだが、含有量は各地域の岩盤に左右される。自然状態では量が少ない地域でも、水道水にあとから人為的に添加されることもある。なぜそんなことをするのかと言えば、研究によって、フッ化物が虫歯の予防に大きな効果を発揮することがわかっているからだ。イギリス、アメリカ、オーストラリア、カナダ、南アフリカ、シンガポールを含む世界中の多くの国々で、歯を健康にする手段として、水道水に意図的にフッ化物を添加し、その濃度を一定に保っている。こうした水道水フッ素添加事業は、アメリカでおこなわれたフッ化物の歯への影響についての研究を受けて、一九四〇年代から実施されてきた。

一九四五年、ミシガン州グランドラピッズで、フッ素が虫歯予防に役立つかどうかを検証する調査研究の一環として、世界で初めて水道水へのフッ素添加がおこなわれた。それまでの数十年にわたる観察研究で、水道水に含まれるフッ化物の濃度の違いが、子どもたちの歯に影響を及ぼしていることが示唆されていた。フッ化物の濃度が高すぎる地域では、子どもたちの歯のエナメル質には、茶色い斑点が生じていたが（フッ素沈着症と呼ばれる状態）、それでも驚くほど虫歯にはなりにくかったのだ。アメリカ国立衛生研究所のトレンドリー・ディーン博士は、飲み水のフッ化物濃度がどれくらいになるとフッ素沈着症が起きるのかを判断するため、研究を開始した。すると、フッ化物の濃度が飲み水全体のおよそ百万分の一以下であれば、大半の人でフッ素沈着症は起こらず、ごく一部の人に沈着症が生じたものの、その症状はあくまで軽微であることがわかった。ディーン博士はこの結果と、フッ素沈着症が虫歯防止に関与しているという事実を勘案して、水道水中のフッ化物濃度が低い地域ではフッ化物を追加することで、人びとの歯を健康にできるのではないかと考えた。ただ、この仮説には検証が必要だった。そして、善良で信頼のおけるグランドラピッズの住民たちが、その答えを出すためにフッ化物を水道水に添加することに同意した。三万人ちかい児童を対象とした虫歯の観察がおこなわれ、十一年後に子どもの虫歯の数を調べたところ、フッ素添加前と比べて六割以上も減っていた。この重大な研究結果は、世界中の歯科医療に革命を起こした。

フッ素添加が実施された当初から、数多くの研究がその効果を検証してきた。そして多くの研究で、水道水にフッ素を添加した地域はそうでない地域に比べて、住民の虫歯が少ないことが一貫して示されてきた。そのため世界中の多くの場所で、水道水のフッ素添加は安全で効果的な公衆衛生対策だと見なされている。だが、批判がないわけではなく、このやり方に強い怒りを感じている人もいる。導入以来、水道水のフッ素添加はつねに賛否両論だった。批判者たちは数々の懸念――フッ化物は健康被害を起こす、費用がかさむ、利用者に選択肢を与えないという点で個人の権利を侵害している等――を表明してきた。実際、水道水にフッ化物が添加されてしまえば住民にはそれを摂取する以外の選択肢はなくなる。一方、フッ素添加の支持者たちは、概して虫歯になりやすいのは社会的弱者なのだから、虫歯を減らすためには、すべての人に平等にフッ素添加を利用する機会を与えることが必要だと主張した。

フッ素添加した水の副作用としてもっとも頻繁に指摘されるのは、歯のフッ素沈着だ。ただ、たしかに水道水にフッ素添加した地域でフッ素沈着症の発症率がわずかに高いのは事実だが、通常、その影響は軽微だ。また、ほかにもフッ素添加による健康への悪影響として、がん、股関節骨折、腎臓結石を発症するリスクが高くなることや、脳の発達の阻害、心臓障害や代謝障害などが取りざたされているものの、こうした懸念を裏づける確たる証拠は見つかっていない。あるレビューで指摘されているように「こうした弊害の数々は提起されてはいるが、その大半には、そうした結論を導くだけの生物学的妥当性もなければ、十分な根拠も存在しない[3]」。

ただし、いまでは水へのフッ素添加を支持する証拠が、揺るぎはじめていることは指摘しておくべきだろう。水道水へのフッ素添加に関する調査の多くは一九八〇年代以前におこなわれたものであるうえに、ライフスタイルの変化や、現在ではほかにも多くの供給源（たとえば歯磨き粉や、一部の国で販売されているフッ素添加されたミルクや塩など）からフッ化物を容易に摂取できることから、水道水への大規模なフッ素添加の必要性は薄れているのかもしれない。ただ、どの研究でも一貫してみられるのは、水道水へのフッ素添加の恩恵をもっとも受けるのは（とくに貧困地域の）子どもとその歯の成長だということだ。

ここまで読んできて、暮らしている地域の水道水に添加されているフッ化物について（あるいは水道会社によって自分の選択権が脅かされているかどうかについて）心配になった人もいるだろう。だが、あなたの使っている水に、フッ化物が添加されているとは限らない。たとえば、イギリスでは人工的にフッ素添加された水道水の供給を受けているのは、全人口の一割程度にすぎない。それに、国民の半数以上にフッ素を添加した水を供給しているのは、アメリカ、シンガポール、アイルランド、オーストラリア、ニュージーランド、チリなど、ごく一部の国だけだ。世界の大半の国や地域では、水道へフッ素を添加していない（たとえばヨーロッパでは、フッ素添加された水を供給されているのは全人口のたった二パーセント程度）。そして、以前はフッ素添加をおこなっていたが、さまざまな理由からそれをやめたところもある。

ボトル入りの水の種類ごとの違いとは？

あなたは手元に水がないと、それだけで喉が渇いた気がしてくるタイプの人だろうか？　イエスだって？　なら、私と同じだ。多くの人が常に水分を補給したがっているいまの状況は、マーケターにとっては天国と言えるだろう。いまやどんな場所に出かけてもボトル入りの水が売られているのも、おそらくそのせいだ。現在、世界中でとんでもない量のボトル入り飲料水が飲まれており、消費量は年々増加を続けている。その量は、二〇一七年には三七〇〇億リットルを超えたと推定されている。

そしてボトル入りの水にはさまざまな種類がある。すべて飲料水ではあるが、ラベルによって異なるものとして分類されているのだ。あなたは普段、それほど意識していないかもしれないが、じつのところ、こうした飲料水の分類はかなりややこしい。では、それぞれどう違うのか？　その違いは重要なものなのか？　はっきりさせていこう。[4]

一番飲んでいるのは誰？

ボトル入り飲料水の一人あたりの消費量が一番多いのはメキシコで、二〇一六年で約三〇五・五リットルとなっている。一方、アメリカでは同年に一人あたりの消費量は約一七八・七リットルだった。

■ミネラルウォーターとスプリングウォーター

ミネラルウォーターもスプリングウォーターも、ともに天然の水源からとられた水だ。このカテゴリーに分類されるためには、あらゆる汚染リスクから守られた、自然で混じり気のない地下水源から採水された水でなければならない。水は水源地でボトル詰めされ、汚染されておらず（有害な微生物の混入がないことも含む）、処理なしでそのまま飲んでも安全でなければならない。ここまでの要件は両方とも同じだ。両者のおもな違いは、ミネラルウォーターには一定で明確なミネラル成分が含まれており、かつ公式に認められた水源から採水されていなければならないのに対し、スプリングウォーターの規定はそれほど厳しくないことだ。

また、両方とも、水の物理的・化学的特性や安全性、微生物学的特性に影響を与えない範囲内において、一定限度の処理をすることが認められている。たとえば、保管中に沈殿物を形成する可能性のある不安定な物質（鉄、マンガン、硫黄など）を取り除くためのろ過やデカンテーション（容器を移して沈殿物と液体を分離する方法。傾斜法とも〕、同じく不安定な物質を取り除くのに役立つオゾン濃度を高めた空気による処理、特定の条件下におけるフッ素の除去、二酸化炭素の添加あるいは除去（前者なら炭酸水、後者なら普通の水となる）など。なおイギリスではスプリングウォーターにはいくつかの追加処理――紫外線を照射して水中の細菌を不活性化するなどの殺菌処理――が状況に応じて認められている。ただし、処理のせいでそれが飲用に適さないものになる（有害な残留物が出るなど）場合は、その限りではない。

ヨーロッパで販売されているボトル入り飲料水のほとんどがミネラルウォーターかスプリングウォーターだ。そうした水には、それぞれ固有の味とミネラル成分があり、それは天然の水源の地質条件によって決まる。天然の水源からとれる水に含まれるおもなミネラルには、カルシウム、マグネシウム、カリウム、塩化物、ナトリウム、硫酸塩などがある。

商品としての水は目新しいものではない

ボトル入り天然水がこれほどポピュラーになったのは比較的最近の出来事に感じられるかもしれない。だが、じつはミネラルウォーターやスプリングウォーターの販売業者は、一九五〇年代から世界中で天然水の宣伝を続けてきた。

■ピュリファイド・ウォーターとディスティルド・ウォーター

ピュリファイド・ウォーターとは、要するに単なる飲み水をボトルに詰めたもののことで、テーブルウォーターとかボトルド・ドリンキングウォーターと呼ばれることもある。この水は飲んでも安全なように浄化（ピュリファイド）処理（たとえばろ過や蒸留など）がされている。これは、水中の不純物が除去されているか、あるいは非常に低いレベルにまで減らされていることを意味する。ピュリファイド・ウォーターの水源はさまざまで、公共水道から採水されている場合もある。アメリカで売られているボトル入り飲料水の二五パーセントが、たんに水道水を処理しただけのものだという推計もある。

一方、ディスティルド・ウォーター（蒸留水）は、蒸留という処理を経てつくられた水だ。この操作によって水を蒸発させると、不要なミネラルや金属などの不純物を分解することができる。なぜそうなるのかと言えば、多くの汚染物質はH_2Oよりも沸点が高いため、水を沸騰させると、純粋なH_2Oだけが蒸気になるからだ。それを集めて冷やせば蒸留水となる。そして水が沸騰しても蒸気にならなかったもの――つまり、大半の汚染物質――があとに残される。ただし揮発性有機化合物をはじめとする一部の汚染物質は、水よりも沸点が低いため、H_2Oとともに蒸気になってしまう。ちなみに蒸留も水を浄化する方法の一つである。そのため、実際には蒸留水もピュリファイド・ウォーターの一種である。

■アルテシアン・ウォーター

アルテシアン・ウォーターという名前にはエキゾチックな響きがあり、実際、飲料水メーカーのなかには、そのイメージを利用しているところもある。だが、その定義は名前から想像されるものよりもいささか平凡なものだ。アルテシアン・ウォーターは被圧地下水と呼ばれる水のことで、たんに被圧帯水層に通じる井戸から採水された水にすぎない。被圧帯水層には上から強い圧力がかかっているので、そこに設けた井戸では地下水が帯水層より高い位置にまで上昇して、採水される。逆に言えば、アルテシアン・ウォーターはただ地表に噴出する方法が違うだけで、あとは他の地下水となんら変わらない。ほかに目立った特徴があるわけでもなければ、健康上のメリットがあるわけでもないのだ。

■ロウ・ウォーター

たとえばこんなシーンを思い浮かべてみよう。流行の最先端をいくスターが、澄んだ水が湧く自然の泉に囲まれた岩の上で静かにヨガのポーズをとり、そこにきらめくような日の光が降り注いでいる。彼はその泉の水を飲むようすすめているようだ。あなたはきっと「この水はさわやかな感じがするし、すごく健康にいいに違いない」と思うだろう。そして「自然なものが一番」[5]というキャッチコピーが、いまや瞑想中のような気分に包まれているあなたを、原点に帰ろう、と促す。きっともう、おわかりだろう。これこそ、不老不死の秘薬を探している人たちをターゲットに、最新の流行り物である原水を売り込むための手口なのだ。

現在、カリフォルニア州シリコンバレーを中心に、アメリカ全土で、ロウ・ウォーター（原水）またはリヴ・ウォーター（生水）と呼ばれる、未処理のろ過されていないボトル入り飲料水を買い求める動きが広がっている。その根底には公共水道に含まれる人工的に合成された化学物質を摂取することへの恐れがある。ボトル入りの原水を売るある企業は、水道水には薬品だけでなく、クロラミンやフッ化物などの健康に悪影響を与えるおそれのある物質でいっぱいだとの懸念を提起することで、この不安を煽った（また、ある会社の創業者はフッ化物を、歯には何の恩恵もない「マインドコントロール薬」であると言って物議をかもした）。さらに原水の支持者たちは、原水は未処理かつ、ろ過をしていないため、通常の処理によって失われてしまう天然のプロバイオティクス〔宿主の体内で有益な効果を発揮する生きた微生物〕や必須ミネラルが残り、より健康に良いはずだと信じている。一方で、原水のメリットをそれほど認めず、害になる可能性を指摘し、ボトル入り原水のメーカーは不安を煽るデマを流していると非難する人たちもいる。では、エビデンスはどうなっているのだろうか？

まず第一に、原水には最高の健康を手に入れるのに不可欠なプロバイオティクスが含まれていると、メーカーは主張するが、ある特定の細菌が、体に良い効果をもたらす生きたプロバイオティクスになるためには非常に具体的な条件があり、それを満たす菌株は限られている。よって、どのような細菌が含まれているのかを正確に特定しない限り、その原水に含まれるプロバイオティクスについて何を言おうとも、根拠がないことになる。また、原水の水源から特定された菌株がプロバイオティクスだと謳われていても、その菌が実際に健康上のメリットをもたらすことを示す確たる証拠がない場合もある。

第二に、原水はミネラル含有量が多いことがセールスポイントになっている。原水はろ過されていないため、天然ミネラルが健康に最適なバランスで含まれていると、メーカーは印象づけようとすることが多い。だが、そもそもすべてのミネラルが体に良いわけではないことを指摘しておかねばなるまい。たとえば水にカルシウムやマグネシウム、カリウムが含まれているというのはすばらしいかもしれないが、同時に鉛やヒ素、アルミニウムなども含まれている可能性がある。さらに、私たちが必要なミネラルを摂るのは、普通は食事からであって、水からではない。なぜなら水に含まれているミネラルの量は非常に少ないからだ。そのため、実際はこれも大きなセールスポイントにはならない。

第三のポイントとして、謳われている健康上のメリットから離れて、原水を飲むことによって起こりうる害について考えてみよう。これは無視できない。そもそも原水は安全なのだろうか？　通常の浄水処理をしていないせいで、原水には、病気の原因となる有害な細菌（大腸菌やサルモネラ菌など）、ウイルスや寄生虫（ジアルジアなど）、あるいはヒ素、放射性物質であるラドン、殺虫剤をはじめとするその他の汚染物質が含まれている可能性がある。こうしたものが水道水に混入するのを防ぐために、浄水場はあるのだ。ヴィクトリア朝時代に衛生的な水が一般に供給されるようになる以前は、みなが原水を飲んでいて、汚染された水によって膨大な数の人が病気になったり、亡くなったりしたという事実を忘れてはならない。現在、原水に関しては何の規制もないので、どんなものを口にすることになるのか、わかったものではない。

ただし公平を期すために言えば、原水を扱うすべての企業が偽りの健康効果を謳っているわけではない。汚染物質の少ない原水を取り扱っている一部のメーカーは、厳しい安全基準を満たすことを条件に、原水を未処理のまま販売する認可をアメリカ食品医薬品局（ＦＤＡ）から受けている。要は、水源によっては、処理された水と同じくらい安全な、非常にピュアな水がとれることもあるのだ。水源が特定されていて、しっかりと保護され、水質が安定しており、長年にわたる安全性に関する記録があり、さらに有害な汚染物質の混入について定期的かつ徹底した検査がおこなわれており、現地で衛生的にボトル詰めされていれば、原水であってもおそらくその他のミネラルウォーターと衛生面でほとんど遜色（そんしょく）がないだろう。一方で、そうした清浄な水源から採水された水による長期的な健康上のメリットはまだ証明されていないものの、すくなくとも浄水処理になんらかの懸念を抱いている消費者にとっては安心かもしれない。ただ、新鮮でおいしそうというだけで、きれいな泉のわき水をボトルに汲（く）むのは、たぶんやめておいた方がいいだろう。結局のところ、その水のなかに何が潜んでいるのかわかりはしないのだから（だいたいあのスターだって、本当はどこにいたのか知れたもんじゃない！）。

■アルカリ水

おそらくアルカリ水と呼ばれるものを見かけたことがある人は多いだろう。これはアルカリイオン水とも呼ばれ、しばしば健康に良いと喧伝されている。一般的には、はじめからボトルに入った状態のものを買うか、あるいは「普通の水をイオン化してアルカリ水に変える」と称する装置を使ってつくる。私は最近、飛行機での長旅でシンガポールの空港を経由した際に、水をイオン化できるガジェットに興味を惹かれた。飛行機の機内誌にいくつかの商品が載っていて、空港ではさらに多くの種類が購入可能だったのだ。大のガジェット好きである私は、フライト中の暇つぶしにカタログを眺めて、新奇な商品に惹かれることがある。この魔法のような道具はなんだろう？　本当に効くのだろうか？　グーグルで検索してみよう、と。

その名前からわかるように、アルカリ水は通常の飲み水よりもpH値が高い。そのため、アルカリ水は血中の酸を中和し、がんや心臓病の予防に効果があるだけでなく、骨にも良いと信じている人もいる。こうした支持者たちはまた、アルカリ水にはアンチエイジング効果があり、普通の水よりも水分補給に向いており、免疫系を助けるうえに、体重を減らす効果もあると主張する。なんとすばらしいことか！（好奇心にかられて、自宅の水道水のpH値を測ってみたところ、八〜八・五という結果が出たため、私は興奮した。見事なまでにアルカリ性だ。この水を長年にわたってつねに飲んできたのだから、私は永遠に病気知らずで生きられる。はず？）だが、この仮説を支持する確たる証拠は存在するのだろうか？　端的に言えば、答えはノーだ。二〇一六年、複数の研究を対象とした包括的なレビューは、アルカリ水について謳われている健康増進効果には裏づけがないという結論を出した。要するにデタラメだということだ。

じつのところ、腎臓や肺に特定の疾患がない限り、人間の体は何もしなくても健康的なｐＨ値を維持できる。私たちが食べたり飲んだりしたものはそのまま胃に移動し、そこで強酸性の胃液と混ざりあう。胃液には胃に入ってきたものを分解する働きと、殺菌作用がある。そこで口から摂取した物のアルカリ性は完全に消えるため、アルカリ水の健康効果はあり得そうにない。もし胃液の酸性を中和しようとするなら、膨大な量を飲まなければならない。また、私たちの体内でもっともよく見られる酸は、実のところ二酸化炭素だ。二酸化炭素をつくりすぎたときには、体はそれを取り除くことでｐＨバランスを維持する。血液が肺を流れるときに余分な二酸化炭素が取り除かれ、吐き出される。また、腎臓も必要に応じてｐＨバランスの調節を助ける。

これくらい話せば、あの魅力的なガジェットについてはもういいだろう。試しにそこに書かれているイオン化のプロセスについての説明を読んでみれば、サイエンス・ファクト（科学的な事実）というよりむしろサイエンス・フィクション（ＳＦ）に近い、めちゃくちゃで意味をなさない言葉がたくさん見つかるはずだ。そこで使われているのは科学的な根拠のある用語ではなく、知識のない人にはったりをかまして商品を買わせるためのマーケティング上の惹句（じゃっく）にすぎない。手を出さなくて正解だったわけだ。

炭酸水とは何か？

どうやら、平均するとイギリス人は、一年間に一人あたり五・九リットルの炭酸水を飲んでいるらしい（実際には一部の人がたくさん飲んでいるだけで、大半の人は手に取ったことすらないのではないかと私は思っているが）。炭酸水はスパークリングウォーターとも呼ばれ、要は二酸化炭素を含んでいる水のことだ。天然の状態で最初から二酸化炭素を含んでいるものも、そうした水に二酸化炭素を追加したり除去したりして天然の炭酸を調節したものも、あるいは普通の水に二酸化炭素を注入したものも、すべて炭酸水にあたる。

二酸化炭素を含んでいるということは、炭酸水のなかにはpH値が低いものがあることになる。したがって、そうした炭酸水は普通の水よりもやや酸性であり、それゆえ、たくさん飲むことで歯のエナメル質が溶けるのではないかという懸念につながっている。だが、この説を裏づける確たる証拠はなく、入手可能な数少ない研究結果によれば、炭酸水の歯への影響はほとんど無いという。たしかにpH値の低い飲みものは潜在的には歯を溶解させる作用がある可能性はあるが、それでも大量の炭酸水を長期間にわたって日常的に飲みつづけないかぎり、こうした問題が起きることはないだろう。

炭酸水をめぐる、その他の健康上の懸念——骨からカルシウムが溶け出してしまう、泡によって胃に問題が起きるなど——も科学的証拠によって反証されている。ほかの炭酸飲料は骨の健康悪化と関連しているが、炭酸水にはそうした悪影響は見られない。どうやら原因は、炭酸水には含まれていないが、炭酸飲料には入っている成分にあるようだ（これについては第4章「コールドドリンク」で詳しくとりあげる）。胃に関して言えば、じつのところ普通の水よりも炭酸水の方がメリットがあるという研究結果もある。消化不良や便秘といったお腹に不調を抱えている人を対象にして、炭酸水と普通の水の効果を比較した研究では、前者の方が症状緩和に役立つことがわかった。実際、炭酸水に胃のむかつきを抑える効果があると感じている人は多い。

また、炭酸水を飲むと満腹感や膨満（ぼうまん）感を感じると報告する人はいるし、それを裏づける証拠もある。だが、これが体重を減らすのに役立つかと言えば、それはまた別の話だ。炭酸水による満腹感が食べる量を減らすのに有効だと信じている人は多いが、それに反する証拠がある。実際には、炭酸水はかえって食欲を増進しかねないのだ。炭酸水を飲むと空腹ホルモンであるグレリンが増え、食欲が増して、より多くのカロリー摂取につながるという研究結果が少数だが存在する。ただし、こうした食欲増進効果はおもに糖分の多い炭酸飲料に見られ、ただの炭酸水の場合には効果はごくわずかだった。炭酸飲料が食欲を増進させる理由はまだ研究中だが、仮説としては次のようなものがある。（a）飲みものに含まれた二酸化炭素が胃の上部でグレリンの分泌を促し、その結果、食欲が増す。（b）炭酸ガスが胃を膨張させ、細胞を刺激してグレリンを分泌させる。

また、炭酸水による健康への悪影響を裏づけるたしかなデータは存在しない。つまり全体として、炭酸水には、普通の水と同様の健康上のメリットがあると言っていい。それでもまだ不安だという人は、歯に長時間触れないようストローを使ったうえで適度な量を飲むようにすればいいだろう。

エンハンスト・ウォーター（強化水）とは何か？

――酸素水、電解質点加水、ビタミンウォーター、ローズマリーウォーター――

つねに「車輪の再発明」〔すでに確立されている技術や方法などを無視して一から何かをつくること〕を続けている人類は、水についても同じことをしている。私たちはみな現状に飽き足りず、つねに何かを追加することで商品をパワーアップさせようと狙っている。そんなわけで、科学的な概念をギリギリまで拡大解釈することで、さまざまな強化水が開発・発売されている。

■酸素水

これを聞いて怒る人もいるかもしれないが、それでも私の意見として、酸素水〔あるいは酸素飽和水〕というコンセプトは数々の強化水のなかでもおそらくもっともばかげたものだと言わざるをえない。酸素水とはまさにその名のとおり、酸素を余分に溶かし込んだ水だ。それに何の意味があるのか、という問いに対して、酸素水のメーカーは、酸素を追加することで、運動能力を高める、老化を遅らせる、エネルギーを増加させるなど多くのメリットがあると主張する。つまり、体内に余分に酸素を取り込むと、心臓や筋肉の働きが向上するのを助け、デトックスをはじめとする多くの健康効果が生まれる、という考え方だ。もともとこの水のターゲットは、競争力を高めたいアスリートたちだった。これは激しい運動の最中に通常よりも酸素濃度の高い空気を吸い込むと、わずかではあるがパフォーマンスが向上するという観察結果に端を発している。その後、健康で快適な生活を求める一般の人びとにも市場は拡大していった。だが、酸素を吸うのと飲むのとでは生理機能の面できわめて大きな違いがある。私たちの肺は酸素を効果的に処理するようにできているが、腸はそうではない。飲んだ水から酸素が吸収されるという証拠は実際には存在しない（魚のような「えら」でも持っていない限り不可能だ）。つまり、酸素を余分に取りこむことによるメリットはさておき、そもそも血液に取り込まれないのであれば、どのみち意味をなさないということだ。

一日の終わりに、もしもうすこし酸素が必要だと感じたのであれば、何度か深呼吸をしよう。ボトル入り酸素水を一本飲むよりも、呼吸を一回する方がはるかに多くの酸素を取り込めるのだから。

■電解質添加水

ボトル入り飲料水のなかには電解質を添加していることを誇らしげに宣言するものがあるのをご存じだろう。だが、そもそも電解質（イオン）とは何か？　本当に添加する必要があるのだろうか？

電解質とは体内で電気刺激を伝達する塩類やミネラルのことで、たとえばナトリウム、カリウム、塩化物などがある。電解質は生理機能をコントロールする上で重要な役割を果たしており、体を正常に機能させるためには電解質のバランスを維持する必要がある。そして極度の脱水症状やある種の病気によって、電解質のバランスがひどく崩れることはたしかにある。とはいえ、電解質のバランスが崩れるもっとも典型的な状況は、激しい運動で大量の汗をかいたり、あるいは嘔吐や下痢が長期間続いたり、くり返し起きたりすることで水分が急速に失われた場合だろう。薬剤師から経口補水液をもらって、症状の回復を図るというのが一つの手だ。だが、病気ではない場合はどうか？ ミネラルウォーターに添加された電解質は役に立つのだろうか？

水に電解質を添加したと謳っている製品は、一度蒸留することで水からミネラルを除去し、そのあとに再度ミネラルを加えてある場合が多い。なぜわざわざそんなことをするかと言えば、蒸留処理をすることによって水はより「クリーン」になり、そこに「ちょうど適量の」電解質を追加すればよい、という考え方があるからだ。[6] こう聞くと、きっと健康上のメリットがあるのだろうと思われるかもしれないが、もっとも知名度の高いボトル入り飲料水ブランド（Glaceau Smartwater）ですら、そうした主張をするほど厚かましくはなく、電解質を入れるのはたんに味を良くするためと述べるにとどまっている。じつのところ、この種の強化水に含まれるミネラル（すなわち電解質）の量は、大半のミネラルウォーターはおろか普通の水道水よりも少ない。

そもそもわれわれは必要な電解質を食事から自然に摂っているため、たいていの場合とくに気にする必要はないし、強化水から余計に電解質を補充することによるメリットを裏づける確たる証拠もない。病気にかかっていたり、激しい運動をしているのではない限り、もとからミネラルが含まれている水道水をたっぷり飲んでおけば、それだけで十分な水分補給が可能だろう。

汗をかいて失われる塩分

気温が高い場所や高地など過酷な条件下で激しいトレーニングをするアスリートは、一時間で三リットルちかく汗をかくことがある。そして汗にはナトリウムが含まれているため、プロのアスリートは、ものすごい量のナトリウム（つまり塩分）を失うことになるのだ。たとえば、五リットルの汗をかくごとに、ナトリウム換算で約一〇グラムの塩分を失うことになる。これはティースプーン二杯半に相当する量だ。

■ビタミンウォーター

なるほど、余分な電解質は必要ないことはわかった。でも、忙しい毎日を送る現代人は、もうすこしビタミンを摂る必要があるのではないか。もしそうであれば、ビタミンウォーターをゴクゴク飲んでお手軽に補給できるのなら、言うことなしではないか、とお思いの人も多いだろう。

ビタミンウォーターとは、水と、特定のビタミン、糖類や甘味料、着色料やフレーバーを混ぜ合わせた飲料のことだ。こう聞くと、健康の万能薬のように思えるかもしれない。だが、実際には多くの問題がある。まず、ご存じの方もいるだろうが、通常、バランスの良い食事をしていれば必要なビタミンやミネラルを摂取できるため、大半の人はじつのところビタミンを余分に摂取する必要がないばかりか、摂りすぎればむしろ害になるおそれがある。ビタミンAやEなど特定のビタミンの過剰摂取は、がんや心臓病のリスクをわずかにではあるが増加させる可能性があるうえに、ビタミンB_6を摂りすぎると神経の損傷につながる。また、仮にビタミンを補う必要がある場合でも、実際には思っているほどの量を体にとりいれることはできない。脂溶性ビタミン（ビタミンA、D、E、K）は、食品の油脂に溶け込んでいるものしか体内に吸収できないので、食品を食べなければ摂取することはできない。一方、ビタミンウォーターはおもにビタミンBとCを配合していることを売りにしている。

これらの水溶性ビタミンは、長時間水のなかにあると壊れてしまうことがあるうえに、熱や光によってさらに分解が進む可能性がある。つまり配合されたビタミンのうち、どれくらいの量が残るのかは、そのビタミンウォーターがいつ製造され、あなたの口に入るまでにどんな状態で保存されていたのかによって変わるため、結局のところ誰にもわからない。しかもおそらく、ビタミンの大半は体内を素通りし、最後にはお金のかかったおしっこになるのがオチだ。さらに言えば、こうした飲料に添加されているのはビタミンだけではない。仮にボトルに含まれたなけなしのビタミンをすべて吸収するにしても、それと同時に大量の糖類や甘味料を摂取することになる。もっともよく知られているブランドのビタミンウォーターには、一本あたり約三二グラム――ティースプーン八杯分の砂糖が含まれている。砂糖がたっぷり入った飲みものと健康の悪化との間には明確な関連があることがわかっている。それについてあとで詳しく説明しよう（第4章「コールドドリンク」を参照）。

実際、コカ・コーラ社が出している有名なブランド商品である「ビタミンウォーター」で謳われている効能について、これまで多くの人が強い異議を唱え、メーカーに正式に抗議したり、訴訟を起こしてきた。イギリスでは二〇〇九年に、コカ・コーラ社はこの飲料の健康効果を過大に宣伝したと見なされ、広告基準協議会によってその多くの広告が禁止された。また同社はアメリカでも、この商品の健康効果について誤解を招く主張をしたことで訴訟を起こされ、二〇一六年に原告と和解している。

ここまでくれば、ビタミンを添加した飲料水は概してお金の無駄であるばかりか、ビタミン以外に添加された成分によって健康に悪影響を与えかねないものであることがおわかりいただけただろう。

■ローズマリーウォーター

私たちはみな、ローズマリーについてはよく知っている。料理をおいしくしてくれる、地中海沿岸原産の香りの良いハーブだ。だが、ローズマリーには料理の風味を引き立てる以上の効能があるのかもしれない。いまでは、スキンクリームから、お茶、歯磨き粉にいたる、ありとあらゆるものにローズマリーを入れる傾向が高まりつつある。水もその例外ではない。多くのメーカーが飲料にローズマリーを添加しているうえに、この業界にはローズマリーウォーターだけをつくっているメーカーが一社存在する。その会社の商品の原材料は、スプリングウォーターと全体の四パーセントにあたる量のローズマリーエキス（ロスマリン酸、ユーカリプトール［1，8-シネオール］、グルコサミンが含まれている）である。それぞれについて詳しく説明しよう。

ローズマリーはその薬効成分のために数千年にわたって利用され、数々の健康効果があると言われてきた。ローズマリーウォーターの製造業者は、イタリア沿岸部のアッチャロリという村にインスピレーションを受けて、商品を開発している。その村では住民の一〇人に九人が一〇〇歳を超える長寿であり、しかも非常に健康であることが知られていた。だが村民たちはとくに普段から節制した生活を送っているわけではなかったため、その健康長寿の秘訣はどこにあるのだろうと不思議に思う者が現れた。もう話がどこに向かうのかわかってきたかもしれない。村を訪れた科学者たちは、村民が大量のローズマリーを摂取しているのを発見したのである。

ローズマリーが記憶力を高め、認知機能を向上させるとともに、加齢による避けがたい認知能力の低下を遅らせることを示すデータはいくつかある。また、抗炎症・抗酸化作用があることもわかっている。さらに、がん細胞の増殖を抑えたり、糖尿病の人の血糖値のコントロールを助けたり、目の健康状態を良くする効果もある可能性がある。ドイツ政府の規制機関であるコミッションEは、消化不良の治療にローズマリーを使用すること（内用）、またリウマチおよび循環器系の症状に使用すること（外用）を承認している。さらにEUの規制（レギュレーション）では、エビデンスが検証されたことを受け、食品会社によるローズマリーの抗酸化剤としての使用を認可している。こうしたことを鑑（かんが）みると、ローズマリー自体の効果には期待できそうだ。だが、ローズマリーウォーターについてはどうなのか？　二〇一八年にローズマリーウォーターの効果を評価する小規模な研究の結果が発表された。この研究では、八〇人の成人を無作為に二つのグループに分け、ローズマリーウォーターか普通の水のどちらかを飲ませた。その後、被験者たちにいくつかコンピューター上で課題をやらせたところ、ローズマリーウォーターのグループの方がわずかではあるが認知力のテストの出来が良かったという。この結果から何か新しい知見を引き出せる可能性はある。だがこの実験にはいくつかの制約があるため、さらなる証拠が出てこないかぎり、私はまだローズマリーウォーターをお金出して買うつもりはない。本書を書いている時点では、おそらくこれがローズマリーウォーターのメリットを示す唯一の実験であり、長期的な効果についてはいまだに不明である。

また、ときおりローズマリーウォーターを飲むぐらいなら問題なさそうだとはいえ、大量にローズマリーを摂取すると嘔吐やてんかん発作、昏睡などのやっかいな副作用が起きるかもしれず、さらに妊娠中の女性の場合、流産する可能性もある。ローズマリーが妊婦に与える影響についてはよくわかっていないため、妊娠中の大量摂取は避けるべきだろう。

つまり、独立した、信頼性の高い、大規模な実験によって、その短期的・長期的効果が調査されるまでは、ローズマリーウォーターの効果には多くの疑問が残ったままだ。本当に健康に影響を与えるだけの有効成分が含まれているのか？　長期的な効果を得るには、毎日樽一杯の量を飲み干さなければならないのではないか？　ローズマリーの有効成分は、水に溶けた状態でも効果的に吸収され、体内で働くのか？　仮にそうであったとして、それはどのように機能するのか？　有効成分は水中で安定しているのか、あるいは口に入る前に分解されてしまうのか？　長期的な服用による望ましくない副作用はあるのか？　ローズマリーウォーターはみなが望むアンチエイジングの魔法なのだろうか？

それとも私たちにお金を払わせるためのマーケティングの罠なのか？　これらの問いに答えが出るには、まだ時間がかかりそうだ。

氷が飲みものに与える影響とは？

アメリカ人は飲みものに氷を入れるのが大好きだ。アメリカを訪れたことがあるか、あるいは住んだことがある人なら、氷でいっぱいの冷たい飲みものに慣れ親しんでいるはずだ。だが他の国々は、おそらくそれほど氷に執着していない。北米では天然の氷が豊富であり、一九世紀にはそれを切り出して業務用に販売するという商売がおこなわれていた。そして、採氷業界のパイオニアの一人が、市場拡大のために思いついたのが、飲みものを冷やすのに氷を入れるよう皆に勧めるというアイディアだった。それから気温が高くて蒸し暑い気候にぴったりの、キンキンに冷えた飲みものをみなが好むようになるまで、さほど時間はかからなかった。採氷された氷は大西洋を越えて輸出され、ヴィクトリア朝時代のイギリスでは、一時、大人気の商品となったが、流行はそれほど長くは続かなかった。氷は贅沢品であったため、一部の人しか手に入れることができなかったからだ。その後、人工的に氷を作れるようになってからも、イギリス人は氷を入れた飲みものをそれほど欲しがらず、以降、状況は大きくは変わっていない。これには多くの理由が考えられるが、とくにイギリスではアメリカのような猛暑が続かないために、キンキンに冷えた飲みものは、すこし（いや、だいぶ）冷たすぎるということが挙げられるだろう。とはいえ、それ以外の多くの国では、すくなくともたまには氷を浮かべた飲みものを口にしたくなるようだ。よって飲みものの本として、氷を無視するわけにはいかない。

まず、言わずもがなではあるが、氷とはたんなる凍った水である、と念のため言っておこう。そして私たちが消費する氷の大半は、家庭の冷蔵庫でつくったもの、パブやバー、レストランやホテルの製氷機でつくったもの、あるいは専用の製造工場でつくられるもののどれかだ。氷というものは、透き通っていて、きれいで清潔に見えるが、必ずしも不純物が混じっていないとは限らない。一部の発展途上国では、もとになる水が汚染されている可能性があるので、氷を飲みものに入れるのはできれば避けた方が良いということは多くの人が知っている。しかし自分が住んでいる場所の近くでつくられた氷に対しては、必ずしも同じように考えてはいないようだ。

自宅、パブの製氷機、製造工場などでつくられる氷について調べた複数の研究から、そうした氷にも微生物が含まれていることが明らかになっている。見つかったもののなかには、健康に悪影響を与えることで知られる細菌やウイルス、酵母、カビも含まれていた。問題は、そうした微生物は冷凍しても、死んだり不活性化されないことだ。一例を挙げると、ラスベガスの食品施設を対象としたある調査では、採集された氷のサンプルの三分の一にアメリカ環境保護庁が設定した基準値を超える数の細菌が含まれており、さらに三分の二以上に大腸菌群が含まれていることがわかった。これは有害な細菌が混入している可能性を示している。興味深いことに、氷のなかの細菌を対象としたある研究では、氷をアルコール飲料や炭酸飲料に入れると、細菌が及ぼすリスクが実際に下がるという結果が出ている。だが一方で、カビや酵母を対象としたそれとは別の研究では、氷をアルコール飲料やソフトドリンクに入れても生存能力が維持されることがわかっている。こうした結果を鑑みると、いかに氷の汚染が起きやすいか想像できるはずだ。バーの厨房でグラスに氷を入れる作業を例にとってみよう。店員は、製氷機でつくった、アイスバケットにいっぱいの氷を素手で取り出す。アイススコップを使うにしても、それを素手で握って氷をすくいとり、作業を終えるとそのスコップをふたたび氷の山のなかにつっこむ。するとすぐに、その人の手についていた菌などが、その氷に移ることになる。最近ではみな、食品を扱うときには衛生面に非常に気を使う傾向にあるが、氷や飲みものを扱うときには必ずしもそれほどの注意を払っていないようだ。

そのため、氷は消費者に危険を及ぼす可能性があり、商用利用の場合ではさまざまな胃腸疾患の大流行を引き起こす媒体となりうる。実際、氷の摂取が一因となった、ノロウイルス、サルモネラ菌、A型肝炎ウイルス、大腸菌による感染症の発生が確認されている。もちろん、外出時に店で出された飲みものに入っている氷を食べたとしても、たいていの場合、病気になることはないだろう。とはいえ、氷を口にするのは、製氷機を定期的にしっかりと整備、清掃、殺菌していて、飲みものを準備するときには手を清潔にしていると確信できる店だけにしておいた方がいい。

では、微生物学的リスクはさておき、氷を摂取することは私たちの健康に何か他の影響を及ぼすのだろうか？　すべての研究結果が一貫しているわけではないが、氷水を飲むと、健康な人の心拍数が上昇したり、あるいは胃腸内の温度や額で測ったときの体温が下がったりするという。冷たい飲みものを飲むとすっきりするように感じるのは、こうした温度変化によるものかもしれない。水に氷を入れると、体温を保つために体が余計にカロリーを燃やさなければならないため、体重を減らすことに役立つという意見もある。だが、代謝への影響はごくわずかであることがわかっており、減量のための戦略としては効果的ではない。

また、「ブレイン・フリーズ」や「アイスクリーム頭痛」という言葉を聞いたことがあるだろうか？これはアイスクリームや氷でいっぱいの飲みものなど、すごく冷たいものを一気にたくさんとったときに頭がキーンと痛む現象のことだ。経験したことがある人も多いだろう。たんなる圧迫感から、ズキズキとした（あるいは刺すような）頭痛までさまざまであり、額からこめかみにかけて起きる場合が多い。この現象を観察した研究では、氷の入った飲みものを飲んだときと、たんに氷を口に入れたときの生理的反応を比較したところ、それぞれ異なる感覚が生じているのがわかった。氷水を飲んだときの方が痛みはより強かったが、持続する時間は短かったのだ。また、以前に偏頭痛などの頭痛を経験したことがある人ほど、氷水によるブレイン・フリーズが起こりやすいようだった。では、そもそもなぜこうした痛みが起きるのか？　それは、とても冷たいものが口蓋（こうがい）や喉の奥に接触すると、微小血管が収縮し、そのあと急に元に戻るからだと考えられている。血管の近くにある痛覚の受容器が不快な刺激を感知し、それを三叉神経という大きな神経を介して脳にメッセージを送る。すると口や喉が痛いと感じるのではなく、関連痛が生じる（つまり、体の別の場所が痛いと感じる）。脳が痛みの発生場所は口や喉ではなく、頭だと認識するからだ。

では氷についての最後のポイントだ。もし氷を使う場合には、飲みものにはどれくらいの量を入れればいいのだろうか？　飲みものが薄まってしまうと考えて、あまりたくさん入れるのを好まない人もいる。しかし、物理学的な観点からすれば、グラスに入れる氷が多ければ多いほど溶けるのが遅くなるため、たくさん氷を入れた方が、一つか二つだけ入れたときよりも飲みものが薄まるまで時間を稼げることになる。

ボトルそのものについての簡単な説明

水を入れるプラスチック製の容器については、何か心配する必要はあるのだろうか？　ボトルやその他の食品容器のプラスチックに、ビスフェノールA（BPA）という原料が使われており、近年それに対する懸念が高まっている。BPAは一部の硬質なペットボトル――つまり、皆が再利用しようと思うようなタイプのボトルに使われている場合がある。そして、容器に含まれるBPAは中身の飲みものや食品に溶け出し、健康に悪影響を与える恐れがあることが判明している。研究によると、BPAはげっ歯類の腎臓や肝臓にダメージを与えうるという。ただし、それは非常に高用量の場合だ（欧州食品安全機関［EFSA］が定める耐容一日摂取量の百倍以上）。研究はいまも進行中だが、

EFSAとFDAは現在のところ、体内に取り込まれる量がきわめて少ないので、BPAが人間の健康に危険をもたらすことはないと結論づけている。もちろん、それでもまだ心配なら、BPAフリーのパッケージ（ラベルに表示されていることが多い）を選ぶこともできる。

とはいえ、あなたが買う飲料水のボトルの大半は、ポリエチレンテレフタラート（PET）と呼ばれるほかの種類のプラスチックでできていて、BPAを含んでいない。一部にはペットボトルに含まれる化学物質（たとえばホルムアルデヒドや微量金属類）が温度の変化などによって、中身に溶け出すのではないかという懸念の声もある。ペットボトルの水への影響を調査したある研究チームは、温度が高くなるほど、二酸化炭素の存在とともに、そうした化学物質の滲出（しんしゅつ）量が増えることを発見した。しかし、この研究では有害な作用は観察されなかった。また、プラスチック製ボトル入りの水を日光の当たる場所に放置することの危険性を警告するニュースもしばしば見かける。そこでは、ボトルに含まれる化学物質が水に溶け出し、人体のホルモンの作用に影響を及ぼし、がんにつながるという懸念が提起されている。前述の温度による影響を調べた研究チームは、直射日光の影響についても考察した。そして、最大一〇日間、自然の日光にボトル入りの水をさらしてみたところ、普通の水ではなく炭酸水の場合には、特定の化学物質（たとえばホルムアルデヒド）の滲出が確認されたものの、それでも量が非常に少ないため、その程度であれば有害な影響はないと結論づけた。まとめると、プラスチック製ボトルに含まれる化学物質が水に溶け出す可能性はあるが、その割合は非常に低く、おそらく害は起こらないということだ。イギリス王立がん研究基金も、プラスチック製ボトルが、がんのリスクを上げるという確たる証拠は存在しないことを認めている。

ただ、メーカーは、水を飲んだあとのプラスチック製のボトルを再利用しないよう呼びかけている。そのおもな理由は、ボトルの摩耗や破損によって化学物質が滲出することを心配しているからというよりも、むしろボトルのなかで体に有害な細菌が増殖するのを危惧しているからだ。正直に言って、あなたは使ったあとのボトルを念入りに洗っているだろうか？　たぶん軽くゆすいだだけで、すぐ水を入れているのでは？　それでも水はとてもきれいに見えるだろう。でも、実際は違う。一度開封すると、細菌はいともたやすくボトルに入り込む。そしてボトルのでこぼこした部分や小さな亀裂、あるいは蓋が、細菌の成長や繁殖に適した環境を提供する。バイオフィルム（細菌やその他の微生物が形成するぬるぬるとした層）はボトル内部にすぐに形成され、しっかりとこすらなければ落ちない（もし洗剤を使わずにただ水道水ですすぐだけで使っているボトルをお持ちなら、指を入れて内部を触ってみてほしい。すこしぬるぬるしていないだろうか？　だとしたら、それはきっとバイオフィルムだ）。おそらくこうした微生物の方が、プラスチックから水に溶け出した微量の化学物質よりも、直接的な害をもたらす可能性が高い。

水のなかに気をつけるべきものは含まれているのか？

一言でいえば、その答えはイエスだ。飲み水に含まれている薬品は不安材料だと言える。世界中の水道には、抗生物質、ホルモン剤、抗うつ剤、鎮痛剤、向精神薬などなど、合法・違法を問わずいろいろな薬品が微量ではあるが含まれている。こうした薬品が水道に混入するルートはさまざまで、私たちの体から排泄されたものだったり、不適切な処分（トイレに流したり、ゴミと一緒に捨てたり）によるものだったり、あるいは製造プロセスの管理がずさんであったり、農業に使われたもの（家畜に投与した薬品が排泄物となって直接地面や排水に入り込んだり、あるいは農地にまかれた厩肥（家畜の糞尿などでつくられた肥料）を通じて水に入り込む可能性がある）だったりする。こうして混入した薬品のうち、大半は私たちのもとに届く前に分解されるか、浄水処理によって取り除かれる。だが、一部は残る可能性がある。水道会社は現在でも水道水からすべての薬品を完全に取り除くことはできないし、残留した薬品がわれわれの健康にどのような影響を与えているかもわかっていない。ただ、いまここで言っているような理由で水道水に混入する薬品の量は非常に微量であり、一日あたりで考えたときのリスクはおそらく小さい。だが、生涯にわたってその影響が蓄積していく可能性はある。いまのところ、この問題についてはわかっていないことが多いため、世界保健機関（WHO）のような機関も指針を示せないでいる。それでも潜在的な健康への悪影響を示唆する情報があるので、熱心に状況を注視しているという状況だ。

　結局のところ、どのような悪影響があるのか（あるいはないのか）については、時が経ってみないとわからない。では、いまできることは何か？　個人レベルでいえば、できることは何もない。すべての水源（たとえそれがもっとも汚れのない泉であっても）が影響を受けている以上、避けようがないからだ。ティム・スペクター教授が『ダイエットの科学』（熊谷玲美訳、白揚社）という名著のなかで指摘しているように、ボトル入り飲料水ですら安全ではない可能性がある。実際、調査の対象になった銘柄の大半から、抗生物質にさらされた細菌が検出されているそうだ。[7] 教授は、私たちが食べものや飲みものから摂取している抗生物質は微量ではあるが、それでも腸内細菌の状態を悪化させ、場合によっては重大な問題を引き起こしかねないと懸念している。私たちが飲む水の中身を大きく改善するには、農業や医療における抗生物質の使用を減らし、作物を育てる際に使用する肥料を変え、薬品の処分に関する規制を強化し、浄水処理の方法を進歩させるといった、さまざまな対策を組み合わせる必要があるだろう。これを実現するには政府や業界が対策を講じるだけでなく、この問題についてのさらなる研究が求められる。

また、多くのボトル入り飲料水には薬品だけでなく、微小なプラスチック粒子であるマイクロプラスチックが含まれていることもわかっている。世界九カ国で購入したエビアン、ダサニ、サンペレグリノなどの有名ブランドを含む二五〇種類のボトル入り飲料水を分析したある調査では、そのほぼすべてから、マイクロプラスチックが検出された。また、研究者たちは以前、水道水やビールなど他の飲みものからもこれを検出している。いまのところ、マイクロプラスチックの摂取が人体に有害だという証拠はないが、潜在的な健康への影響を調べるための研究が進行中であり、混入を減らす方法の開発も望まれている。

ただし当面のあいだは、大半の人にとって避けようがないことについて思い悩んでもしかたがない。

心配すること自体による害の方がよっぽど大きいかもしれないのだから。

高すぎる水？

二〇一七年、世界でもっとも高価なボトル入り飲料水はなんと七五〇ミリリットルで六万ドルだった。この「アクア・ディ・クリスタッロ・トリビュート・ア・モディリアーノ」という水は、イタリアの芸術家モディリアーニによる作品をモデルにしてデザインされた、二四金製のボトルに入っている。水自体はフィジーとフランスのナチュラル・スプリングウォーターとアイスランドの氷河の水をブレンドしたもののようで、さらに五ミリグラムの金粉が入っているという。

第 2 章

ミルク

milks

牛乳、赤ちゃん用ミルク、プロテイン飲料、発酵乳、豆乳など

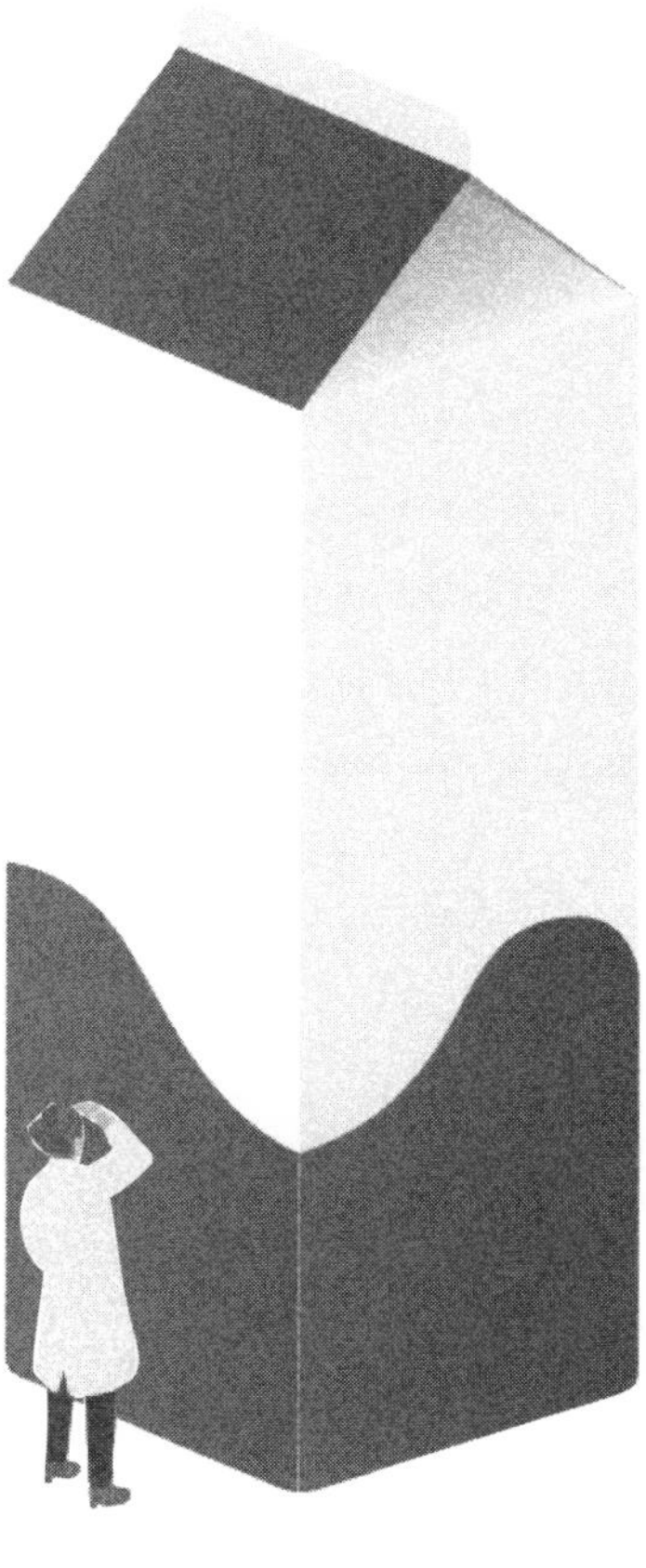

一九九八年、ニューヨーク出身のアシュリタ・ファーマンは、ミルクの瓶を頭の上に載せたまま公園の陸上トラックを二三時間三五分歩きつづけ、その状態のままもっとも長い距離を歩いた人間としてギネス世界記録に認定された（総距離は一三〇・三キロメートル）。ミルクに関する記録を持っているのは彼だけではない。ミルクの瓶を頭に置いたままフラフープをしたり、目からミルクを噴き出させたり、自分の母乳を他の人に分け与えた量について記録を持っている人もいる。どのようなモチベーションがこうした人たちを突き動かしているのかはともかくとして、[1] ミルクがわれわれの生活において中心的な地位を占めているのは間違いない。

ミルクの定義

現在、さまざまな「ミルク」が手に入るが、そもそもミルクとはどのようなものなのか？ ミルクは一般的に、子どもを養うことを目的に哺乳類の雌の乳腺から分泌される、栄養価の高い白い液体と定義される。ただ、この定義で言及されているのは動物性のミルクだが、現在では植物性のミルクの人気が高まりつつある。たとえば、「アーモンドミルク」や「豆乳」などがその例だ。しかしいま説明した一般的な定義からすると、植物性のミルクは本当にミルクと言えるのだろうか？ 二〇一八年の夏にアメリカ食品医薬品局（ＦＤＡ）が、動物性のミルクだけをミルクと分類できるようにすべきと提案したことで、この問題は表面化した。これは、植物性ミルクの生産者が「ミルクブランド」を利用して、その栄養成分について消費者に誤解を与えている可能性があるという苦情が、アメリカやイギリスをはじめとする各国の酪農業者から長年にわたって出ていることが背景にある。こうした「動物性ではないミルク」はたしかに従来の定義にはあてはまらない（ＦＤＡの元長官であるスコット・ゴットリーブは二〇一八年に「はっきり言っておくが、アーモンドは乳を分泌しない[2]」と発言している）。くわえて、二〇一七年の六月に欧州司法裁判所が、ＥＵでは完全に植物ベースの商品は、「ミルク（ＭＩＬＫ）」などの名称で販売することはできないと決定した。このため、いまではこれらの乳製品の代替品は、一般的に「オーツ飲料」「代用ミルク」あるいは「ＭＹＬＫ」などと表記されている（ただ、本書では便宜上これらの植物ベースの商品についてもミルクと呼ぶことにする）。こうした措置は商品同士を区別するのにも役立つが、おそらく酪農業者たちのおもな目的は、乳製品の人気低下に歯止めをかけることだろう。

ここ数年、アメリカとイギリスの（本来の定義における）ミルクの消費量は減少している。二〇一七年、現時点までにもっとも多くミルクを消費した国はインドで、その量は六五二〇万トンだ。そして二〇二六年までには世界最大のミルク生産国になるとも予想されている。同じく二〇一七年、ＥＵ全体での消費量は三五五〇万トン、アメリカではわずか二六三〇万トンにとどまった。もちろん、インドの人口は非常に多いため、額面通りの比較はできない。一人あたりの消費量でみると、アイルランドが一番多く（二〇一六年で一人あたり年間一二五リットル）、僅差でフィンランドがそれに続くが（一二〇リットル）、インドでは一人あたりたった四七・四リットルだ。ミルクや乳製品の消費量はいまのところ先進国の方が多いものの、多くの発展途上国で消費が増えている一方で、先進国では減る傾向にあるため、その差は縮まりつつある。国連食糧農業機関によれば、ミルクや乳製品の需要の高まりはとくに東アジア——その中でも中国、インドネシア、ベトナムで顕著であるという。

イギリスでは現在、乳製品の消費量は減る傾向にあるが、これは、二〇世紀中に長きにわたって見られた状況とは著しい対照をなしている。元イギリス首相のマーガレット・サッチャーは、一九七〇年代の初頭に教育大臣として、学校でおこなわれていた七歳以上の児童に対する牛乳の無料提供をとりやめることにした。これにより、彼女は反対派の労働党から「マーガレット・サッチャー、ミルクスナッチャー（ミルク泥棒）」と揶揄され、そのあだ名は定着した。この政策変更にあきれた国民は怒りの抗議をおこない、全国紙の『ザ・サン』はサッチャーをイギリスでもっとも嫌われた女性と書きたてた。これは当時、子どもたちから食料を奪い、健康に悪影響を与える可能性のある、卑劣な政策転換だと見なされていたが、おそらくいまであればこのような反応は起きないのではないだろうか。

イギリスで学校における牛乳の無料配給が提案され、少数の学校で導入が開始されたのは一九〇〇年代初頭のことだ。ただ、それが法律で定められて、すべての学生が恩恵にあずかれるようになったのは一九四六年になってからだった。この制度が変更されたのは、実際には前述のマーガレット・サッチャーによる有名な介入よりも前のことであり、まずは一九六八年に中等学校で牛乳の無料提供が廃止されている。さらにその後何年にもわたって、政府のさまざまな政策により、学校での牛乳の無料提供はじょじょに減らされていった。もともとこの制度は、子どもの栄養不足を解消するためというより、むしろ導入当時に低調だった酪農業界に安定した需要をもたらすことをおもな目的としていたと考えられている。最近になって学校での牛乳の無料提供を復活させようという動きが起きており、二〇一六年に実際に議論された。今回、明示された目的は「子どもたちの健康を増進し、苦境を迎えている酪農家たちを助けること」であった。どうやら歴史はくり返すようだ。

ただ、目的は同じでも、こうした動きを支持する人の数は、おそらく以前よりもはるかに少ないだろう。乳製品をかつてのように「魔法の栄養食」だと思っている人はそれほど多くないからだ。それでも、政府は以前から、国民にそのような売り込みを続けてきた。すべては、二〇世紀のはじめに、イギリス政府がミルクの効用を大衆にアピールしなければならなくなったところからはじまった。一九〇〇年代当時、ミルクのイメージは悪かった――高価で、病原菌に汚染されている恐れがあり（結核をはじめとする伝染病を連想させた）、品質のばらつきが大きいと考えられていた。そのため、イメージアップキャンペーンの担当者は、ミルクは安全で栄養価の高い飲みもので、健康的な成長に欠かせないものである、と親や子どもたちを説得する必要があった。そしてこのメッセージは、一九二〇年代から三〇年代にビタミンの研究が花開いたときに、ある程度科学的な裏づけを得たことで、大いに勢いづいた。それまで考えられていたよりも、はるかに多くの有益な栄養素が含まれているのがわかったことで、ミルクは脂質、タンパク質、ビタミンを含む完全食品と見なされるようになっていった。そして、その後はご存じの通りだ。

ここ十年で、スーパーマーケットの乳製品のコーナーは以前とは比べものにならないほど拡大した。

定番の無脂肪牛乳（スキムミルク）・半脱脂牛乳（セミスキムミルク）・全乳（フルクリームミルク）の隣には、さまざまな植物からつくられた「ミルク」のボトルやパックが並んでいる〔牛乳の用語は国によって違うが、ここではイギリスの表記に従っている。よってここで言うスキムミルクは牛乳から脂肪分を除いたもので、日本での脱脂粉乳とは別のものを指す〕。こうしたミルクの代用品の売上げは、世界全体で見ると、二〇〇九年から二〇一五年のあいだに倍以上になり、二一〇億ドルという莫大な額に達した。つまり、消費者は植物ベースのミルクに大きくシフトし、その動きはいまも続いているということだ。こうした製品はすでに、ヴィーガンや乳糖不耐症の人、あるいは乳製品が環境に与えうる害について心配している人たちだけのものではない。なぜなら、いまや広く一般の人が、伝統的なミルクと植物性のミルクの健康効果を天秤にかけているからだ。

世界牛乳の日

いまやありとあらゆるものに関して記念日があるが、ミルクもその例外ではない。世界牛乳の日が設立されたのは二〇〇一年のことで、それ以来、毎年六月一日にミルクと酪農業界にスポットライトをあてた催しがおこなわれている。

赤ちゃん用ミルク

人間誰しも、生まれて初めて口にする飲みものはミルクだし、ミルクがなければ大きくもなれない。ただ、すべての人が同じミルクを与えられるわけではない。母乳で育てられる人もいれば、調合乳の人もいる。両方を組み合わせる場合もある。だが、母乳と調合乳はどう違うのだろう？　どちらを選ぶかによって何かが変わってくるのだろうか？

■母乳とは何か？

母乳は赤ちゃんが摂取できるもののなかで、もっとも栄養価の高い食品だとされている。母乳は授乳時期によって種類が異なり、おもに三つに分けられる。出産後の最初の数日は初乳（黄色っぽい粘り気のある母乳）が分泌される。初乳はタンパク質が多く、脂肪が少なく、さらに生まれたばかりの赤ちゃんに必要な数多くの免疫成分をたくさん含んでいる。次に出るのは移行乳で、出産から八日目から二〇日目あたりまで分泌される。この期間は成乳への移行期である。そして最後に、出産から二〇日以降には成乳が出るようになるが、その成分は人によって違うし、あげるタイミングによっても異なる。要は、母乳の成分には個人差があるだけでなく、時とともに変化する可能性があるのだ。母乳はその赤ちゃんが必要とする固有の栄養や水分にあわせて変わるうえに、一日を通じて変化することもある。たとえば、赤ちゃんが母乳を吸うと脂質の含有量が増えるなど、授乳している最中にも変化する。成乳には免疫因子や非栄養素が含まれており、赤ちゃんはそれを摂りつづけることになる。

母乳は、生まれたての赤ちゃんの健康な発育に必要なものをすべて含んでいる。水、タンパク質、脂質、炭水化物（おもに乳糖）、ミネラル（ナトリウム、カリウム、カルシウム、マグネシウム、リン）、すべてのビタミン（ただしビタミンKを除く）。また、わずかではあるが、微量元素も含まれる。さらに母乳には、必須栄養素だけでなく、感染症や炎症を防ぎ、免疫系や臓器の発達をサポートし、体内微生物叢（びせいぶつそう）を健全なものにする数千種類の生物活性分子も含まれている。こうした重要な成分のなかで代表的なものとしては、ホルモン、成長因子、抗微生物因子、消化酵素などがある。

人間の母乳を牛乳と比べると、糖質（乳糖）が多く（含有率は母乳が約六・八パーセントで、牛乳が四・九パーセント）、脂質はおおむね同じくらいで（両方ともおよそ四・五パーセント）、タンパク質については少ない（母乳が一・一パーセント、牛乳が三・六パーセント）。実際、他の動物のミルクと組成を比較してみると、人間の母乳はとくにタンパク質が少ない。たとえばクジラのミルクには大量の脂質（三四・八パーセント）とタンパク質（一三・六パーセント）が含まれているが、一方で糖質は少ない（一・八パーセント）。

また、母乳による育児率は国によって大きく異なり、イギリスは世界でももっとも母乳育児率が低い国の一つだ。生後六カ月間は母乳だけで育てることが世界共通で推奨されているうえに、大半の国では二歳かそれ以上まで補完食とあわせて母乳育児を続けるようすすめている。にもかかわらず、二〇一六年におこなわれた調査では、生後六カ月の赤ちゃんに母乳を与えているのはアメリカで四九パーセント、ノルウェーでは七一パーセントなのに対し、イギリスではたった三四パーセントと推計された。しかも一歳時点で見ると、その割合はイギリスでは〇・五パーセント以下となっている。さらに、UNICEFが二〇一八年に発表したレポートでは、世界の富裕国における母乳育児率が概して低いことが大きくとりあげられた。なぜ女性が母乳育児をしないのかについてはさまざまな込み入った理由がある。ただ、そもそも母乳育児をしないことは本当に問題なのだろうか？　調合乳を与えるよりも母乳で育てた方が良いことを示す確たる証拠はあるのだろうか？　それでは説明しよう。

■調合乳とは何か？

母乳の代用品である調合乳は、一般的に、牛乳から脂肪分を取り除いた脱脂乳を、人間の赤ちゃんに適した形に加工してつくられる（本書で書かれている調合乳は、日本において乳児用調整乳または育児用ミルクと表記されるものを指す）。さまざまな種類があり、おもな形態としてはお湯に溶かして使用する乾燥粉末タイプとそのまま使える液体タイプの二つだ。(3)調合乳の市場は巨大で右肩上がりだ。二〇一九年時点で、赤ちゃん用調合乳の市場は全世界でおよそ七〇六億ドルと推計される。母乳育児率が低い多くの先進国では、調合乳は便利な代替品であり、何百万人もの乳児たちの主食となっている。

母乳は成分に個人差があるだけでなく、ある人の母乳だけを見ても時間の経過とともに成分が変わるという複雑な液体であるため、それを完全に再現するのは不可能だ。それでも調合乳は可能な限り母乳に近づけることを目指しており、母乳の代替品としては唯一推奨できるものだ。調合乳には通常、牛乳の必須成分に加えて、母乳に含まれる主要な栄養素のバランスに近づけるために、さまざまな成分が添加されている。たとえば、ビタミン、ミネラル、脂質（パーム油、ココナッツオイル、ひまわり油、菜種油や大豆油などの植物油にくわえ、魚油なども入っている）、乳化剤、アミノ酸など。一部の調合乳にはプロバイオティクスとプレバイオティクス（第4章で詳しく説明する）も含まれている。さらに、技術の進歩によって、調合乳に入れるその他の生理活性化合物の開発もおこなわれている。個々の調合乳のブランドはその製造方法だけでなく、タンパク質、脂質、微量栄養素の含有量も異なるため、内容物を正確に知るには成分表示ラベルをチェックする必要がある。ただ、調合乳は内容物について厳しい基準をクリアする必要があるうえに、赤ちゃんにとって特定の種類の調合乳が他のものより優れているという証拠は見つかっていない。そのため、両親がどのブランドを選択したとしても、安全で栄養価が高いことには変わりないだろう。

イギリスではほとんどのブランドが、調合乳のなかにもっとも多く含まれるタンパク質の種類を表示している（すなわち、「ホエイベース」か「カゼインベース」か）。ホエイベースの調合乳は消化しやすいため、低月齢の赤ちゃんに推奨される（こうした製品は「ファーストミルク」あるいは「ステージ1」とも呼ばれる）。こうした調合乳の場合、ホエイプロテインとカゼインプロテインの割合はおおむね六対四で、だいたい母乳と同じだ。一方、カゼインベースの調合乳は消化に時間がかかるため、月齢の高い、食欲旺盛な赤ちゃんに向いている（こうした製品は「セカンドミルク」や「ステージ2」、あるいは「フォローアップミルク」とも呼ばれる)。ホエイプロテインとカゼインプロテインの割合は二対八と、ファーストミルクとは大きく異なり、牛乳に近い比率となっている。

フォローアップミルクには多くのブランドがあり、種類もさまざまだ。これらは月齢六カ月を超えた赤ちゃん向けの調合乳であり、離乳食と同時に与えることを意図してつくられている。メーカーや保健機関はさまざまな理由から、この種類の調合乳を生後六カ月未満の子どもには与えないよう警告している。その一つは、フォローアップミルクには、ショ糖、ブドウ糖、あるいはその他の乳糖以外の糖質のほかに、月齢の低い子どもにとってはやや多すぎる鉄分が含まれているからだ。また、たいていは微量栄養素の含有量も多い。全体として、フォローアップミルクの方がホエイベースのファーストミルクより栄養面で勝っているという証拠はないので、主要な保健機関はこの種のミルクを推奨していない。いわく、調合乳で幼児を育てる場合、月齢六カ月を超えたあともファーストミルクからフォローアップミルクに変更する必要はないという。また、それとは別にグッドナイト・ミルクというものもある。これはフォローアップミルクにシリアル(たとえばライスフレークや、そばの実フレークなど)を加えたタイプの調合乳だ。グッドナイト・ミルクは入眠を助けるという触れ込みで、月齢六カ月以上の赤ちゃんを対象としている。だが、こうしたミルクが夜、赤ちゃんを落ち着かせるのに役立つことを直接裏づけるエビデンスは存在しない。

さらにグローイングアップ・ミルクやトドラー・ミルク(よちよち歩きの赤ちゃんのミルク)といった商品もあり、調合乳市場の大躍進に多いに貢献している。これらは一歳以上の子ども向けに牛乳の代替品として売られているものだが、欧州食品安全機関（ＥＦＳＡ）をはじめとした機関からは、バランスのとれた食事をとっていれば不要なものと見なされている。こうした調合乳には例外なく牛乳よりも含まれる糖質が多く、カルシウムが少ない。さらにバニラなどの香料が含まれていることもあり、甘い物を好む傾向を助長しかねない。

また、なんらかの理由で牛乳を飲めない乳幼児たちには、大豆ベースのミルクまたは特殊調合乳という選択肢がある。特殊調合乳にはアミノ酸ベース、ライスベースあるいはタンパク加水分解物を加えたものがあり、そこには牛乳や大豆ベースのミルクに含まれるものよりもさらに細かく分解されたタンパク質（ホエイまたはカゼイン）が入っている。こうしたミルクは幅広い個々のニーズを満たすために開発されたものだが、赤ちゃんに与える際には必ず医療専門家の指導を仰ぐべきだ。異なるタイプの調合乳（すなわち、牛乳ベース、大豆ベース、特殊調合乳）は、栄養価、カロリー、消化のしやすさ、味やコストの面で差がある。大豆ベースの調合乳には、乳糖以外の糖が通常の調合乳よりも多く含まれているため、虫歯の原因になる可能性が高いとされる。ヤギの乳をベースにした調合乳もあるが、アレルギーを起こしづらいわけではない。ヤギの乳には牛乳と同じタンパク質が含まれているため、牛乳アレルギーの赤ちゃんには適さない。さらにミルクを吐き戻してしまうことがある乳児向けの特殊調合乳には、コーンスターチやカロブビーンガム〔カロブの木の豆の胚乳を原料とする〕などの増粘剤（ぞうねんざい）を加えることで、ミルクが胃の中にとどまりやすくなり、吐き戻しにくくなる特別なものもある。これらについては、調合乳で育てられた赤ちゃんで、かつ逆流が続いて辛い思いをしている場合には役に立ちうるという証拠がいくつかある。ただ一般に広く使用が推奨されているわけではない。

■母乳は調合乳よりも優れているか？

これは調合乳の登場以来、問われつづけていることで、つねに世界中の誰かがこの問題について、印刷物やインターネットに文章を書いたり、テレビやイベントで発言したりしている。「母乳が一番」というメッセージを広めようとしている人もいれば、調合乳を選択した母親たちに罪悪感を抱かせまいとしている人たちもいる。ただ、赤ちゃんへの授乳に関する理由づけやその方法についての議論は他の人に任せることにして、私はここではこうした主張には立ち入らず、科学的エビデンスを見ていくことにする。

まず、母乳による育児が赤ちゃんの健康を守り、成長を助けることは多くの実験によって示されている。たとえば、下痢、耳の感染症、呼吸器感染症、歯の不正咬合(ふせいこうごう)、乳児突然死症候群、糖尿病（1型、2型ともに）、肥満などのリスク低下と、母乳育児が関連していることを科学者たちは発見した。さらに、母乳で育てられた人はそうでない人と比べて、知能テストの成績が良く、平均でIQが三ポイント高く、学業成績が良い（とする研究がある）うえに、成人してからの収入も多いという。また、授乳した母親にも乳がんと卵巣がんのリスクが下がるという健康上の恩恵が認められている。これ以外にも母乳のメリットに関する主張は数多くあるが、そのすべてが厳密に科学的な研究によって実証されているわけではない。たとえば、喘息(ぜんそく)、湿疹、食物アレルギーに対する母乳の予防効果は十分に証明されていないし、血圧やコレステロールに良い影響があることを裏づける確たる証拠はない。

このような情報はおもに観察研究から得られたものであり、そのため母乳がそうした恩恵をどのようにしてもたらすかについてはわかっていない。とはいえ、母乳に含まれる種々の生理活性成分が、月齢の低い赤ちゃんを病気から守り、長期的な体の発達を支える健康の基盤を築くために働いているのは間違いない。たとえば、母乳には有益な微生物がもとからたくさん含まれており、それらが果たす役割や、乳児に対する影響についての研究が現在急ピッチで進められている。そしてこうした新しい実験からは早くも、赤ちゃんの腸内細菌叢（ちょうないさいきんそう）の発達や、健全な微生物コロニーの確立、免疫系の活性化をはじめとした多くの事柄で、母乳が重要な役割を果たしていることが示されている。調合乳のなかには、プロバイオティクスと呼ばれる有益な微生物を特別に配合して、母乳と同様の働きをさせようとしているものもある。しかし私たちが母乳に含まれる特定の微生物とその働きをさらに詳しく理解するまでは、調合乳によって同様の効果を上げることはおそらくできないだろう。

一部の国では、母乳育児をしないことが、長期的に見て子どもの健康、栄養状態、発達、さらには母親たち自身の健康にも、非常に大きな悪影響をもたらしていると、優秀な健康専門家たちが強く主張している。医学雑誌『ランセット』に掲載された、数百もの研究から得られたエビデンスを対象に実施された大規模かつ意義深いレビューでは、もし世界のほぼすべての授乳が母乳でおこなわれれば、八〇万人以上の赤ちゃんの命を救える可能性があると推計している。ずいぶんと大きな数字だが、これはここには示されていない背景も込みで受けとめる必要がある。こうしたメリットの多くは、深刻な感染症への罹患率が高く、衛生面で問題があり、栄養状態が悪い場所で育つ赤ちゃんにこそ表れやすい。母乳育児は、母乳による免疫効果だけでなく、たとえば汚染された水源や不衛生なミルクの瓶による悪影響を避けるのにも役立つからだ。一方、衛生状態が良く、所得の高い国に住む人びとの大半にとっては、胃や耳の感染症などはいまだにある程度一般的であるとはいえ、それでも乳児に調合乳を与えることによる短期的な健康リスクは、発展途上国よりもはるかに低い。ただ、こうした先進国でも、歯の不正咬合や糖尿病、肥満のリスク低減、知能向上といった母乳育児による長期的な恩恵は大きい。とはいえ、母乳育児のメリットの一部は、必ずしも母乳そのものからではなく、その他の社会的要因や関連する行動からもたらされている可能性があることには注意しておくべきだろう。

理屈の上では母乳は赤ちゃんにとっての完全食である。だが、実際には母乳が害となる場合もある。たとえば、一年以上母乳で育てられた乳児は、そうでない子に比べて虫歯が見つかる可能性がわずかに高く、さらに鉄分が不足するケースも多くなる。また、母乳に対して良くない反応を起こす赤ちゃんもわずかに見られる。それは母乳そのものへの反応というよりも、母親の食べたものや特定の化合物への曝露によって母乳に混入した物質への反応である場合がある。たとえば、乳製品や大豆のタンパク質が母乳に含まれていると、体調不良を起こす赤ちゃんもいて、その場合、特殊な調合乳への切り替えが必要となる。ただ、こうした問題は他の栄養素でも起きうるし、何が原因なのかを特定するのは通常、困難だ。さらに母乳は、アルコール、タバコ、薬物（合法、違法を問わず）などの有害な物質によって害を引き起こすおそれがある。原則として、母親が摂取するありとあらゆる物質が最終的に母乳に混入する可能性があるからだ。

乳児はアルコールを大人と同じようには処理できないため、母乳に混入していた場合には非常に深刻な影響を受ける場合がある。濃度が低ければ大きな害になることはまずないものの、母親の飲酒により高濃度になる場合は、赤ちゃんの初期の発育だけでなく、睡眠や食事のパターンにも影響を与えかねない。また、母乳中のアルコール量は、母親が摂取した量だけでなく、アルコールを摂ってから母乳を与えるまでの時間によっても変わってくる。母乳育児をしている最中だがそれでもお酒が好きな人たちは、「ポンピング・アンド・ダンピング（搾り出して、捨てる）」という言葉を聞いたことがあるかもしれない。これはアルコールを摂ったあとに母乳を搾り出して捨てることで、赤ちゃんをアルコールにさらすのを避けつつ、母乳の出を悪くしないようにする方法だ（私の知り合いのなかにも、育児中にこれをやっていた人が何人かいる）。だが残念ながら、このやり方は母乳中のアルコール分を減らすのに有効ではない。むしろ重要なのは時間の方なのだ。母乳はアルコールをためてはおけない。つまり、血液中のアルコールと同じように、時間が経てば下がっていく。逆に、母親の血流中にアルコールが含まれている限り、母乳にもアルコールがとどまりつづける。そのため、摂取したアルコールが多ければ多いほど、母乳にも長いあいだアルコールが残る。ただ、一般的に言って、母親が摂取したアルコールのうち、母乳に混入するのはごく一部である。

タバコに含まれるニコチンをはじめとする有害な化学物質も母乳に混入する可能性がある。そして一部の薬品は母乳に蓄積して有毒作用を持つかもしれない。ただ、たいていの薬品は濃度さえ高くなければ、健康な赤ちゃんにとってはリスクにならない。また、最近では授乳中の母親によるハーブ製品の使用が増えていて、そのなかにはカヴァやヨヒンベなど潜在的に有害であることが知られているものもある。さらに、カモミール、ブラックコホシュ、セントジョーンズワート、エキナセア、高麗人参、イチョウ、カノコソウなど、広く使われているハーブの多くについては、その安全性に関するデータが不足している。そして、一般的に使用されているハーブ製品の一部には、授乳中の乳児への悪影響が報告されているものもあり、それらの作用や乳児に対する影響の大きさを理解するための研究はまだそれほど進んでいない。また、さまざまな違法薬物が母乳に混入し、赤ちゃんの健康に悪影響を与えている。医薬品やハーブ、違法薬物には異なるメカニズムで作用するものが数多くあるため、女性はこうした物質が母乳に与える潜在的な影響について、医師に相談すべきだ。

殺虫剤や重金属のような環境汚染物質も、母親の曝露状況によっては母乳に混入することがある。授乳中の母親が、たとえば食品中の水銀——これは特定の魚におもに含まれている——への曝露を減らすべきとアドバイスされるのはこのためだ。脅かすようだが、調合乳のなかにも重金属やその他の環境汚染物質が見つかっていることも忘れてはならない。ただし、ほとんどの場合、母乳や調合乳に含まれる汚染物質の量は非常に少ないため、赤ちゃんに害を及ぼすことはまずないだろうとの結論が出ている。

調合乳の潜在的な危険性についても見ていこう。まず明らかに牛乳や豆乳へのアレルギーを持つ赤ちゃんがいることだ。その場合、特殊調合乳の使用が必要となる。さらに調合乳は、製造や保存する過程で汚染される可能性が大いにある。また、飲ませる準備の仕方に問題があれば、赤ちゃんが病気になるかもしれない。たとえば哺乳瓶の洗浄が不完全だと、胃のむかつきが起きる場合がある（赤ちゃんは抵抗力が低いため、症状は深刻になりうる）。こうした比較的低レベルの汚染がある一方で、非常に重大な汚染が起きた事件も数多く存在する。二〇一七年にはサルモネラ菌で汚染された調合乳を飲んだために、世界で数十人の赤ちゃんが病気になった。この調合乳の製造元であるラクタリス社（乳製品企業世界最大手の一つ）は、菌の混入により、世界八三カ国から一二〇〇万缶の製品を回収しなければならなかった。さらにひどい事件も起きている。中国では二〇〇八年に、メラミン（プラスチックや肥料の原料として使われる）で汚染された調合乳によって、六人の赤ちゃんが死亡、三〇万人以上が病気となり、一部では深刻な症状が長期間続いた。これはあくまで一つの工場で起きた一回限りの事故だと思う人もいるかもしれないが、実際にはこの汚染された調合乳の事件には二二もの会社が関与していることが発覚し、中国では、自国製の調合乳に対する強い不信が生まれた。

ヒューマンエラーの範囲は多岐にわたる。調合乳には汚染だけでなく、与える量を間違えたり、温度が高すぎたり、飲ませているときに空気が入ってしまったりといったことも起きる。また調合乳を飲ませると、ガスによるお腹の張りや便秘、胃腸の不快感などが起きるケースも多いと言われている。先に述べたように、調合乳で育てられた子どもは、母乳で育てられた子どもよりも、さまざまな感染症やその他の健康上の問題を起こす可能性が高い。くわえて、調合乳とその関連製品（たとえば、哺乳瓶や滅菌器などの付属品）の製造、包装、輸送、使用から発生する環境負荷は、明らかに母乳よりも大きい。さらに乳児用の調合乳の多くはパーム油を含んでいる。パーム油産業が環境に与える壊滅的な影響については、それを周知するための派手なキャンペーンが何度もおこなわれてきた。事実、パーム油の栽培によって大規模な森林破壊が起こり（とくにインドネシアで顕著）、絶滅危惧種の個体数が急速に減少するという事態につながっている。

まとめると、「母乳の方が調合乳よりも優れているのか？」という問いに対しては、総合的に見て、イエスと答えざるをえないと私は思う。赤ちゃんへの長期的な影響という点から考えると、栄養素と生理活性化合物の構成が複雑な母乳に、調合乳は勝てそうにない。衛生状態が良く、高品質の製品が手に入る所得の高い国では、調合乳は安全で栄養価の高い代替手段となる。ただ、調合乳には赤ちゃんの成長と発達に必要な栄養素が含まれているものの、全体としては、母乳が提供できるのと同じだけの健康上のメリットや保護を与えてくれるわけではない。

動物性ミルク

――動物の種類ごとの成分、加工方法、乳脂肪分ごとの違いについて――

消費量は減少傾向にあるとはいえ、それでも動物性ミルクは多くの人にとって主要な食品のひとつである。いまから動物性ミルクについて詳しく説明していくが、とくに話題の中心となるのは牛乳だ。なにしろ牛乳は動物性ミルクのなかでも群を抜いて広く生産、消費されている。ただ世界には、ヤギ、羊、馬、ロバ、ラクダ、バッファロー、ヤクなどの乳をたくさん消費する地域もある。

■動物性ミルクには何が含まれているか

ミルクの色や風味や成分は、搾乳する動物の種類や品種、年齢、餌、泌乳期間、個体やグループごとの違い、さらには酪農のやり方や季節や環境の違いなど、幅広い要素によって変わってくる。ただ、動物性ミルクは概して、水分、微小な脂肪球、タンパク質、乳糖（ラクトース）、ミネラルをおもな成分とし、あとはビタミン（とくにビタミンB）、酵素、色素、気体分子などをはじめとするその他の微量な分子によって構成されている。いま挙げたなかでも、圧倒的な割合を占めるのが水分だ。ミルクの水分含有量は、ヤクの八三パーセントからロバの九一パーセントまで、動物の種類によって異なる。牛乳では約八七パーセントだ。バッファローとヤクのミルクは脂質の含有量が非常に多く、牛乳のおよそ二倍となっており、タンパク質も牛乳より多い。

ヤクのミルクは甘くて香りがよく、牧畜をしている家庭では殺菌せずに生のまま紅茶に入れて飲むことが多い。ラクダのミルクは牛乳と成分が似ているが、すこししょっぱく、三倍のビタミンCを含んでいる。さらに不飽和脂肪酸とビタミンB群が豊富で、生のままか発酵した状態で飲まれる。馬とロバのミルクは比較的脂肪とタンパク質の含有量が少ないが、乳糖が豊富で、発酵させてから飲むことが多い。ヤギのミルクはじつのところ牛乳に非常によく似ている。だが、ヤギと似ていると思われがちな羊のミルクは、ヤギのミルクや牛乳に比べて脂質とタンパク質をより多く含んでいる（そのため、栄養豊富で濃厚なギリシャヨーグルトをつくるのに向いている）。羊のミルクはさらに乳糖についても、牛やバッファローやヤギのミルクより多く含んでいる。ある研究ではヤギのミルクには牛乳よりも、ビタミンB_{12}が二二一パーセント、葉酸〔水溶性ビタミンの一種〕が一一一パーセント多く含まれているという結果が出た。ただ一方で、牛乳に比べて栄養上のアドバンテージはないという研究結果もある。羊のミルクは、ビタミンCについては牛乳の約五倍含まれており、その他のビタミンの含有量でも上回っていることがわかっている。以上が搾ったままのミルクの成分についてのまとめだが、商業用に加工されたミルク――とくに牛乳――は、ビタミンAやDなどの栄養素が添加されている場合がある（いわゆる強化ミルク）。

■ミルクはどのように加工されるか

この項では、みなになじみの深い、普通の牛乳について説明しよう。生乳（せいにゅう）は、低温殺菌せずにそのまま瓶詰めされたものを指すが、私たちが飲んでいる牛乳の大半は加工されたものだ。牛から搾乳したあと、牛乳は冷蔵タンクに保存され、加工するために農場から乳製品工場に輸送される。そこで、害を及ぼす危険のある細菌の量を減らすため、急速に熱したあと再冷却して低温殺菌される。次に、乳脂肪分を分解させて脂肪の含有量を一定にする「標準化」をおこなう。この際、製造する牛乳の種類――全乳、セミスキムミルク、スキムミルクなど――に合わせて、ふたたび脂肪分が戻される。

また、牛乳の多くは「均質化（ホモジナイズ）」されている。牛乳にはさまざまな大きさの脂肪球が含まれているため、そのままにしておくと大きなサイズの脂肪球が表面に上がり、クリーム層を形成する。均質化の処理では、牛乳を小さな穴から高圧で押し出すことで大きな脂肪球を細かく分解し、牛乳全体に分散させて粘度をより均一にする。

ろ過乳の場合、さらなる工程を経る。その名が示すとおり、ろ過乳は、ろ過することで牛乳を酸敗させる可能性のある細菌を取り除き、消費期限を延ばしたものだ。

さて、消費期限と言えば、あなたはこれまでにキャンプをしたことはあるだろうか？　次のようなシーンを想像してみてほしい。ある朝、あなたはみずみずしい朝露（あさつゆ）に濡れた草原で、鳥たちのさえずりを聞いて目を覚ます。これから始まる一日に胸を躍らせながら、まずは腹ごしらえにコーンフレークを食べてみると、かかっている牛乳はなま温かくて、すこし変わった味がする。きっとよくある話だろう。このときあなたが口にするのは、ＵＨＴミルクというもので、私に言わせればこれは「予備のミルク」――要は、新鮮なミルクを切らしてしまったときに備えて、食器棚にしまっておくタイプのミルクである。ＵＨＴとは「超高温」あるいは「超熱処理」を表す言葉の略語で、ＵＨＴミルクはそうした処理を受けた牛乳を指す。この牛乳は通常の低温殺菌のおおむね倍の温度で（通常は約七〇℃のところを約一四〇℃で）数秒間加熱される。新鮮な牛乳はすぐに傷んでしまうので、ＵＨＴ処理をすることで、輸送や保管中に牛乳を腐敗させる可能性のある、すべての微生物を殺すか不活性化する。この処理により、牛乳は実質的に無菌状態となり、通常の牛乳であれば二、三日の消費期限が数カ月まで延び、冷蔵の必要すらなくなる[4]（未開封の間は）。ＵＨＴミルクの利用は国によって異なる。イギリスとアメリカではＵＨＴミルクはあくまで予備であり、めったに口にすることはない。その一方でベルギー、ドイツ、フランス、スペインのような国々ではよく飲まれ、ミルクといえばＵＨＴミルクを指すことも多い。

乳糖不耐症についてはご存じだろうか？　これは、乳糖（牛乳やその他の乳製品に含まれる糖）を正常に消化できないという、わりとよく見られる症状だ。人間の体は乳糖の消化を助けるラクターゼという酵素をつくるが、それが十分でないと、完全に消化できない場合がある。すると、普通の牛乳を飲んだだけで、鼓腸（こちょう）〔腸にガスがたまること〕、膨満感、胃けいれん、下痢、吐き気をはじめとしたさまざまな症状を起こす可能性がある。もしかしたら、知り合いのなかにそうした人がいるかもしれないし、あなた自身がそうかもしれない。ただ、幸いなことに、こうした問題を抱えている人でも消化しやすいように、乳糖の悪影響をとり除いて、牛乳の栄養素の恩恵を受けられるようにしたミルクがある。いわゆるラクトースフリー・ミルクというものだ。そのつくり方はさまざまだが、よく使われるのは牛乳にラクターゼを加えて乳糖を分解するという方法で、これにより乳糖は、ブドウ糖とガラクトースに変換され、血液への吸収が容易となり、エネルギーとして使いやすくなる。また、ブドウ糖やガラクトースなどの単糖は乳糖のような複数結合した糖類よりも甘いため、ラクトースフリー・ミルクは普通の牛乳よりもすこし甘くなる。この方法では、ラクターゼを不活性化させるためにUHT処理をするので、消費期限も長くなる。ほかには、ミルクをろ過して乳糖を取り除くこともあるが、この場合、一部の糖質も除去される。

また、ごく最近開発された乳製品にA2ミルクがある。これは普通よりもヘルシーな牛乳として販売されており、とくにオーストララシア〔オーストラリアやニュージーランドなどのオセアニアの主要部分を指す〕と中国で人気だ。いったいこれはどういうものなのだろう？　まず前提として、普通の牛乳には乳タンパク質であるA1ベータカゼインとA2ベータカゼインが含まれており、それぞれのタンパク質の比率は、乳牛の品種にもよるが、通常はおおむね五〇対五〇だ。しかしA2ミルクにはA2ベータカゼインしか含まれていない。また、これまでとりあげてきたミルクとは違い、A2ミルクは普通の牛乳を搾乳したあとに加工しているのではなく、乳牛から直接、A2ミルクとして出てくるのである。このミルクを製造している会社は、自然の状態でA1ベータカゼインを含まない牛乳を出す乳牛を遺伝子検査によって特定し、そうした乳牛だけを使って牛乳をとっている。興味深い話だ。だが、これにどんな意味があるのだろう？　A2ミルクの支持者たちは、牛乳のなかのA1ベータカゼインが消化不良や胃腸の不快感を引き起こすことが多く、ラクトースフリー・ミルクではそうした問題は解決できないと主張する。さらに、A2ベータカゼインは人間の母乳により近いので、問題は起こらないとも。こうした主張を支える証拠の妥当性については、あとでとりあげることにしよう。

次に、有機牛乳について。ある牛乳が有機牛乳であると認められるためには特定の基準をいくつか満たす必要がある。乳牛を放し飼いにし（可能な限り――平均して二〇〇日以上――牧草地に放す）、かつ牧草には殺虫剤の使用を抑え、人工肥料は一切使用してはならない。飼料は遺伝子組み換えでない牧草を中心とし、日常的に抗生物質を与えてはいけない。高水準の動物福祉を適用し、その牧畜システムはさまざまな野生生物の利益と生物多様性を向上させるものであるべき、ともされる。こうした基準は牛乳の製造と直接の関係はないが、有機乳牛は他の牛とは違って、あえて乳量を最大化させようとはしない。そのため、有機牛乳の生産量は、集約的畜産の牛乳と比べて、平均で二割ほど低い。

■一パーセントミルク、スキムミルク、セミスキムミルク、フルファットミルク、フルクリームミルク、エバミルク、コンデンスミルク、発酵乳の違いは？

海外を旅しているときにはとくにそうだ。ではここで、おもな用語を整理しておこう。イギリスにおいては、一パーセントミルク、無脂肪牛乳、セミスキムミルク、フルファットミルク、フルクリームミルクという用語は、たんにミルクに含まれる脂肪の割合の違いを指す。ミルク一〇〇グラム中の脂肪含量が、一パーセントミルクなら一グラム、無脂肪牛乳は最大で〇・三グラム、セミスキムミルクは一・五から一・八グラム、フルファットミルクなら最低でも三・五グラムだ。国によって用語や、脂肪含有量も多少異なっている。たとえば、二パーセント低脂肪牛乳、一パーセント低脂肪牛乳、無脂肪牛乳（これは脂肪含有量が全体の〇・二パーセント以下という基準の国もあれば、〇・一五パーセント以下の国もある）などだ。フルクリームミルクはフルファットミルクと同じ意味だ。また、チャンネル諸島に属するジャージー島とガーンジー島で生まれた乳牛種は、とくに濃厚でクリーミーな牛乳を出すことで知られており、他とは違う分類で販売することができる。このように牛乳の分類は非常に明確に定められている。加工の段階で一度、脂肪分を取り除き、その後、各タイプの牛乳に合ったぴったりの量の脂肪分が入れ戻されるのは、そのためだ。

ミルクの用語というのは、ずいぶんとややこしいものだなと思う（みなさんもそう思いませんか？）。

また、正確に言えば飲みものではないのだが、コンデンスミルク（練乳）とエバミルクの違いについても説明しておこう（個人的にいつもこの質問をされるから、というのもある）。コンデンスミルクとエバミルクは、両方とも全乳あるいはスキムミルクを煮詰めて、水分の一部（およそ六割）を飛ばしてつくられる。煮詰める際の熱によって、ミルクにはわずかにキャラメルの風味が加わり、茶色がかった色となる。両者のおもな違いは、コンデンスミルクは砂糖を加えて甘くすることだ。エバミルクは、さらにもうすこしだけ加工される。保存のために集中的な加熱殺菌が必要だからだ。一方コンデンスミルクの場合、加えられた砂糖そのものに微生物の繁殖を抑える効果があるため、そのまま保存できる。国によっては、エバミルクを無糖コンデンスミルクと呼ぶところもある。

発酵乳は多くの国で数千年も前から飲まれていたものだが、近年になってイギリス、アメリカ、オーストラリアをはじめとする国々でも人気が高まりつつある。この種類のミルクは、決められたレベルの酸度にするために、微生物を添加してつくられる。こうした微生物培養により、乳中の乳糖の一部が乳酸となり、さらに二酸化炭素、酢酸、ジアセチル、アセトアルデヒド、エチルアルコールなどの物質が生成され、それが発酵乳特有の味や風味を与える。発酵乳には、ケフィア（西アジアと東ヨーロッパ発祥の、牛乳あるいはヤギの乳を発酵させたもの）、フィールミョルク（スウェーデンで人気の発酵牛乳）、クミス（中央アジアとコロンビア発祥の、発酵させた馬乳）、クッレ・ナオト（ケニアのマサイ族の伝統的な発酵牛乳）、タラグ（モンゴルの伝統的な発酵乳。原料は牛、ヤク、ヤギ、ラクダの乳）、アイラグ（同じくモンゴルの伝統的な発酵乳で、馬乳を原料とするもの）、ヤクルトなど、世界中に数多くのバリエーションがある。また、一般には発酵乳だと思われていないが、バターミルクもこのカテゴリーに分類される。かつてバターミルクは、バターをつくる際に牛乳を攪拌(かくはん)するときに出る液体の残留物だったが、現在では低温殺菌された低脂肪乳に乳酸菌を加えてつくられる。これによってピリッとした風味と、すこしどろっとした食感が加わる。発酵乳のタイプごとのこうした違いは、原料にどの動物のミルクが使われるかだけではない。製造方法や培養に使われる微生物の違いにくわえ、生乳からつくられるのか、あるいは低温殺菌されたミルクからつくられるのかでも差が生まれる。また、発酵によってミルクはある程度長持ちするようになり、消費期限が延びる。

動物性ミルクと健康
――有機牛乳、ラクトースフリー・ミルク、ホエイプロテイン飲料、発酵乳など――

プロサッカークラブであるリヴァプールFCの若いファンが二人、キッチンでおしゃべりをしている。一人が、リヴァプールFCのイアン・ラッシュ選手が、もしミルクを飲んでいなければアクリントン・スタンリーFCでプレーするはめになっていただろうと言っていた、と言う。するともう片方が「アクリントン・スタンリーFC？　なにそれ？」と聞き返し、「そりゃそうだな」と応じる。これは一九八九年から数年間放映された、イギリスの牛乳販売委員会によるテレビCMだ。要は、ミルクを飲まなければ自分のポテンシャルを十分に発揮できない、という意味のようだ。私たちは長年、多くの広告によって、ミルクをもっと飲むようすすめられてきた。だが時が経つにつれ、みなが抱いていた「乳製品は体に良い」というイメージは揺らぎつつあるようだ。たとえば、がん、肥満、心臓への影響、骨粗しょう症などとの関連を示すニュースが盛んに報じられ、乳製品へ疑いの目が向けられるようになった。では、こうした話に関して、現時点での科学的見解はどうなっているのだろうか？

研究者たちはミルクの摂取に関する科学的データの大規模なレビュー研究をおこなったが、基本的には大きな害があるという事実は見つからなかった。実際に多くの研究で、ミルクの摂取は心血管疾患、小児肥満、脳卒中、あるいは一部のがん（大腸がんや乳がんなど）の予防に役立つ可能性があり、骨密度の向上にも有益であることが示されている。ただ、骨折や、大人の肥満、あるいは前述以外の多くのがんなどを含む、その他の健康面に関する調査では、強い関連性は見つからなかった（つまり、ミルクを摂取してもとくにメリットもなければ、害もない）。一部の限られた証拠は、乳製品を摂取すると前立腺がんのリスクが高まることを示しているが、その関連性はまだ明らかになっていない。ただし一般的に言って、ミルクがもたらす影響に関する研究の多くが、乳製品業界との協同で実施されているため、バイアスがかかっている可能性がないとも言えない。それでも、業界とのつながりを持たない一部の研究からも、同じような結果が出ているのはたしかだ。

また、動物性ミルクに含まれる飽和脂肪酸について、一部には懸念の声がある。たしかに、飽和脂肪酸の多い食事は悪玉コレステロール（non-HDL[5]コレステロール）の増加や、心血管疾患と関連している。よって、基本的には食事に含まれる飽和脂肪酸は減らすことが推奨される。だが、この分野の研究者たちは、すべての飽和脂肪酸が同じではなく、脂肪酸の種類が違えば体に及ぼす効果も異なる可能性が高いことを発見した。さらに、ミルクには飽和脂肪酸だけでなく、心臓の血管に良い影響を与えるとされるその他の重要な栄養素が豊富に含まれている。つまり実際には、ミルクの成分の一つがコレステロール値を上げかねない一方で、他の成分が心臓を守る方向に機能している可能性もあるわけだ。よって総合すると、ミルクをそのまま飲むことは私たちの心臓にとって、有害ではなく有益だと思われる。また、全体として見れば、ミルクに含まれる脂質の量は、他の食品と比べてそれほど多いわけではない。さらに、ミルクに含まれる飽和脂肪酸の健康への影響は、どのタイプのミルクを飲むか（すなわち全乳なのか低脂肪乳なのか）、あるいは、どれくらいの量をどれくらいの頻度で飲むか、といったことにとりわけ左右される。

　脂質とカロリーが少ないことを除けば、スキムミルク、セミスキムミルク、全乳には栄養成分量の違いはほとんどない。ただし、ビタミンAは脂質の割合が増えるにつれて増加するので例外だ（全乳にはセミスキムミルクの約二倍、スキムミルクの約五〇倍のビタミンAが含まれている）。これはビタミンAがミルクのなかの脂質に含まれているからだ。また、ミルクはビタミンDが豊富だと言われることがある。これは一つには、アメリカなどの国で、ビタミンDがミルクに添加されているからだ。だが、イギリスでは基本的にこうした栄養強化はされていない。もともとミルクのなかに存在するビタミンDの量はごくわずかだ。最近ではビタミンD不足がまん延しているのを理由に、多くの栄養学者と臨床医がヨーロッパでもミルクへのビタミンD添加を標準とすることを求めた。広く消費されているミルクを栄養強化することで、国民の健康を大幅に改善し、数十億ユーロ規模で医療費を削減できると考えているからだ。ミルクを強化するための施策が実際にそれほど大規模におこなわれるかどうか、そして結果として彼らの主張する劇的な健康効果が得られるかどうかが判明するまでには、まだ時間がかかる。そのあいだ、各乳製品のメーカーは独自の強化ミルクを製造し、一般の健康への関心の高まりを利益に変えようとしつづけるだろう。

ビタミンDの重要な役割の一つは、カルシウムの吸収を助けることだ。ミルクの何が健康に良いのか、と問われれば、ほとんどの人はカルシウムが入っているからと答えるだろう。たしかにカルシウムは健康に不可欠なもので、骨を成長させて健全な状態に保つだけでなく、血液凝固、筋肉の収縮、神経信号の伝達、心拍の制御をはじめとする多くの機能で重要な役割を果たしている。そして言うまでもなくミルクが手軽で優れたカルシウム源であることはたしかだが、それでも緑色葉野菜、ナッツ、豆腐、あるいは栄養強化食品など、他の食品からも補給は可能だ。

■有機牛乳

以前、一部の研究者たちが、有機牛乳には、有益なオメガ3脂肪酸とビタミンEが含まれているため、普通の牛乳に比べ栄養面でのメリットが大きいと主張したことがある。彼らの研究は一九六もの論文を考慮に入れたものではあったのだが、それでもこの分野のほかの専門家たちによれば、実際の含有量を考えるとこれはすこし言いすぎであるという。有機牛乳を飲むことによるオメガ3脂肪酸の増加分は、食事全体で見ればたったの一・五から二パーセントにすぎず、栄養や健康上のメリットはありそうもないからだ。しかもそもそも牛乳はビタミンEの含有量が少ないため、有機牛乳でその割合が増えたとしても栄養上の意味はほとんどない。一方、有機牛乳は普通の牛乳に比べて、ヨウ素の含有量が大幅に少ない（最大でマイナス四割）ことはよく知られている。多くの人にとって牛乳や乳製品がヨウ素のおもな補給源であることを考えるとこれは問題だ。こうした違いが生まれるのは、標準的な農場では、非有機の乳牛はヨウ素を添加した飼料を与えられているほか、消毒の際に、ヨウ素をベースにした製品を使用することにより汚染にさらされるためだ。人間の体は、成長、代謝の調節、胎児の発育に不可欠な甲状腺ホルモンをつくるためにヨウ素を必要とする。そしてヨウ素は体内ではつくられないので、食べものから補給しなければならない。そのため、もしほかの食品（たとえば魚など）からの摂取量が不足していたり、あるいはまったく摂っていない場合には、どの牛乳を選ぶかが重要になってくる。赤ちゃんの健全な発育を促すために普段よりも余計にヨウ素を必要とする妊婦にとっては、とくにそう言える。現在、有機乳牛の飼料にヨウ素を含む天然の食材（海藻など）を補うべきという声が上がっており、一部の酪農家は、普通の牛乳とのヨウ素の量の差を埋めるための措置を講じている最中だ。

■生乳

ミルクは微生物にとって——たとえそれが外の環境からきたものであるにせよ、動物の体内から出たものであるかにせよ——理想的な繁殖地である。それゆえ条件次第では、ミルクには、サルモネラ菌、大腸菌、カンピロバクター菌、リステリア菌、黄色ブドウ球菌、ボツリヌス菌、ブルセラ菌、などの病原体となりうるさまざまな微生物や、数多くの有害なカビが含まれる可能性がある。さらにミルクや乳製品が結核、レプトスピラ症、リステリア症、ブルセラ症、サルモネラ症をはじめとする、人獣共通感染症（動物からヒトにうつる感染症）を媒介することは珍しくない。大半のミルクに処理が施されるのは、微生物による健康被害から消費者を守るためだ。だが、一部にはあえて処理されていないミルクを飲むことを選択する人たちもいる。こうした生乳の愛好家たちは、生乳は余計な人工処理のされていない完全な自然の産物であるという考え方を好んでいる。彼らの多くは、生乳が栄養豊富で、腸の働きを助ける有益な微生物にあふれていると信じていて、なかには免疫力を高めてアレルギーになりにくくしてくれるとまで主張する人たちもいる。だが、科学的に見るとどうなのだろうか？　たしかに生乳には微生物がたくさんいるが、残念ながらそこには有害なものも多数含まれている。殺菌処理がされていないために、生乳は食中毒をはじめとする病気の原因となる有害な細菌を含んでいるかもしれない。実際、私の母は子どもの頃、低温殺菌されていない牛乳を飲んで、牛結核にかかった。生乳が病気を引き起こしたという記録は無数にある。こうした公衆衛生のリスクのために、特定の国あるいは特定の状況下を除いては、生乳は原則、販売が禁止されている。また、リスクの高い人たち（高齢者、小さな子ども、妊娠中の女性、免疫力の弱い人など）は飲まないことが推奨される。多くの酪農場では微生物リスクを抑える適切な対策を講じているが、それでも、健康な動物からとれた、高品質だと思われる生乳でさえ、最大でそのうちの三分の一に病原体がいることがわかっている。ではなぜそのようなリスクを冒してまで飲もうとする人たちがいるのだろう？

たしかに生乳には、ビフィズス菌やアシドフィルス菌など、体内で有益な働きをするプロバイオティクス特性を示す微生物が含まれていることがわかっている。しかし、乳中に存在するほかの細菌との競争に勝てないため、そうした微生物の割合はおそらく低い。それにじつのところ、生乳のなかのビフィズス菌の菌体量は、糞便汚染の指標に利用されてきた。ただ、こうした微生物の、健康における役割はまだ完全には明らかにされていないものの、一部の研究者は低温殺菌した牛乳にこうした有益な細菌を再度入れることで、潜在的なリスクを最小限に抑えながら恩恵を得られる可能性があると主張している。そして、食品にプロバイオティクスを追加するときは、牛ではなく人間からとった菌株を使う方が良いと指摘する研究者もいる。よって、生乳のなかにいる有害な細菌によるリスクの大きさを考えると、牛乳でのプロバイオティクスの使用についてさらなる調べが進むまでは、有益な細菌については他の食べものから補給する方が良さそうだ。

また、低温殺菌で牛乳に含まれる栄養素がわずかに減るのは事実のようだが、それでもその部分は普段の食事で十分に補うことができる。たとえば牛乳を低温殺菌するとビタミンB_{12}とビタミンCが減少するが、減る量はわずかなうえに、どのみち牛乳はこれらのビタミンのおもな供給源ではないため影響は小さい。それにビタミンDとビタミンKは低温殺菌してもそれほど減らないようだ。ビタミンB$_2$（リボフラビン）については、牛乳は優れた供給源となるが、低温殺菌によって減少してしまう。ただ、ビタミンB$_2$も他の食品で十分に埋め合わせることができる。ビタミンAについては逆に、低温殺菌後に増えることがわかっている。

生乳の支持者たちは、農村部で育った人を対象にした研究をとりあげて、生乳が小児喘息やアレルギーを防ぐのに役立つと主張する。だが、生乳の摂取がアレルギーの緩和に有効であることを裏づける確固たる証拠は存在しない。また、生乳には、免疫系を強くし、アレルギーを予防するための天然のタンパク質、抗体、微生物が含まれ、それらが低温殺菌によって破壊されてしまうと信じている人もいる。しかし、そのような効果を生むメカニズムは知られておらず、この主張を裏づける十分な証拠はない。要するに、生乳を飲むことによるリスクは、潜在的なメリット（しかもそれが存在するという証拠もあまりない）をはるかに上回ると考えるのが妥当だろう。

■UHTミルク

生乳の対極にあるのが前にも触れたUHTミルクだ。携帯に便利なこのミルクには、普通の低温殺菌された牛乳と同じくらい栄養があるのだろうか？　じつはUHT処理によって牛乳に含まれる葉酸の量は二割から三割ほど減ることがあり、さらに保管中にもかなりの量が失われる可能性がある。牛乳は通常、葉酸の優秀な補給源であるため、これはかなり残念なことだ。ビタミンB$_6$、B$_{12}$、Cも、

ＵＨＴミルクでは低温殺菌牛乳と比べてとくに少なくなっている。ただ、たとえばイギリスでは、ＵＨＴミルクは新鮮な牛乳が手に入らないときにたまに飲むものにすぎないため、失われる栄養素についてそれほど心配する必要はないだろう。しかし、ＵＨＴミルクが主要なミルクであるヨーロッパの多くの国では、こうした栄養上の欠点がより大きな問題になるかもしれない。

■ホモ牛乳

一部には、牛乳の均質化（ホモジナイズ）について気をもみ、ヒステリックな反応をする人たちもいる。懸念されているのは、均質化処理が牛乳の構造を変化させ、心血管疾患やその他の病気のリスクを高める可能性だ。この問題は、キサンチンオキシダーゼ（ＸＯ）と呼ばれる酵素に関係している。体内でＸＯが増加すると、炎症を誘発することがわかっており、さらに2型糖尿病と心血管疾患のリスク上昇とも関連している。牛乳には最初からＸＯが大量に含まれている。そして均質化によって脂肪球が細粒化されると表面積が増えて、もともとの脂肪球を覆っていた皮膜では表面を覆いきれなくなる。そのかわり、均質化された脂肪球の表面には、さまざまなタンパク質が吸着する。均質化されていない牛乳の場合、ＸＯは脂肪球皮膜の表面に存在し、体内に吸収される前に胃の消化液によって分解されると考えられている。しかし均質化すると、ＸＯは小さくなった脂肪球に入り込んで消化をまぬがれ、そのままの形で血流に乗り、その結果、心血管組織がダメージを受け、動脈が詰まり、最後には心疾患を起こしてしまうと言われている。

問題は、こうした主張のすべてがたった一人の人物（カート・オスター博士）による数十年前の――しかも発表以来、その信憑性をみなに疑われている――仮説に依拠していることだ。まず第一に、これはあくまで仮説であり、実際の科学的な試験から得た結果に基づいたものではない。事実、ホモ牛乳と体内のXOの量の関連、あるいはホモ牛乳と心血管疾患の関連だけでなく、牛乳に含まれるXOが体に吸収されるかどうかすら、それを裏づける確たる証拠はない。そもそも、いかなる食品からもXOが吸収されることが確認されたためしはなく、この議論そのものが無意味である。人間の体内にXOが存在するのはたしかだが、私たちはそれを自らつくりだしているのであり、外部から摂取しているわけではない（XOの量が増減するのは、それとはまったく別の生理学的な理由からだ）。例の仮説は一九八三年にカリフォルニア大学デービス校の研究者たちによって（『アメリカ臨床栄養学会』誌上で）初めて反証され、その後に続く研究によってもその欺瞞が暴かれている。しかし、ホモ牛乳への懐疑論は根強く、数多くのブログやウェブサイトが、ホモ牛乳を悪者扱いしつづけている。健康についてのその他の説の例に漏れず、人びとはある一人の人物のアイディアを信じたがる一方で、他の多くの人によって目の前に提示された本物の科学的証拠を無視してしまう。要は、人間は自分の信じたいものを信じるのだ（ただ、彼らはおそらく、チョコレートミルクやコーヒー飲料、アイスクリーム、ヨーグルトなど他の牛乳を使う商品の製造過程でも均質化がよくおこなわれているという事実には耳を貸したがらないだろう。知ってしまったら、こうしたおいしいデザートまで食べられなくなるからだ）。

■ラクトースフリー・ミルク

乳糖不耐症の影響を受ける人は世界全体の六五パーセントから七〇パーセントにのぼると考えられている。原因は、体がラクトース（乳糖）を受けつける人とそうでない人の遺伝子的な差異だ。乳糖不耐症は特定の民族集団（たとえば東アジアの人びと）にはとくによく見られる。ただイギリスでは比較的少なく、人口全体の五パーセント程度だと推計されている。私たちはみな、普通は生まれつき十分な量のラクターゼを持っており、そのおかげで乳糖を消化できる。生まれつき乳糖不耐症の赤ちゃんはごくまれだ。牛乳よりも七〇パーセント近く多い乳糖を含む母乳を消化するには、かなりの量のラクターゼが必要となる。しかし、多くの人は離乳して、食事に占めるミルクや乳製品への割合が下がる二歳前後になると、体内のラクターゼの量が減っていく。ただこの場合も、五歳を超えるくらいまでは乳糖不耐症が表れることはない。人類の進化の過程のどこかで、私たちはみな、幼年期を過ぎたあとに乳糖を分解する能力を失うようになった。だが、比較的最近起きた遺伝子変異（おそらくおよそ七五〇〇年前頃）が、ヨーロッパを中心に広がり[6]、一部の人は成人になってもラクターゼを合成し（ラクターゼ活性持続症として知られる）、未発酵の動物性ミルクを飲める体となった。

ちなみに、先ほどとりあげた乳糖不耐症はすべて原発性ラクターゼ欠乏症とされるものだ（つまり、遺伝子が原因であり、家系内で発症する傾向がある）。一方、続発性ラクターゼ欠乏症は、（その原因が健康状態の悪化であろうと、手術や投薬であろうと）小腸に問題が発生した結果としてあらゆる年齢で発症しうる。ラクトースフリー・ミルクは、乳糖不耐症の人には有用であり、含まれる糖の違いを除けば、栄養素は普通の牛乳と変わらないとされている。乳糖不耐症の人たちは（程度が重度の場合を除いて）、重要な栄養素が不足しないように、乳製品を完全に排除しない方が良い場合が多い。また乳糖不耐症の多くの人は、チーズなどほかの乳製品なら、不快な症状なしに楽しむことができる。

ただ、乳糖不耐症と牛乳アレルギーは違う。前者は体が乳糖を適切に消化する手段を持たないことを指すが、後者は摂取した牛乳に――とくにそこに含まれるタンパク質に対して――免疫系が異常な反応を起こすことを意味する。[7] 症状は軽度のものから重度のものまでさまざまで、発疹、喘鳴（ぜんめい）、鼻水、胃けいれん、嘔吐にくわえて、アナフィラキシー・ショック（極度のアレルギー反応で、全身に症状があらわれ生命を脅かすもの）を起こすこともある。牛乳アレルギーは、一歳未満の乳児のうち二パーセントから七・五パーセントに起こると推計されている。子どものアレルギーとしては比較的よくあるものだが、大半の場合は成長すると消える。このアレルギーに対処する唯一の方法は、ミルクを一切摂らないようにすることだ。ここまでの説明で、乳糖不耐症は牛乳アレルギーよりもはるかに一般的なものであることが理解していただけただろう。また、ヤギのミルクは乳糖の含有量が低いので、乳糖不耐症の人により適しているという話をどこかで耳にしたことがあるかもしれないが、これは断じて違う。ヤギのミルクに含まれる乳糖の量は牛乳とほぼ同じであり、アレルギーの発症率もほとんど変わらないことがわかっている。

■A2ミルク

A2ミルクのメリットをめぐる主張は、時とともに変化してきた。最初は、普通の牛乳は1型糖尿病や心臓病のリスクの上昇と関連しているが、A2ミルクはそうではないという理由のもと、よりヘルシーだと宣伝されていた。だが、この主張には研究による裏づけがなく、じつのところ、普通の牛乳とそうした健康リスクのあいだには関連がないことを示すエビデンスがある。すると最近では、A2ミルクは消化を良くする効果があるとして売り込まれるようになった。ただ、A2ミルクの健康効果を証明するには、A1ベータカゼインがなんらかの形で健康に有害であることを示す必要がある。しかし、この問題をテーマとした研究では、いまのところA1ベータカゼインが人間の健康を害すると明確には示されていない。一部の研究では関連が見つかったが、他の研究では見つからなかった。いまのところ証拠はわずかなうえに一貫性がなく、A2ミルクの健康効果をしっかりと検証するにはまだまだ研究が必要だ。だが、エビデンスが疑問視されているにもかかわらず、ニュージーランドの小さなスタートアップ企業（A2ミルクカンパニー）が生み出したこのA2ミルクという発明品にはすでに、フォンテラ・コーポレーティブ・グループ（世界最大の乳製品輸出企業）やネスレなど、業界最大手の企業が飛びついている。A2ミルクは人気急上昇中のビッグビジネスであり、流行を利益に変えようと多くの企業が群がっている。というのも、A2ミルクは普通のミルクよりも高い値段をつけられるので、膨大な利益を確保できるからだ。

■ホエイプロテイン飲料

牛乳のタンパク質と言えば、ホエイプロテインが、筋肉をつけたい熱心なボディビルダー向けの飲みものとして以前から使われてきた。最近では気晴らしにジムに行く人やダイエット目的の人も、食事に手軽にタンパク質をとりいれる方法として、こうした飲みものを試すようになった。ホエイプロテインのメリットとして筋肉増強、満腹感、体脂肪の減少、持久力の向上、運動後の筋肉疲労からの素早い回復などが挙げられている。だが数年前、ＥＦＳＡは謳われているこうしたメリットに関する調査をおこなった結果、一言でいえば、そのすべてを否定した。ＥＦＳＡはこうした主張を支える証拠には説得力がないと判断したのだ。より最近の研究ではレジスタンス運動〔筋肉にくり返し負荷をかける運動〕をおこなう場合には、ホエイプロテインは筋肉にある程度影響を及ぼすという結果が出ているが、それ以上の効果を示す証拠は限られている。一方で、ホエイプロテイン飲料の潜在的な危険性が数多く取りざたされるようになった。糖分が添加されているものもあるため摂取カロリーが増えるし、牛乳由来のタンパク質は腸の不快感を引き起こしかねない。さらに心配なことに、二〇一八年のレポートでは、多くの製品に重金属や殺虫剤などの汚染物質が含まれていると発表された。一部の専門家は、タンパク質の摂取量を増やしたいのであれば他の食品からにすべきだし、もしプロテインサプリメントを使うのであれば、ひかえめにするべきとアドバイスしている。ただ、ホエイプロテインは、栄養失調の人たちの栄養補助という、これまでとはまったく異なる用途に役立つこともわかっている。

■発酵乳

食用の発酵乳をつくるには、培養液のコントロール、発酵温度、そして時間が鍵となる。たんに一リットルのミルクを冷蔵庫に放り込んでおけばいいというわけではない。また、発酵乳は普通のミルクよりも消化しやすいと考えられているため、地域によっては、離乳食として使用されている。この理由の一つは、発酵する過程で乳糖の一部が分解されるため、発酵乳は普通のミルクと比べて乳糖の含有量が少なく、乳糖にあまり耐性がない人でも消化しやすいことだ。私たちの健康に有益だと思われる発酵乳はたくさんあり、最近ますます人気を集めているケフィアもその一つだ。

他の発酵乳と比べたときのケフィアの際立った特徴は、発酵過程でケフィアグレインを使っているために、大量の酵母が含まれていることだ。ケフィアグレイン(グレイン)は、穀物に見た目が似たゼラチン状の球であり、多種多様な細菌と酵母を含んでいる。このケフィアという複雑な飲みものには、健康上有益な可能性のある数多くの成分が入っているが、それは原料であるミルク由来のものもあれば、さまざまな種類の細菌や酵母から生じたものもある(ケフィアには三〇〇種以上の異なる微生物が含まれているとされる。ただ、場合によってこの数は大きく変わる)。ケフィアは長きにわたって健康に良いとされてきたが、科学的研究によってその主張が正当かどうかを検証する試みがはじまったのは最近になってからだ。そして実際に有用性が見つかりつつあるようだ。消化の促進から乳糖不耐症の改善、免疫系の補助、コレステロール代謝の向上、さらにアレルギーを緩和する可能性もある。抗酸化作用や抗がん作用があることも確認された。ただ、こうした発見の多くは動物実験やラボでの実験から得られたものだ。そのため、人間にどの程度の効果があるのかを実証する臨床試験が必要だ。さらにそうした効果をもたらすメカニズムを解明する研究をおこない、どの程度有用なのか、あるいは誰に有効なのかといったことを明らかにしなければならない。現在、ケフィアは世界中でさまざまな方法でつくられているため、地域によってその成分も大きく異なり、効果も大きく違ってくる可能性がある。

それ以外の多くの伝統的な発酵乳の潜在的な健康効果についても研究がはじまっているが、状況はおおむねケフィアの場合と同じだ。新しく得られた証拠はこうした飲みものにいくつかメリットがあることを示唆しているが、どの成分がどの効果と関連しているのか、また、どの発酵乳で、どの人口集団にそうした効果を発揮するのかを、大規模な試験で明らかにすることが求められている。ただ、微生物の活動量が膨大であるということは、それだけ有害である可能性もある。たとえば、ケニアの発酵乳飲料であるムルシクを対象とした小規模な研究では、この飲みものを常飲すると、発酵過程で生成される発がん性のあるアセトアルデヒドにくり返しさらされるために、食道がんにつながりうることが示されている。この結果を裏づけるにはさらなる調査が必要だろう。ただ、それでもこの研究は、すべての発酵乳が同じではないという事実を示している。実際、発酵乳は非常に多様であり、その多くは伝統的な製法でつくられているために、安全性、品質、利用法についての規制や指針が存在しない。

微生物発酵は込み入ったプロセスで、さまざま種類の細菌と酵母、それに発酵中のミルクとのあいだで複雑な相互作用が生じる。世の中に出回っている発酵乳製品の膨大な数を考えると、その健康への影響は非常に大きいと言える。そこで、もっとも大きな影響を及ぼしている成分を正確に特定することが肝要となる。発酵乳のどの成分が有益なのかがわかれば、安全で、品質と成分が安定した、効果のきわめて高い商品の開発が可能になるかもしれない。ただ、メーカーは発酵乳製品で最高の成果を挙げようとしているが、まだ決定的な商品の開発にはいたっていない。

ケフィアやその他の伝統的な発酵乳と違って、商用に製造されたプロバイオティクスヨーグルト飲料には通常、一、二種類の菌しか含まれていない。健康な成人の場合、ビフィズス菌や乳酸菌を含むプロバイオティクス発酵乳飲料を飲むと、わずかではあるが消化障害の解消につながるという実験結果が存在する。ただしこの実験は、発酵乳製品を発売しているダノン社の依頼によって実施されたものであり、他の研究者たちはその結果に納得しなかった。ヤクルトやアクティメルなど、乳酸菌シロタ株とビフィズス菌を含む商品の宣伝文句を対象としたレビュー研究では、そこで謳われている健康効果を裏づける証拠は不十分であるとの結論が出た。さらにほかの研究では、そうした飲料のなかにはたしかに有益な菌が存在するものの、実際に胃酸を通って腸に届いても、その恩恵を受けることができるのは、通常、すでになんらかの健康問題を抱えている一部の人に限られるであろうこと——さらにそうした人には個人の用途にあわせて成分を調整する必要があること——が明らかになった。健康飲料のプロバイオティクス（とプレバイオティクス）については、第4章「コールドドリンク」で詳しく説明する。

■ミルクに含まれる抗生物質

一部には、牛乳には私たちの健康に有害なレベルの抗生物質が含まれていると主張する人もいる。たしかに酪農業界では、乳房炎や足の病気、あるいは繁殖障害など、牛によく見られる病気に対処するために、抗生物質が使用されている。ただし、イギリスでは、牛への抗生物質の使用は豚や鶏などの家禽(かきん)へのそれよりもはるかに少なく、他の国々とは違い、集団投与の頻度や使用量も比較的少ない。また、イギリスを含む一部の国の規定では、抗生物質を投与された牛の乳はフードチェーンに組み込むべきではないとされており、そうした牛乳には厳しい回収期限が設定されている（要は、一定期間後に処分される）。それ以外でも牛乳は普通、抗生物質が含まれていないか定期的に検査される。結果が陽性の場合、販売が禁止され、その酪農家には罰金が科されるか、牛乳の生産許可が取り消される場合がある。だが、こうした規制や業界内での防止策の仕組みがあるにもかかわらず、さまざまな国で牛乳のサンプルを調査した多くの研究から、人間が飲むための牛乳に、薬品が残留しているという結果が出た。ただそれはごく一部のサンプルだけであり、検出された抗生物質も概して微量だったため、人体に直接的な害を及ぼす可能性は低いだろう。長期的には影響が生じる可能性がないとは言えないが、どちらにせよ現時点では証拠が足りない。ここまで読んできて、前章で水道水にも大量の薬品が残留していると説明したのを思い出した人もいるだろう。となると、その水を使っている代用ミルクにも薬品が含まれている可能性がある。さらに、牛乳へのホルモン剤の混入についても不安の種となっている。ただ、使用している国もあるとはいえ、すくなくともイギリスでは家畜に対する肥育ホルモン剤の使用は禁止されている。

では、植物性ミルクの話題に移る前に、酪農業界に対するおもな批判の一つ――「環境への影響」に触れておく必要があるだろう。現在世界には推計で二億七〇〇〇万頭の乳牛がいるとされ、酪農は大規模なグローバル産業となっている。酪農業界は、温室効果ガスの排出や、地域の水源の汚染などさまざまな形で環境に影響を与えており、牛自体だけでなく、その飼料という点でも持続可能性の低い酪農は土地の浸食につながる可能性がある。また、家畜を飼育し、餌を与えるためには、大量の水と電気が必要となる。温室効果ガスの排出量、使用する土地の面積や水の量に関して言えば、動物性ミルクの方が植物性ミルクよりもはるかに多い。一部の気候科学者によれば、肉や乳製品の消費をやめることは、単独の方法としては、地球への環境負荷を減らす最良の選択肢だという。

植物性ミルク

植物性ミルクは現在、商品として盛り上がりを見せており、イギリスだけでもその売上げは二〇二一年には四億ドルに達すると予想されている。アーモンドミルク、豆乳、ココナッツミルクがベストセラーだが、その他の植物性ミルクも市場で勢いを増している。かつてはヴィーガンと乳糖不耐症の人だけのものだった植物性ミルクは、いまや一般の人びとのあいだでも大人気となった。興味深いことに、統計からは、こうした代用ミルクを購入している人の大半は、普通の動物性ミルクも買っていることがわかっている。多くの植物性ミルクは数世紀も前から存在し、ずっと飲まれてきた。だが、ここ数十年は大衆向けの商品として開発されるようになった。では、なぜこうした代用ミルクに注目が集まっているのだろうか？　その根底には動物性ミルクを離れようとするさまざまな動機がある。乳製品の消費に関する懸念、植物性ミルクはなんとなく健康に良さそうだという感覚、動物性食品を減らしたいという要望の広がり、工業化された酪農への不満の広がり[8]、動物性ミルクの環境負荷への懸念、あるいはたんに何か新しい商品への渇望などだ。また一部の発展途上国では、動物性ミルクは高価であるため、植物性ミルクはより手頃な選択肢となる。現在、代用ミルクの分野には多数の選択肢があり、どれも同じようなものだと考えがちだが、じつはそこには大きな違いがある。それをここから見ていこう。

ナイトタイム・ミルク

夜、ベッドに入るときに牛乳を——とくに温かい牛乳を飲むと寝付きがよくなるという話はみな聞いたことがあるだろう。ただ、じつはこれが実際に効くという根拠はきわめて薄弱だ（詳しくは第3章にある「麦芽乳飲料とは何か？」の項を参照）。だが、それとは別に「ナイトタイム・ミルク」なるものがあるのをご存じだろうか？　これは普通の牛乳とは違って、あえて夜の時間に搾った牛乳のことだ。なぜそんなことをするかと言えば、夜には牛乳に含まれるメラトニンの量が明らかに増えるからだ。メラトニンは人体で自然に生成される、睡眠にとって重要なホルモンであり、その量は時間帯に応じて増減する。夕方と夜間（つまり暗いとき）に増加し、明るくなるとふたたび減少する。体内のほかのメカニズムと連携して、体が寝る準備を整えてくれるのだ。すると、気分が穏やかになり警戒心が薄れる。メラトニンは睡眠導入剤としても非常に人気がある。そのため、メラトニンが豊富な牛乳は入眠を助ける効果があるとして販売されている。しかしこれまでのところ、その効果を裏づける科学的証拠は乏しいうえに一貫性がない。

■ナッツミルクとは何か？

アーモンドミルクは数年前に豆乳を追いぬき、いまや市場でもっとも人気のある植物性ミルクとなった。そのため、スーパーマーケットで売られている代用ミルクの多くはきっとアーモンドミルクと思われているだろうが、ほかにも購入できるナッツミルクはある[9]（カシューナッツ、マカダミアナッツ、ヘーゼルナッツ、ピーカンナッツ、クルミ、ピスタチオなど）。ナッツミルクの製造法を知れば、ほとんどの種類のナッツからもミルクがつくれる理由がわかるはずだ。ナッツミルクは通常、ナッツを丸ごと水に浸し、水を捨ててすすいだあと、ふたたび水を加えて粉砕したものを濾して果肉を取り除く。そうしてできた液体が「ミルク」であり、冷やせば完成だ。これが基本的なつくり方で、家庭でもできるが（具体的なやり方についてはネット上にブログや動画がたくさんある）、市販のものにはさらにいくつかの成分が添加されているのが普通だ。そのなかにはカルシウムやビタミンなど、商品の栄養価を上げるのに役立つものもあれば、増粘剤（ローカストビーンガム、カラギーナン、米粉など）や乳化剤（ひまわり油など）のような口当たりを変えることを目的としたものや、砂糖、塩、香料など味を整えるためのものもある。

■豆ベースのミルクとは何か？

豆乳は大豆や大豆タンパク質からつくられる。水に浸したあとに粉砕した大豆を加熱し、その後、液体を抽出して「ミルク」をつくる。市販されている豆乳には、さらにリンゴエキス、ｐＨ調整剤、塩、安定剤、増粘剤、甘味料が含まれるほか、カルシウムやビタミンが添加されている。大豆を使ったミルクは、中国では数百年前からつくられていたが、東アジア以外の地域でポピュラーになったのは比較的最近で、二〇世紀初頭以降のことだ。豆乳は動物性ミルクの代用品としては初めて広く手に入るようになったものの一つであり、一時はヴィーガンや乳糖不耐症の人の頼みの綱だったが、その後、人気に陰りが見えた。大豆の健康に対する懸念が持ち上がり、消費者は他の選択肢を探すようになったのだ。

他の豆ベースのミルクとしては、ピーミルク（エンドウ豆のミルク）がある。ただこれは名前から想像するような、緑のエンドウ豆からつくられたどろどろの液体ではない。この飲みものは黄色いスプリット・ピー（皮をむいて乾燥させた、さやえんどう）からつくられる。まずはスプリット・ピーを粉砕して粉にして、でんぷんと繊維質からタンパク質を分離する。そしてこのエンドウ豆タンパク質を水や他の成分とブレンドしてミルクをつくる。他の成分にはひまわり油、砂糖、藻類油、塩、増粘剤、香料、カルシウム、ビタミンなども含まれる。

■穀物ミルク、種子ミルクとは何か？

穀物ミルク（ライスミルク、オーツミルク、スペルト小麦ミルクなど）は、通常、あらかじめ水に浸しておいた穀物に、さらに水を加え、ミキサーで攪拌してつくられる。また、ひまわり油、塩、pH調整剤、食物繊維、安定剤、増粘剤、カルシウム、ビタミンなどが添加されていることも多い。種子ミルク（亜麻の種子である亜麻仁（あまに）を使ったフラックスミルク、ヘンプミルク、ひまわりミルクなど）もおおむね穀物ミルクと同じ方法でつくられる（ただし、最初に原料を水に浸さないこともある）。念のため言っておくが、ヘンプミルクは麻（あさ）の一種である大麻草の実（ヘンプシード）を原料としているものの、こうした種子には大麻に含まれる精神活性化合物であるTHCは微量しか入っていない。そして低THCの大麻品種はイギリス、アメリカ、カナダ、ドイツ、オランダ、ベルギー、スイス、オーストリアをはじめとする多くの国の食品業界で広く使われている。つまりこれらには違法な大麻が持つ精神活性効果はまったくない。

穀物ミルクと同様、種子ミルクにも代用ミルクに共通する数多くの添加物が使用されている。さらに、栄養価を高めるためにエンドウ豆タンパク質が入っているものもある。

■ココナッツミルクとは何か？

ここでとりあげるのは、カレーに使う缶詰めのものではなく、パックに入った飲みものの方だ。ココナッツミルクは、ココナッツクリームとココナッツウォーターと水を混ぜたものに、砂糖、ぶどう果汁、乳化剤、増粘剤、安定剤、塩、香料、カルシウム（マグネシウムや亜鉛などのミネラルが入っていることもある）、ビタミンを加えてつくられる。

ここまで市販の植物性ミルクに含まれる可能性のある成分を挙げてきたが、それがすべての製品に含まれているわけではない。一部の高価なブランドのものは数種類の原料だけでつくられているし、無糖バージョンの植物性ミルクも広く売られている。市販の植物性ミルクは、品質が一定で、見た目が基準をクリアした、十分な貯蔵寿命を持つ安全な製品にするため、基本的に低温殺菌、均質化、滅菌処理がされている。

味に関しては、植物性ミルクの種類ごとに大きな違いがある。ナッツのような風味がする、トーストのような風味がする、塩気がある――ナッツミルクの味はこのような言葉で表現されてきた。カシューミルクは一般的にナッツの風味が少なく、クリーミーであると言われることがある。ヘンプミルクにもわずかにナッツの風味があるが、油っぽいという人もいる。味覚テストをすると、フラックスミルクは味にしろ口当たりにしろほとんど特徴がないという。ライスミルクの味はものによって違うが、大手ブランド製品のなかにはすこし水っぽいものの、ほかの植物性ミルクよりも動物性ミルクに近い味がするとされるものもある。豆乳は、クリーミーと評する人がいる一方で、濃厚だが粉っぽい味と舌触りだとも言われる。豆乳の人気が落ちてアーモンドミルクに抜かれた理由の一つに、みなが大豆の「豆っぽい」味を嫌がり、アーモンドミルクの風味を好んだということがある。ライスミルクと同じく、豆乳も動物性ミルクに近い味とされており、ほかの代用ミルクに比べてよりなめらかな風味を持つ。オーツミルクはやや灰色がかっていて、さっぱりしてニュートラルな味わいだ。これとは対照的に、エンドウ豆のミルクはとてもクリーミーでコクがあり、全乳と比べると、より口当たりが良い。ただ味覚テストでは、市販の植物性ミルクの大半は、薄くて水っぽく、かなり無個性な味だと評価されている。よって、そのまま飲んだりシリアルにかけたりする場合にはいいかもしれないが、コーヒーなどの風味の強い飲みものに入れても味にほとんど影響を与えないため、たとえば苦みを抑える用途にはまず使えない。ただ、ココナッツミルクは比較的甘くてクリーミーなため、コーヒーの（そして当然、紅茶の）味を逆に大きく変えてしまいかねない。そのため牛乳代わりにするには濃すぎると感じる人もいる。味にこだわる人は、よく考えて代用ミルクを選ぶべきだ。

ミルクの代用品と健康

「天然のラクトースフリー」「グルテンフリー」「飽和脂肪酸が少ない」――植物性ミルクについてよく謳われる宣伝文句だ。こうした主張の多くはその製品に含まれて**いない**ものに焦点をあてており、たしかに事実ではあるので、異を唱えることはできない。ただ、率直に言って、それはグラス一杯の水にだってあてはまる。では、含まれているものについてはどうなのか？　カルシウムとビタミンが強化されていることをアピールするものがある一方で、「自然さ」を売りにするものもある。また、ある商品は「植物の素晴らしさ」を謳っている。これは一体どういうことなのか？　謳い文句がどのようなものであれ、植物ベースの代用ミルクは普通の牛乳よりもヘルシーだと位置づけられることが多い。しかし牛乳の健康効果についてはは多くの研究がおこなわれている一方で、植物性ミルクの直接かつ測定可能な効果についての研究は明らかに不足している。ただ、証拠は足りないとはいえ、そこに何が含まれているかを見て、その成分に関する主張を検証することは可能だ。

代用ミルクのベースとなっている個々の植物はすばらしい栄養特性を持っているが、だからといってそれが必ずしも、代用ミルク自体の品質に反映されているわけではない。こうした商品では、それぞれのミルクがその名を冠する植物原料（オーツ麦やナッツなど）に関する健康効果が謳われている。ただ、それはしばしばその原料を単独で食べたときについてのものであって、数ある栄養素のうちの一つとして摂取したときのものではない。本当の効果を評価するには、飲みもの全体を対象としなければならない。なぜなら各栄養素は相互に作用するし、製造工程が最終的に出来上がる製品に影響を与える可能性もあるからだ。また、じつのところ代用ミルクに入っている植物成分の量はごくわずかだ。たとえば、ナッツの多くは、タンパク質や健康に良い油、食物繊維が豊富であり、心疾患や糖尿病のリスク低下と関連しているのはたしかだ。しかし有名ブランドのナッツミルクの多くは通常、一パーセントから二・五パーセント程度しかナッツ成分が含まれておらず、その大半が水であることを知ったら、消費者は驚くのではないだろうか。一部の高価なブランドのものでもその含有量は全体のおよそ五パーセントから六パーセントである。この程度の割合では、毎日ガロン単位で飲まない限り、ベースとなる原料が持つ効果を期待することはできない。穀物のミルクに関してはこれよりもすこしマシで、ライスミルクとオーツミルクには植物性成分がだいたい一〇パーセントから一七パーセントくらい含まれている。それでもおもな構成要素が水であることには変わりない。とはいえ食物繊維が豊富なのはオーツミルクのセールスポイントであり（グラス一杯あたり約二グラム）、推奨される一日三〇グラムという摂取量を満たすのに役立つ。オーツミルクにはベータグルカンという水溶性の食物繊維が含まれており、これはコレステロール値を正常に保つのに役立つことがわかっている。グラス一杯のオーツミルクには一日に必要なベータグルカンのおよそ三分の一が入っている。

また、植物性ミルクの魅力の一つは、総じて全乳に比べてカロリーが低いことだ。比較すると、ライスミルク、ごまミルク、ヘーゼルナッツミルクのカロリーは、セミスキムミルクとおおむね同じで、ヘンプミルク、オーツミルク、ココナッツミルクはスキムミルクと同じくらいだ。他の植物性ミルクはさらにカロリーが低い。そして植物性ミルクのカロリーの大半は糖質によるものだ。ライスミルクだけは普通の牛乳と同じかそれ以上の糖質を含んでいるが、他の（無糖の）植物性ミルクはそれよりも糖質が少ない。ただ、商品を広く受け入れられるために、植物性ミルクには砂糖や甘味料、その他の香料が添加されているのが普通だ。これらを入れないと、すこし変わった味だと受け取られる場合が多いからだ。だが、糖類や（植物性）油を多く含んでいるということは、植物性ミルクのなかには実際には全乳よりカロリーが高いものもあることを意味する。そのため商品の成分表示はつねにチェックすべきだろう。植物性ミルクの多くに糖類が添加されているのは、牛乳との大きな違いだが、無糖タイプも販売されている。ただ、中には植物性ミルクの塩分が高いことを気にする人もいる。

また、植物性ミルクは一般的に牛乳に比べて脂質が大幅に少ない。たとえばライスミルクやオーツミルクはセミスキムミルクより脂肪分が少ない。一方でヘンプミルクの場合はそれよりも多いが、それでも全乳ほどではない。ちなみにココナッツミルクを除いて、植物性ミルクに含まれる脂質はほとんどが不飽和脂肪酸だ。例外であるココナッツミルクは他の植物性ミルクよりもかなり脂質の量が多く、そのほとんどが飽和脂肪酸である。牛乳では脂質の六〇から六五パーセントが飽和脂肪酸となっている。また、どの植物性ミルクも、コレステロールを含んでいない。飽和脂肪酸の働きと心臓の健康とのつながりについては、一部異論があるとはいえ、それでも全体として、飽和脂肪酸の摂取を減らし不飽和脂肪酸に置き換えるべきだというアドバイスは変わらない。

エンドウ豆のピーミルクと豆乳は他の植物性ミルクに比べてタンパク質が豊富だ。ピーミルクは動物性ミルクと同じくらいのタンパク質が含まれていると宣伝されているし、豆乳も大きく見劣りするわけではない。ただ、この二つのミルクには大量のタンパク質が含まれているかもしれないが、研究者たちはその内容が同等とは言えないと指摘している。なぜなら、動物性ミルクはより多くの必須アミノ酸を含んでおり、タンパク質の品質評価基準であるＤＩＡＡＳ（消化性必須アミノ酸スコア）も高いからだ。そして、他の植物性ミルクの大半についてはタンパク質の含有量が非常に低い。タンパク質が少ないということは、とくに子どもにとって、植物性ミルクは牛乳の優れた代用品にはなりえないことを意味する。成長と発達のため、子どもたちには、ビタミンやミネラルとともに多くのタンパク質が必要であり、動物性ミルクはそうした栄養素の優れた供給源となるからだ。

一部のナッツミルクには動物性ミルクとは違い、有効な量のビタミンEが含まれているものもあるが、それでも植物性ミルクで代用する場合には、通常、カルシウムをはじめとするミネラルやビタミンを強化する必要がある。全体としてみると、最近の植物性ミルク製品の多くは、カルシウムと一部のビタミン(とくにビタミンB、D)を強化する傾向にあり、ミネラルとビタミンの含有量は牛乳と同じかそれ以上の場合が多いようだ。しかし、はじめから含まれているビタミンやミネラルのバイオアベイラビリティ〔その成分が体内でどの程度利用されるのかということ〕は、動物性ミルクと植物性ミルクでは違っているし、それは添加された成分でもそうだ。たとえば、牛乳に含まれるカルシウムの場合、すくなくとも三割は体に吸収されるが、アーモンドや豆などの植物由来の場合、吸収されるのは二割から三割であるという。飲みものの栄養を強化するために使われるカルシウムやビタミンの種類によって――そして、そうした成分がどの飲みものに加えられるかによって――実際に体に吸収される量は変わってくる。そのためラベルに表示されているカルシウムやビタミンDなどの量を表す数字が、商品の違いを超えて同じ意味を持つと考えることはできないし、体に吸収される量を保証してくれるわけでもない。

カルシウムやビタミンの強化は植物性ミルクの健康価値を高めるのに役立つが、動物性ミルクに含まれるさまざまな栄養素全体をカバーするにはいたっていない。その例の一つはヨウ素だ。動物性ミルクはヨウ素が豊富だが、植物性ミルクは違う。サリー大学でおこなわれた四七種類の植物ベースの代用ミルクを対象とした研究では、全体として植物性ミルクには牛乳と比べてごくわずかしかヨウ素が含まれておらず、ヨウ素が強化されているのは四七種類のうちの三つだけだったことがわかった。そして多くの栄養学専門家が、豆乳は牛乳の代用品として栄養価が全般的にもっとも高いものの、完全に同等ではないと結論づけている。さらに味の違いやアレルギーの可能性を考えると、全ての人に当てはまるものだとは言えないだろう。

話をまとめると、植物性ミルクは概して、動物性ミルクと比べて組成がまったく異なるうえに栄養価も低いため、栄養面で同等でもなければ、比較対象にもならない。結局のところ、植物性ミルクは全体としては牛乳よりも「健康的」とは言えない。なぜならその大半はカルシウム、ミネラル、ビタミンが少なく、タンパク質の量と質が低いうえに、塩分と（場合によっては）糖分が多いからだ。しかし、なんらかの理由で乳製品を摂取できない人にとっては、代用品として有用であろう。ただ、普通は食事のなかで乳製品が果たす役割は大きく、多くの栄養素の優れた補給源であるため、植物ベースの代用ミルクを用いる場合には、不足した栄養素を食事のほかの部分で補うことが重要となる。

さて、ここまで植物性ミルクがマーケティングで謳われているほど「良い物」ではないことを説明してきた。では一歩踏み込んで、健康被害につながることはあり得るのだろうか？

まず、多くの人にとって植物性ミルクに目を向けるおもな理由は、乳糖（ラクトース）の影響を避けるためだ。乳糖が含まれるのは動物性ミルクだけなので、すべての植物性ミルクはラクトースフリーであり、普通の牛乳を飲むと強い不快感を催す人が乗り換えるのは当たり前の話だ。また、牛乳アレルギーに苦しむ人たちにとっても、有力な代用品となる。ただ、だからといって植物性ミルクがアレルギー体質や不耐症を持つすべての人にとって正解というわけではない。たとえばナッツアレルギーの人にナッツミルクが合わないのは明らかだ。同じく大豆やゴマのアレルギーもよく知られているし、オーツミルクのなかにはグルテンが含まれているものもある。実際、多くの植物性ミルクでアレルギー反応が起こることがわかっている。そのため人によっては、植物性ミルクの選択はけっして簡単とは言えない。

また、このところ豆乳の人気が落ちているおもな理由の一つは、その安全性に対する懸念であり、さまざまな病気のなかでもとりわけ乳がんと関連しているとされてきたことだ。大豆には賛否両論あり、その健康への影響について多くの研究がおこなわれてきた。疑念を呼ぶ要素の一つとして、高濃度のイソフラボンが含まれていることがある。イソフラボンは植物性エストロゲンの一種で、人間のエストロゲン〔いわゆる女性ホルモン〕と似たような機能を持つが、その効果ははるかに穏やかだ。イソフラボンは体内で複雑な相互作用をする。そして科学的研究の結果によると、被験者の人種や摂取した大豆製品の種類、各人の諸ホルモンのレベル、あるいは体のどの部分が影響を受けたかなど、さまざまな要因に大きく左右されることがわかった。乳がんのリスクに関しては、二〇一七年に世界がん研究基金がエビデンスを評価したところ、大豆の摂取とは関連が見られなかった。これ以外にも、豆乳の常飲が健康な人に害を与えることを示す確たる証拠は見つかっていない。

ここ数年で、米(こめ)から非常に高いレベルのヒ素が見つかったという話を耳にした人もいるかもしれない。ヒ素は自然環境に存在する天然の金属元素であり、作物が成長する途中で取り込まれる場合がある。健康に重大な悪影響を与える毒性の物質であり、多くの臓器に悪影響を及ぼす。そしてヒ素は、他の作物よりもとくに米に高濃度で蓄積することが知られている（他の穀物の最大一〇倍）。では、これはライスミルクでも問題になりうるのだろうか？　ヒ素の含有量は米の品種や調理の仕方によっても異なるが、もっとも濃度が高いのは米ぬかであるため、米ぬかからつくられた製品にはほかの米由来のものよりも多くのヒ素が含まれている。ライスミルクはそうした米ぬか製品の一つであり、しかもヒ素は自然に存在する物質なので、有機製品であろうと通常の方法でつくられたものだろうと含有量に違いはない。一九種類のライスミルクを対象としたある研究では、そのすべてに、EUが飲料水に対して設定した上限値を超えるヒ素が含まれていることがわかった[10]。なかにはその三倍も含まれているものもあったという。ただ、あなたがパニックになる前に言っておくと、平均的なヨーロッパの食事では米や米製品の割合がそれほど高くないため、その他の食品とあわせても、通常、ヒ素への曝露量はたいしたことがなく、安全な水準にとどまっている。ただ、食べ過ぎは避けるべきだ。ヨーロッパとアメリカの安全専門家は、週に数回、米製品を摂取することによるヒ素への曝露は、おそらく重大な健康リスクをもたらさないことに同意しつつも、それでも他の穀物もバランスよく摂って食事に変化をつけるようアドバイスしている。特定の米製品の摂取に関して、各国はそれぞれ独自の指針を設けており、イギリスでは食品基準庁が、ヒ素の含有量を理由に、五歳未満の子どもには牛乳がわりにライスミルクを与えないようにと指導している。ライスミルクを愛飲する人は、他の植物性ミルクも常用して、ライスミルクと交互に飲むことをおすすめする。

また、ナッツミルクをはじめとしたいくつかの食品にカラギーナンが含まれていることにも心配の声が上がっている（おもにソーシャルメディア上で）。カラギーナンは海藻から抽出され、増粘剤として広く使われているものだが、一九九〇年代にごく一部の研究者たちが、胃腸疾患やその他の体調不良と関連していると主張した。そしてナッツミルクのような製品は毎日の食事の一部として消費されるため、日常的なカラギーナンの摂取について不安をおぼえる人が出はじめた。だが、九〇年代以降、多くの科学者たちがおおもとの研究の欠陥を指摘し、カラギーナンの安全性には問題がないことをくり返し示してきた。アメリカ農務省、国連食糧農業機関、ＷＨＯなどの機関も、カラギーナンは安全であると明確に述べている。

環境への影響

一部の消費者は動物性食品の環境負荷を考慮してアーモンドミルクに目を向けているが、アーモンドの栽培もまた、環境に多大な影響を与えることに気づいていないようだ。牛乳に比べれば生産過程における温室効果ガスの排出量は少ないものの、それでも水や殺虫剤を大量に使用する。たとえば、グラス一杯のアーモンドミルクをつくるのに、七四リットルほどの水が必要なのをあなたはご存じだろうか？　この数字をもっと大きく見積もる研究者もいる。ただ、牛乳の生産にはさらに多くの水が必要なうえ、アーモンドミルクに比べて一リットルあたり二酸化炭素換算（$CO_{2}e$）[11]で一・三一キログラムも多く温室効果ガスを排出する。ただし、アーモンドミルクが環境に与える影響を知って心配になった人のために言っておくと、この点について問題視されている植物性ミルクはこれだけではない。

大豆もまた、環境負荷に関しては評判が悪い。アメリカ、ブラジル、アルゼンチンの大豆の生産量を合計すると世界全体の約八割に達する。そして需要の増加に合わせて熱帯雨林を含む広大な森林が伐採されている。世界自然保護基金によれば、農業による世界の森林破壊の要因として、大豆は牛肉の生産に次いで二番目に大きなものだという。これは明らかに大問題だ。イギリスは大豆の約七五パーセントをブラジルとアメリカから輸入している。もちろんすべての責任を豆乳の消費に押しつけるわけにはいかない。事実、大豆の大部分は、動物の飼料や人間が食べるさまざまな食品、あるいはバイオディーゼル燃料にも使われている。大豆業界はこの問題に対処しようと努力しており、一部スーパーマーケットでは持続可能な原料を使った大豆製品のみを取り扱っているが、まだ道のりは遠い。

豆乳製品のために収穫された大豆の多くは、遺伝子組み換え（GM）で、アメリカ、ブラジル、アルゼンチンで生産される大豆のじつに九〇パーセントにのぼる。遺伝子組み換え食品をめぐる議論についてはまた別の機会にしようと思うが、それに関するエビデンスとは無関係に、多くの消費者は遺伝子組み換え食品を危険視し、なるべく避けようとする傾向にある。これは豆乳の売上げ減少の原因の一つにもなっている。とはいえ、すべての大豆が遺伝子組み換えというわけではなく、もし心配なのであれば、その商品が遺伝子組み換えかどうかはたいていは成分表示で確認できることは覚えておきたい。

すべての植物性ミルクには何かしらの環境負荷があり、なかにはほかよりも影響が大きいものもある。そしてイギリスで言えば、大半の植物性ミルクのおもな原料は遠く離れた国で栽培されているため、輸送によるカーボンフットプリントは、国内で生産される牛乳のそれをはるかに上回るという事実を忘れないようにしよう。

自分にあった植物性ミルクの選び方

植物性ミルクは、概して特有の栄養価があるわけではないことや、一部のものには潜在的な悪影響の懸念もあり、さらにほぼ水でできていることなどを考えると、それ以外の選択肢がある人にとっては、そもそも飲む必要があるのか疑問かもしれない。また、ここまでの説明で市販の植物性ミルクがどのようなものかわかったので、簡単だから家で手作りしようと思っている人もいるかもしれないが、つねに他の食べもので栄養素を補う必要があることは忘れないようにしよう。植物性ミルクは種類によってセールスポイントが違うため、どれを選ぶかは目的次第で大きく変わってくる。たとえば、特定のアレルギーがある人であれば、選択肢は限られるだろう。また、高タンパクや低カロリーの飲みものが欲しいという場合もあれば、環境にやさしいことを重視する場合もある。あるいはたんに、おいしさが一番、という人もいるだろう。いまでは多くの選択肢が用意されているので、いろいろな代用ミルクのなかから、自分が本当に欲しいもの、必要なものは何なのかを考えてみるべきかもしれない。

普通の大人であれば、人間の母乳を口にすることを考えるとぞっとするが、一方で他の動物の「母乳」を飲むことについてはとくに気にしない。そう考えてみると、動物性ミルクを飲むというのはもしかしたら、すこし妙なことなのかもしれない。それでも、倫理的にどうかはさておき、動物性ミルクは栄養価が高く、さまざまな必須栄養素を一度に手軽に摂れる手段である。一方で植物性の代用ミルクは、同じ量で考えれば、栄養価の面ではまるで比較にならない。じつのところ、動物性ミルクとは別物だと考えた方がいいだろう。そうすればおそらく、それ以外の食品で栄養のバランスをとるのが当たり前だと思えるはずだ。また、私たちの多くは、幸運にもさまざまな種類のミルクの長所と短所についてどうこう言える状況にあるが、脂質の摂取量が非常に少なく、その他の動物性食品をあまり食べられない子どもたちにとって、動物性ミルクは欠かせないものであるのを忘れてはならない。

ちなみに、人間の母乳を大人が消費できるくらい大規模に生産するのはとても難しいので（それに授乳中の女性たちがこの提案に賛成してくれるだろうか？）ほかの動物のミルクを飲むのは、栄養の面から見て、良い選択だといえるだろう。ただ、動物のミルクもすべての人の体に合うわけではないので、さまざまな種類の植物性ミルクも場合によっては有用な代替品となりうる。ただし、バランスのとれた食事の一環として摂取するのであれば、という条件付きではであるが。

世界で一番高いミルクシェイク

ふたたび世界記録の話をしよう。ミルクシェイク(12)の価格の最高記録は、二〇一八年六月にアメリカで販売された一〇〇ドルである。ではその金額で手に入るのはどのようなものだったのか？　この「ＬＵＸＥミルクシェイク」は、乳脂肪分が多いことで知られるジャージー牛乳と、タヒチ産のバニラアイスクリーム、イギリスのデヴォン産のクロテッドクリーム、マダガスカル産のバニラビーンズ、二三カラットの食用金箔、ホイップクリーム、珍しいロバ乳をつかったキャラメルソース、最高級のマラスキーノ・チェリーの組み合わせだ。そしてこのシェイクはすべて、三〇〇〇個以上のスワロフスキーで飾られた特注グラスに盛り付けて提供される。飲みたい人は、ニューヨークにあるセレンディピティ・スリー・レストランまで足を運ぶ必要がある。

第 3 章

ホットドリンク

hot drinks

紅茶、緑茶、ハーブティー、コーヒー、ココア、麦芽飲料など

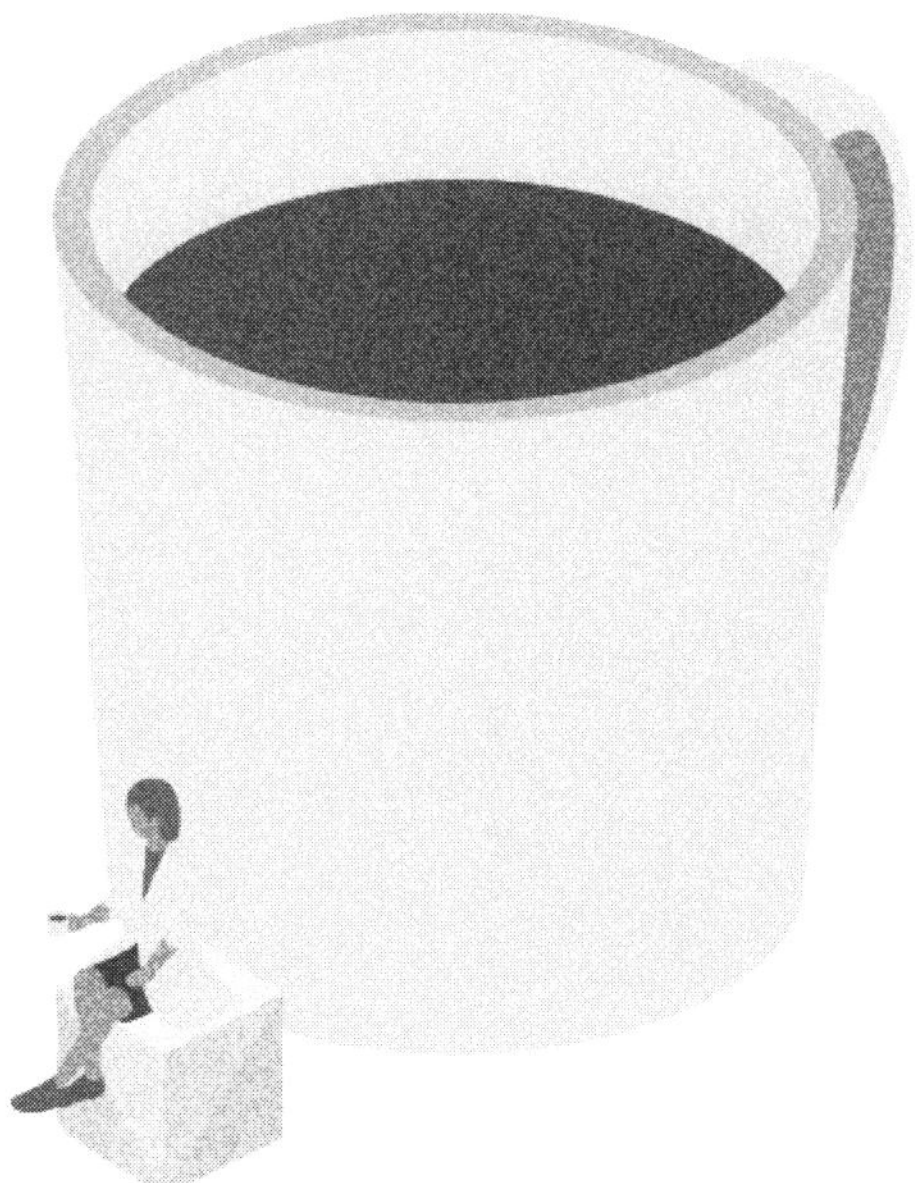

あなたは、「茶」や「チャイ」の違いについてどれくらい知っているだろうか？　デカフェやスキニー〔スキムミルクが添加されたコーヒー〕、ソイ・モカチーノについては？　私が子どもの頃は、カフェで頼むものは「紅茶」か「コーヒー」のどちらかであり、種類や淹れ方についてあれこれ指定する必要はなかった。ミルクは入っているのが普通で、あとは砂糖を入れるかどうかだけ。それがこの変わりようはどうだ!?　いまでは、他の客が長ったらしいオーダーを並べたてているのを聞きながら、遅々として進まない列に突っ立ち、カフェのカウンターの向こうにある複雑怪奇なコーヒーマシーンから、ゆっくりと飲みものが出てくるのを待たねばならない。バリスタから提示された選択肢（オプション）に圧倒され、パニックに陥る人もいる。時が経つにつれ、技術の進歩がビジネスを加速させることがわかっていた人でも、まさかホットドリンクがこうなるとは思いもしなかっただろう。いまではホットドリンクの注文は、時間のかかる、ややこしい、ときにストレスフルとさえ言える作業となった。

この章ではおもに、世界でもっとも人気があり、広く飲まれているホットドリンク、すなわち、お茶、コーヒー、それにカカオを使った飲みものに焦点をあてる。これらの飲みものは国境を越えてポピュラーであり、ほかのホットドリンクに比べて、健康効果について多くの研究が実施されているからだ。もちろん、この他にも人気のホットドリンクはあるが、しっかりととりあげるには残念ながらページが足りない。たとえば、アトーレはメキシコ発祥の冬に飲むポピュラーなホットドリンクで、コーンミール〔乾燥させたトウモロコシを挽いて粉にしたもの〕をお湯で溶き、さまざまな材料を混ぜ合わせた、温かくてとろみのある、気持ちのやすらぐ飲みものだ。甘くしてもいいし、香辛料をきかせてもいい。さらに砂糖、蜂蜜、フルーツ、チョコレート、シナモン、ナッツ、唐辛子などを加えることもある。また、ブイヨンも一部の人に人気のある飲みものだ。そこにはもちろん、あのボヴリル——一九世紀から二〇世紀にとくに人気を博し、私たちイギリス人の多くが子どもの頃から知っている牛肉エキス——も含まれる。心やすまるカップ一杯のホットミルクやホットカシス・ジュース、それにアルコールの入った数々のホットドリンクについてもここではとりあげていない。さて、「とりあげないもの」についてはこれくらいで十分だろう。ここからはとりあげるものの話をはじめよう。

要するにホットドリンクとは何か？

一九九二年、ステラ・リーベックはアメリカ・ニューメキシコ州アルバカーキにあるマクドナルドのドライブスルーで、一杯のコーヒーを注文した。彼女はそのとき、これから起こる出来事が世界中のニュースにとりあげられ、いまでも語り草になるとは知るよしもなかった。当時七九歳のステラは車のシートに座ったまま膝の上にコーヒーをこぼし、体表面積の一六パーセントにおよぶ重度のやけどを負った。そしてその後、入院し、数年にわたって皮膚移植手術をはじめとする処置を受けることになった。このひどい熱いコーヒーは、たったの三秒で彼女に大やけどを負わせたのである。彼女の人生を一変させたこの事件は、訴訟へと発展した。ステラ・リーベックは、医療費と逸失利益（いっしつりえき）の補填を求めてマクドナルドを損害賠償で訴え、そして勝訴した。リーベック対マクドナルドの裁判は、アメリカのいきすぎた訴訟文化と、個人の不注意で起きたと思われるアクシデントの組み合わせとして報じられ、世界中で有名となった。誰だって飲みものをこぼしたことはある。そのため、このケースではリーベックが自分の不手際を利用して金もうけしようとしているかのような印象を与えた。だが、事実を念入りに調べてみると、この件は、じつは企業の「危険負担」と「未必の故意」をめぐるものだということがわかる。提供されたコーヒーは、危険なほどに熱かったのだ。マクドナルドは従業員にコーヒーを約八〇℃から九〇℃ちかい温度で提供するよう指示していた。これは他の企業や家庭用のコーヒーマシーンと比べて一五℃から二〇℃ほども高い温度であり、専門家たちはこの高温によるリスクは容認できないほど高いと証言した。さらにマクドナルドはこれ以前にも、コーヒーによるやけどが原因で七〇〇件を超える損害賠償を請求されており、同社はコーヒーによる重度のやけどのリスクをすくなくとも一〇年間、関知していたことを認めた。だがこの件があったにもかかわらず、いまだに非常に熱いコーヒーを提供しつづけており、その後もやけどによる訴訟が起きている。では、なぜそんなに熱いコーヒーを出すのだろう？　最初は、そうすることで職場や家につく頃にちょうど良い温度になるからだとマクドナルドは主張した——同社が自ら実施した調査では、ほとんどの客が車のなかにいるうちに飲むという結果が出ていたにもかかわらずだ。その後、あるコンサルタントからその温度が一番おいしくなるとアドバイスされたからだと主張を変えたが、これもマクドナルドの品質管理マネージャーが、その温度でカップに注いだコーヒーは口や喉が焼けそうなほど熱いので、飲むのには適さないと正反対の証言をしている。どんな理由があるにせよ、このとても熱いコーヒーをめぐる議論はいまだに沸いている。

ちなみに本章を書いているとき、私は六週間ちかく体調不良が続いており、そのあいだ飲むことができたのは水だけだった。コーヒーは濃すぎるし、紅茶は酸味が強すぎるように感じたのだ。そしてようやく味覚がほぼ元に戻ったと感じた私は、以前の習慣にしたがってルイボスティーを飲むことにした。だが、そのときの一杯は前とはまったく違うものだったとしか言いようがない。温かい液体が口や喉を通過する感覚は、悪い意味で非常に奇妙だった。あまりに不快だったため、温かい飲みものを普通に飲めるようになるまでさらに数週間を要したほどだ。私はこの経験から、ホットドリンクを飲むのは、本能的な欲求というよりも、むしろ私たちがじょじょに発達させてきた「嗜好」なのではないかと考えるようになった。

では、個々の飲みものにスポットライトをあてる前に、人気のホットドリンクのおもな成分の一つであるカフェインについて、その中身を詳しく見てみよう。

カフェインとは何か？

カフェインなしではやっていけないと思っている人は多い。これは天然に存在する精神刺激薬で、メチルキサンチン類に属するアルカノイド〔植物に存在する有機化合物〕だ。メチルキサンチンは茶、コーヒー、チョコレートに高濃度で含まれている。カフェインは中枢神経系を刺激し、覚醒レベルを高め、興奮を引き起こすこともある。茶、コーヒー、チョコレート以外では、コーラやエナジードリンクにも入っているし、ガラナ、コーラナッツ、イェルバ・マテなどの植物由来の原料にも含まれている。また、鎮痛剤や偏頭痛の治療薬をはじめとする多くの薬品にも使用されている。カフェインは薬品の吸収を速くし、より効果的に作用するのを助けるだけでなく、抗炎症作用もある。

ラベルを読もう

気づいていない人も多いかもしれないが、私たちが使用したり摂取したりする多くの製品に、カフェインが含まれている（なかにはずいぶん思いがけないものもある）。たとえば、リップクリーム、ボディローション、シャンプー、それにチューイングガム、ワッフル、ビーフジャーキーなどがそうだ。

次頁の表に、ポピュラーな飲みもののなかに含まれるカフェインの量を示した（ただし、これはだいたいの目安だ。たとえば、あとで触れるが、紅茶やコーヒーは種類が違えばカフェインの量も大きく違う）。ちなみに比較のために言っておくと、五〇グラムのダーク・チョコレートバーに含まれるカフェインの量は二五ミリグラム以下であり、これが同量のミルク・チョコレートバーになると一〇ミリグラム以下になる。

飲みものに含まれているおおよそのカフェインの量（単位：ミリグラム）

マグカップ一杯のドリップコーヒー	140mg
マグカップ一杯のインスタントコーヒー	100mg
マグカップ一杯のカフェインレス・ドリップコーヒー	2-8mg
カップ一杯の紅茶	50-75mg
カップ一杯のカフェインレス紅茶	2-5mg
カップ一杯の緑茶	40mg
コカ・コーラ*	32mg
コカ・コーラ ゼロ*	32mg
スプライト*	0mg
ファンタ・オレンジ*	0mg
リレントレス　エナジードリンク（250ml 缶）**	80mg
レッドブル　エナジードリンク（250ml 缶）**	80mg

*イギリスの標準的な缶のサイズである 330ml あたりの含有量
**より大きなサイズのものもあるが、その場合はカフェインの量も増える

世界全体のカフェイン消費量に関する正確な統計はないが、いくつかの国については多くの研究が推定値を挙げており、あるものは食事の調査、またあるものはコーヒーの売上げをもとにしている。近年のさまざまな研究からは次のように推定されている。

（a）アメリカの成人の八五パーセント以上が毎日カフェインを摂っており、一日あたりの平均摂取量は一八〇ミリグラム。（b）イギリスでは成人の一日あたりの平均摂取量は一三〇ミリグラム前後。（c）オーストラリアでの摂取量はアメリカとイギリスの中間。

いま挙げた数字は完全に最新のものではないし、同じ手法で集計されたものでもない。だが、摂取量は人によって大きく異なるとはいえ、それでも私たちが日々、この物質をどれだけ摂取しているかの目安にはなるだろう。

ちなみに欧州食品安全機関（ＥＦＳＡ）の推計によると、一八歳から六五歳までのカフェインの平均摂取量は、一日あたり三七から三一九ミリグラム程度だという。

世界中のカフェイン消費量に関するある大規模なレビューによると、近年、多くのカフェイン入り食品や飲料が新発売されているにもかかわらず、カフェインの総摂取量はここ一〇年から一五年で横ばいだという。そのうちの大部分を、コーヒー、茶、ソフトドリンクが担っている状況は変わっておらず、意外にも、メディアの注目度とは対照的にエナジードリンクがカフェインの総摂取量に占める割合は非常に小さいようだ。

ヨーロッパ諸国のほとんどではカフェインのおもな供給源はコーヒーだが、アイルランドとイギリスでは（予想通り）紅茶である。だが、これがいつまでもあてはまるとは限らない。一九七五年にさかのぼると、イギリスでは一週間に一人あたり平均で六六グラムの紅茶を購入していた。だが二〇一五年には二四グラムまで落ちている。紅茶の購入量はこの数十年で大きく減少したが、一方でコーヒーの購入量は確実に増加しており、この傾向が続けば、紅茶に並ぶのもそう遠くはないだろう。イギリスは紅茶の国であるという伝統も、危機に瀕しているのかもしれない。

■カフェインレスのホットドリンクはどうやってつくられる？

私は一五年ほど前にカフェインを摂るのをやめた。当時はひどい不眠症で、改善するためになんでも試してみた。ただ、昔からうちの家庭では紅茶で栄養を補給していると言っても過言ではなく、やかんはつねに鳴りっぱなしだったため、やめるのは大変だった。しばらくのあいだ、カフェイン断ちをしたことで前よりもすこしは健康になったはずだと自分に言い聞かせていたが、実際にはある程度なら体に良いとも言われているので、いまでは紅茶を再開しようか迷っている。では、カフェインは本当に体に良いのだろうか？　私はカフェイン断ちをやめてもかまわないのだろうか？

私のように、なんらかの理由があって通常のカフェイン入り飲料を避けたいものの、それでもおいしい紅茶やコーヒーを楽しんでいる、という人はたくさんいる。ありがたいことに、最近ではさまざまな飲みもののカフェインレスバージョンが用意されているからだ。ただ、すこし注意しておくと、デカフェ紅茶やデカフェコーヒーは先に挙げた表を見てわかるように、完全にカフェイン・フリーなわけではなく、少量ではあるがカフェインを含んでいる。とはいえ紅茶やコーヒーにもとから含まれているカフェイン（の大半）を、どうやって取り除いているのだろう？

コーヒーからカフェインを取り除くのに使われる方法はおもに三つあり、それぞれ抽出方法が異なる。だが、処理の主要な過程は共通している。まず、緑色の（焙煎していない）コーヒーの生豆を水か蒸気で膨張させ、カフェインを水に溶かして取り除けるようにする。それからカフェインを抽出する。さらにその後、水蒸気蒸留によってすべての溶媒を除去し、水分含有量が元の状態になるまで豆を乾燥させる。ここまでが共通する処理だ。では、それぞれの抽出方法の違いを詳しく見てみよう。

水抽出法（スイス式水抽出法とも呼ばれる）では、まずコーヒー豆を水に浸す。するとカフェインは水溶性なので時間が経つと豆から水へと溶け出していく。そのあとその溶液をカーボンフィルターに通してカフェインを除去する。その後、抜けてしまった風味や油分を元に戻すために、残った溶液を豆に再吸収させる。この方法の欠点は、コーヒーの香りの質が落ちる可能性があることだ。これに対処するため、コーヒーエキス（すでにカフェインは除去されているもの）を水に加えて、豆の周りで循環させる。水抽出法は消費者の側から見ればもっとも魅力的に思えるが、カフェイン除去の効率という点で一番ではなく、さらにコーヒーのその他の好ましい成分も同時に取り去ってしまうことから、それほどピンポイントで効果を発揮する方法とは言えない。他の抽出法を選択する製造者たちがいるのはこのためだ。

カフェインレスコーヒーの大半は溶媒を使ってつくられていて、有機溶媒抽出法には、直接法と間接法という二つの方法がある。直接法では敷き詰めたコーヒー豆に、酢酸エチルや塩化メチレンといった溶媒を直接くぐらせる。こうした溶媒はカフェインを除去するのに適しており、またカフェインとともに蒸発してしまう。その後、豆を水で洗う。一方、間接法ではまず、豆を水に浸してカフェインを取り除く（このとき豆に含まれる風味や油分も同時に水へ溶け出すのを思い出してほしい）。そしてカフェイン（とその他の風味などの成分）を含んだその水から生豆を取り出し、水のみを溶媒で処理して、カフェインだけ除去する。それから加熱することで、カフェインを含んだ溶媒を取り除く。すると良い風味などがすべてつまった水が残るので、それを豆に再吸収させる。このプロセスをカフェイン含有量が望ましい量に減るまでくり返す。この方法が間接法と呼ばれるのは、コーヒー豆自体は溶媒とまったく接触しないからだ。

三つ目の方法では二酸化炭素を使う。まずは、液化二酸化炭素を高圧でコーヒー豆に接触させ、溶媒にしてカフェインを溶かし出す。そしてカフェインで満たされた液化二酸化炭素を気体に戻すことで、豆からカフェインを取り除く。二酸化炭素は他の好ましい成分には影響せず、カフェインだけをピンポイントで除去するが、この処理は費用がかかるため、小ロットで製造されるグルメ向けコーヒーに使用される可能性は低い。

ただ、コーヒー愛飲者のなかには、デカフェのコーヒーを飲むくらいなら、別の飲みものを選びたい、存在意義が理解できない、と思っている人も多い。また、デカフェコーヒーに対する不満の一つは、良いものを見つけるのが極端に難しいことだ。これにはまっとうな理由がある。まず、すでに見てきたとおり、カフェインを除去する処理によって、どうしてもある程度風味が損なわれる。また、焙煎に問題がある場合もある。じつは、デカフェコーヒーは焙煎するのがとくに難しいのだ。焙煎の過程で、コーヒー豆はその色と成分が変化する。長くローストすればするほど色は濃くなり、それにつれて風味の特徴も変わる。問題は、カフェインを取り除いた豆の場合、カフェイン除去の処理によってすでに色が濃くなっているため、実際よりも焙煎が進んでいるように見えることだ。さらに、カフェインを取り除いた豆は重量が軽いため、熱に対する反応が変わってくる。そのため、どれくらい焙煎すればいいのかを判断するのが難しくなる――はじめから色が濃いことを考えれば、焙煎のときには普通の豆よりも濃くなるまでローストする必要があるのだろうが、軽いので早く焙煎が進みかねない。そのバランスが難しいせいで、市場に出回っているデカフェコーヒーの品質にはばらつきがある。

また、茶からカフェインを取り除く場合にも、基本的にはコーヒーのときと同じ方法を使う。例外は水抽出法で、茶葉を水に漬けると風味が落ちてしまうため、通常、茶には使われない。

カフェイン除去に用いられる処理法は、健康に有害なのではないかとの懸念の声もある。では、エビデンスについて検討してみよう。まず溶媒である酢酸エチルは、その名から工業的な響きを感じるかもしれないが、これはコーヒー豆だけでなくフルーツや野菜にもとから含まれているし、アルコール飲料にも入っている成分だ。ただし、カフェイン除去処理では合成された酢酸エチルが用いられる。酢酸エチルは、気体として吸入すると健康に悪影響を与える可能性があるが、経口摂取した場合には問題がないとされている（大量摂取した場合を除く）。また、もう一つの塩化メチレンは、食品業界で溶媒として使われる一方で、塗料のはく離剤やエアゾール製剤、医薬品や電子機器の製造にも使用されている。これも同じく、吸引すると害になることが知られているが、摂取したときに問題を起こすかどうかについては意見が割れている。塩化メチレンに発がん性があるかもしれないことを示唆する証拠はあるが、そうしたデータの多くは動物実験からの、しかも経口摂取ではなく大量に気体を吸入させた場合のものだ。食品規制当局は、カフェイン除去処理における塩化メチレンの使用は安全だとしている。また全体として、蒸したり、焙煎したり、ドリップしたりといった工程で残留物は消えていく可能性が高いため、カフェイン除去処理後に残る塩化メチレンの量はごくわずかだと考えられる。なぜならこの物質は揮発性であり、比較的低温で容易に蒸発するからだ。酢酸エチルの沸点が七七℃であるのに対し、塩化メチレンはそれよりも低い三九・七℃だ。蒸し工程では高熱を加えて溶媒を蒸発させる。そのうえで、もし溶媒が残っていたとしても、コーヒーや紅茶の通常の製造工程には、さらに高温を加える段階がある。コーヒー豆の焙煎する際の温度は一八〇℃から二四〇℃に達する。さらに、紅茶でもコーヒーでも淹れるときのお湯の温度は七〇℃以上だ。そのため、あなたがこれらの温かい飲みものを口にする前に、微量の残留物は蒸発してしまう可能性が高い。

だが、私たちはカフェインの摂取量を減らしつつ、紅茶やコーヒーのほかの有効成分の恩恵を受けることはできるのだろうか？　カフェイン除去処理によって、コーヒーや紅茶のその他の成分——そこには健康効果を持つとされる物質（抗酸化物質など）も含まれる——が大量に失われてしまうかどうかについては、さまざまな矛盾する情報が入り乱れている状況だ。とはいえ全体としてみれば、そうした成分の多くは通常、それなりに残るようだ。であれば、デカフェの紅茶やコーヒーはカフェイン入りのものと同じように体に作用するのかもしれない。これについてはあとで詳しく説明しよう。

カフェインと健康

カフェインは（一部の）赤ちゃんにはメリットをもたらす

無呼吸発作を起こした未熟児には、カフェインがよく投与される。刺激を与えることで肺の発達を促し、脳に呼吸するのを忘れないようにさせるためだ。肺が十分に発達し、自力で呼吸ができるようになったら、カフェインの投与は終わりとなる。

カフェインのさまざまな潜在的メリットについては、長年議論されてきた。それをめぐって数多くの研究がおこなわれてきたし、いまでもおこなわれている。ただ、こうした研究の大半は、カフェインそのものというより、コーヒーや紅茶など個別の飲みものの効果を調べるものだ。この点についてはあとで詳しくとりあげることにする。

カフェインを含む飲みものには健康に良い効果をもたらす可能性があるにもかかわらず、一定量を毎日飲むのが良いと公的に推奨されてはいない。逆に、カフェインには有害な副作用があることが知られているので、摂りすぎを防ぐために摂取量が制限されている。カフェインを摂りすぎると、焦りや不安、心拍数の上昇、頭痛、吐き気などが起きる可能性があり、子どもの場合には行動障害につながる場合もある。骨粗しょう症にも関連している。ただ、どの量をもって摂りすぎとするかは、個人の体質やカフェインへの感受性によって大きく変わってくる。とはいえ大半の大人の平均摂取量は推奨量（成人の場合、一日あたり四〇〇ミリグラム以内）の範ちゅうにおさまっているため、あまり心配する必要はない。ただし、高血圧の人をはじめとして、一部、摂取量を制限すべき人たちもいる。

たとえば、妊娠中の女性は摂取量を一日二〇〇ミリグラム以下にすることが推奨されている。妊娠中にカフェインを摂りすぎると、赤ちゃんが低体重で生まれることがあるうえ、場合によっては赤ちゃんの健康に問題が生じるおそれもあるからだ。大量に摂取すると、流産のリスクが上がる可能性もある。また、子どもや青年は脳がまだ発達過程にあるため、カフェインにとくに敏感だと考えられている。それに体が小さいので、カフェインの覚醒作用の影響を受けやすい。多くの国において、子どもはおもにチョコレートやお茶、ソフトドリンクからカフェインを摂っている。また、精神疾患を抱えている人も、カフェインにはすこし注意する必要がある。たとえば不安障害や不眠症に苦しんでいるのなら、カフェインは症状を悪化させるかもしれない。

カフェインの覚醒作用は急速に働き、摂取して一五分から三〇分以内には効果を感じられるが、一方で体内にかなり長くとどまり、八時間以上持続する場合もある。それゆえ、夜に眠れなくなるといけないので、昼食以降はカフェインを摂らないようにと助言される人もいる。

ここまでカフェイン自体のさまざまな効果についてざっと見てきたが、では、お茶やコーヒーやその他のカフェイン飲料にはそれぞれ特有の効果があるのだろうか？

一杯のおいしいお茶

お茶をもっともたくさん飲んでいるのは誰？

二〇一六年に世界で一番多くお茶を飲んでいたのはトルコの人たちで、一人あたり年間七パウンド（約三・二キロ）ちかい量を消費していた。一人あたりの消費量でそれに続くのは、アイルランドとイギリスだ。中国は国としての総消費量で言えば世界一だが、それは人口が多いからであり、一人あたりの消費量はトップ10にも入っていない。

数年前、私は数人の同行者とともに、インドのタミル・ナードゥ州の山岳都市であるウーティにある茶畑と「ドッダベッタ・ティーファクトリー」を訪れたが、それは忘れられない経験となった。澄んだ山の空気のなかに生えるチャノキの瑞々（みずみず）しさと、製造中のお茶が放つ香り。いつも口にするお茶が、いかに複雑な工程を経てつくられているかを知り、私はこの伝統的な飲みもののありがたみを心の底から実感した。

ティー、チャ、ブリュー、カッパー、インフュージョン、チザン……これらはすべてなんらかの茶葉を使った温かい飲みものを指す言葉だ。本物のお茶は、乾燥させて砕いたチャノキの葉に沸騰したお湯を注いで淹れる。どれだけ飲んでも飽きない、水に次いで世界に二番目に消費されている飲みものので、その覚醒作用と健康効果によって、昔から愛飲されている。

お茶にはさまざまな種類があり、それぞれにユニークな特徴がある。一般的には白茶(はくちゃ)、緑茶、ウーロン茶、紅茶、プーアル茶という五つの主要なカテゴリーに分類される（黄茶(きちゃ)という少し発酵させた中国茶もあるが、これはあまりポピュラーではない）。イギリスやアメリカなどの国でもっとも広く飲まれているのは紅茶だが、東アジアでは緑茶の方が人気がある。すべての茶は、アジア原産の亜熱帯の常緑低木であるチャノキ（*Camellia sinensis*）の葉からつくられる。チャノキには二つの変種がある。中国種（*Camellia sinensis* var. *sinensis*）と、アッサム種（*Camellia sinensis* var. *assamica*）だ。チャノキの生長には、まず高温多湿の気候が必要だ。土壌は酸性がよく、海抜二〇〇〇メートルまでの〇・五度から一〇度の斜面が栽培には理想的。こうした地理的条件から、産地は世界でもいくつかの地域に限定されている。中国とインドは世界で双璧の茶葉の生産国だ。

では、実質的にすべての茶が同じ植物からつくられているのであれば、何によって種類の違いが生まれるのか？　それは茶葉がどのように加工されるかにかかっている。

チャノキから摘み取られたあと、茶葉の加工がはじまる。まず茶葉の水分を飛ばすために広げて放置する。この「萎凋(いちょう)」と呼ばれる工程でしなやかになった茶葉は、次の工程である「揉捻(じゅうねん)」にまわされる。ここでは、よく揉んで形を整えることで、茶葉の細胞壁が破壊されて酵素と油分が絞り出され、風味が変わる。そして、酸素に茶葉をさらして、「酸化発酵」の工程もはじまる。酸化発酵は茶葉を一定時間酸素にさらし、それによってお茶の色や味、コクが決まる。酸化させる時間が長ければ長いほど、茶葉の色は濃くなり、風味が強くなる。おわかりかもしれないが、紅茶は酸化がかなり進んでいるが、白茶や緑茶は茶のなかでもとりわけ酸化が進んでいないものだ。目指す度合いまで酸化が進んだら、「乾燥」の工程に入る。茶葉を熱風などで乾燥させて酸化を止め、水分を減らしてお茶の品質が保てるようにする。すべての処理が終わった茶葉はサイズや色によって分類・格付けされ、それぞれ違った茶として扱われる。

ただし、すべてのお茶が前述した全部の工程を経るわけではなく、ものによっては異なる工程を何度もおこなう場合もある。こうして元は同じ植物の葉が、さまざまな種類の茶葉になる。まず、白茶はもっとも加工の少ない繊細な茶だ。原料は茶のなかでも一番若い新芽であり、萎凋が終わったらすぐに乾燥に移る。揉んだり形を整えたりすることはせず、酸化もさせない。次に緑茶だが、萎凋、揉捻、乾燥はさせるものの、酸化はさせない。そのため、その風味は軽くてフレッシュだ。緑茶の茶葉は、揉捻の際に酸化がはじまるのを防ぐため、蒸すことが多く、これがフレッシュな風味を引き出すことにつながる。紅茶はすべての工程を経て、完全に酸化される。ウーロン茶はその中間あたりに位置しており、工程はすべて通過するものの、完全には酸化させない。酸化の度合いはものによって大きく異なり、そのためウーロン茶の風味や香りは茶のなかでももっともバラエティに富む。プーアル茶もまた、他とは違った工程を経る。加工の工程は緑茶と似ているが、茶葉を乾燥させる前に押し固め（レンガ状や円盤状などの形状がある）、その後、寝かせて熟成させる。風味は時間の経過とともに大きく変わってくる。上質なワインのようにプーアル茶にも長い時間熟成させたものがあり、そうした茶を集める愛好家がいて、その素朴で豊かな味わいは高く評価されている。

ちなみに私がいま説明したのは伝統的なお茶の製法（オーソドックス製法）であり、これとは違うつくり方もある。それは第二次世界大戦中に茶箱に詰め込める茶葉の量を増やすために開発されたクラッシュ・ティア・カール（ＣＴＣ）製法と呼ばれるものだ。この場合、茶葉を萎凋したあと、機械に入れて押しつぶし、引きちぎり、丸める。そして粉砕した茶葉を小さな粒状にしたあとに酸化させ、乾燥させる。これだと伝統的な製法よりもはるかに速く加工できるうえに、粒状になるのでティーバッグに適している。このＣＴＣ製法がもっともよく使われているのは紅茶だ。また、ＣＴＣ製法の茶は概して伝統的な製法のものよりも品質が低い傾向があり、風味は苦めで、風味の多様性に欠けると考えていいだろう。

■完璧な一杯を淹れるには

では、茶葉を手元に用意したとしよう（おそらくはティーバッグだろう）。だが、その味を最大限に引き出すには、次に何をすればいいのだろうか？　専門家に言わせれば、大半の人がお茶の淹れ方を完全に間違っているという。

まずは使う水について。お茶はどんな水を使うかによって変わる。硬水を使うと、含まれるミネラルのせいでお茶の表面にカスのようなものが浮くことがあるので、軟水の方がきれいな仕上がりになる。ただ、普段から慣れ親しんだ水を、新鮮な状態で使うのが一番だと言う人もいる。たしかに水が新鮮だと、さわやかですっきりとした味わいになるようだ。次に、温度についても考える必要がある。私たちはやかんを火にかけて、お湯が沸いたらすぐに茶葉を入れたポットに注ぐことが多いが、このやり方はすべてのお茶にとって最適とは限らない。お茶の種類によって、完璧な一杯のために求められる温度は異なるからだ。さらに、お茶を蒸らす――つまり抽出する時間も風味に影響する。時間が短すぎれば薄くて水っぽくなり、長すぎれば渋くなりかねない。では、ここではどのようなことが起きているのだろうか?

それぞれのお茶にどれくらいの温度のお湯が適しているかについてはさまざまな目安があるが、要約すれば次のようになる。プーアル茶、紅茶、ウーロン茶などの濃くて風味の強いお茶は温度が高めのお湯で長い時間抽出する必要がある。一方で、緑茶や白茶のようなマイルドで繊細なお茶は、温度は低めで抽出する時間も短めの方が良い。ただし、大半のお茶にとっては、沸騰したお湯では熱すぎる(イギリスの読者よ。注意せよ!)。そして抽出時間はおおむね二分から五分程度だ。またこれはもちろん個人の好みの問題ではあるが、濃いお茶が好きなのであれば、抽出時間を長くするより、茶葉を多めに入れた方がいい。時間を長くしても苦みが増すだけだからだ。

お茶を抽出すると、茶葉からはタンニンやアミノ酸、香りや風味が出る。茶葉の表面や内部にあるこうした成分がゆっくりとお湯にしみ出して広がっていくわけだが、それにかかる時間は成分や茶の種類、お湯の温度によって変わってくる。お湯を茶葉に注ぐと、匂いや風味を生み出すアロマはすぐさま溶け出し（口当たりに関係する成分については時間がかかるが）、低分子ポリフェノールやカフェインはもうすこし時間がかかるものの、それでもかなり速く溶け出す。一方、成分のなかでももっとも重たい部類の化合物（ここにはフラバノールやタンニンといった高分子ポリフェノールなどが含まれる）は、溶け出すのに一番時間がかかる。茶を抽出する際の目標は（タンニンによって生じる）苦みを抑えながら、最高の風味と栄養を引き出すことだ。そして抽出する時間が長ければ長いほど、より多くのタンニンが溶け出してしまう（タンニンについての説明はもうすこし待ってほしい）。当たり前だが、もっともおいしいのはお茶が最高の状態のときで、それを過ぎると苦みが出てまずくなっていく。種類によっては、熱を加えすぎるとタンニンと風味成分があまりに速く溶けてバランスが悪くなるし、一方で温度が低すぎると、薄くて味のしない代物になってしまう。

また、気を付けるべきは茶の種類と水だけではない。ティーポットもまた重要で、ものによってお茶を抽出するのにかかる時間も変われば、できあがりにも影響する。高温で抽出する必要がある茶には、熱を逃がさない金属製や陶器のようなティーポットが最適だ。逆に、ぬるめのお湯が向いている茶の場合は、時間とともに熱を逃していくガラスや磁器のティーポットが必要となる。それと茶を淹れる前に、ポットを温めておくのを忘れないようにしよう。そうすることで抽出するのに最適な温度にできる。これは茶を注ぐカップにも言えることだ。材質によっては、茶を長いあいだ熱いままにしておけるが、それは同時に飲むのに適した温度に冷めるまで時間がかかるということでもある（一応言っておくと最適なのは六〇℃前後だ。これより熱いと、冷ますために余分な空気と一緒に飲まねばならない。つまり、「すする」ことになる)。私は友人から、なぜポリスチレン製のカップで飲むお茶はいつもあんなにまずいのかと尋ねられたことがある。これにはいくつかの理由が考えられる。(1)お茶が熱いままなので、うまく飲めていない。(2)ポリスチレンのカップに入っていることで、味わう前からたいしたお茶ではないと思い込んでいる。(3)なんらかの形でポリスチレン自体の味が茶にしみ出している。(4)カップが茶の風味の分子を吸収している。念のため言っておくが、いま挙げた説はどれも確固たる裏づけはない。ただ、ポリスチレンのカップに入った茶を飲んでいる時点で、おそらくそれを味わって飲もうという気持ちになっていない、ということは念頭に置いておくべきだろう。そうした容器で出された茶を飲んだときのことを思い出してほしい。それは仕事でのミーティングや会議のときだっただろうか? 病院の廊下を歩きながらだっただろうか? あるいは野外のフェスティバルで体を温めようとしたときだっただろうか? いずれにせよ、リラックスしてお茶をじっくりと味わう状況ではないと言えるだろう。

電子レンジで茶を淹れるのは間違っている?

あなたはもしかして、電子レンジでお茶を淹れているのではないだろうか? 私の知り合いのなかにも、この質問にイエスと答えざるを得ない人が何人もいる。手軽だとはいえ、これがお茶を淹れるのに一番いい方法ではないと、直感的に思うのではないだろうか。では、じつのところ、電子レンジを使うとお茶のおいしさに違いが出るのか？　幸いにも、科学者がすでに調査してくれている。ある結果によると、水を電子レンジに入れて加熱すると熱が均等に伝わらないため、お湯の温度をコントロールするのが難しく、お茶を抽出するのに適切な温度にならない可能性があるという。だがその一方で、オーストラリアのチームによる研究では、緑茶を淹れるときに電子レンジを使った方が、従来の方法よりもカフェインや有効成分を効果的に引き出せることがわかった。この研究では、カップにティーバッグを入れて沸騰したお湯を注ぎ、三〇秒放置したあと、電子レンジで六〇秒加熱するという手順がとられた。すると、すばらしいお茶のできあがり、というわけだ。だが同時に、このやり方だと、風味が強くなり、メーカーが推奨するよりも渋くなるかもしれないと指摘されている。そもそもそんなに大騒ぎすることではないかもしれないが。

それでは次はミルクについてだ。いまでこそ、紅茶にミルクを入れるのは当たり前だし、何も気にする必要はない。だが、話は中国の陶磁器〔かつてイギリスでよく使われていた〕がいまほど丈夫ではなく、沸騰した液体を注ぐと壊れかねないくらい器がもろかった時代にさかのぼる。当時の磁器は高温に耐えられなかった。そこで先にミルクをカップに注ぐことで、熱い紅茶からカップを守っていたのだ。ただし、高品質な磁器であればこの問題は生じなかった。そのため、紅茶にミルクを入れることが一般的になると、それを先に入れるか後に入れるかは、社会的なステータスを示すことになった。つまり、先にミルクを注ぐのは質の良い磁器を買えない証拠であり、一方でミルクを後から注ぐのは、熱に耐えられる高品質の磁器を持っている――つまり、社会的なステータスを誇示する行為であった。

ところで、私たちは何世紀にもわたって紅茶にミルクを入れつづけているが、それによって紅茶自体にはなんらかの変化が起きるのだろうか？　一部の研究によると、ミルクが紅茶に含まれるポリフェノールと結合してそのバイオアベイラビリティを低下させるので、紅茶の有益な抗酸化作用が阻害されるという。だが一方で、ミルクが追加されているかどうかに関係なく、血液中に取り込まれる抗酸化物質の量は同じであるとする研究もあるため、エビデンスは一貫していない。よって、ミルクを加えることで紅茶の健康効果に大きな違いが出るかどうかはまだ明らかではないと言える。味については、イギリスのラフバラー大学の化学工学者であるアンドリュー・スタップリー博士は、紅茶に後からミルクを追加するのではなく、先にミルクを注いでおくべきであることは科学的に証明されていると主張している。彼の実験によれば、後からミルクを加えると、紅茶が高温であるためにタンパク質が凝固してしまうが、先にカップにミルクを注いでおけばこれは起こりづらいという。タンパク質が固まると紅茶の味が悪くなるのだ（これには議論の余地があるが）。もし興味のある人は、イギリス王立化学会が完璧な紅茶の淹れ方について科学的な視点に基づいた独自のガイドを作成しているので見てみるといい。あるいは人類がこれまで数百年にもわたってそうしてきたように、自分の舌を信用するというのもありだろう。

■ティーバッグか、そうでないか

なるほどここまではばっちりわかった、とお考えの読者も多いだろう。だが、ごく普通のティーバッグについてはどうだろうか？　気にせずマグカップに入れて、お湯をジャーッと注げばいいのか？　おそらくおわかりのとおり、ここまでの内容はほとんどルーズ・リーフ・ティー〔茶葉から茶を淹れる方法〕に関するものだったが、いまではたいていの人は、実際にはティーバッグを使っている。ティーバッグが誕生したのは二〇世紀の初頭で、とくにアメリカでは広く使われるようになった。ただアメリカ人とは違い、イギリス人は最初は懐疑的だった。この国がティーバッグを受け入れたのは、一九五〇年代になって労力を軽減してくれる数々の機器が急速に導入されるようになってからのことだ。一九六〇年代、イギリスのお茶市場全体でティーバッグが占める割合はたったの三パーセントだったが、その後、シェアが急速に広がり、現在ではイギリスでお茶を飲む人の九六パーセントがティーバッグを使っていると推計されている。

ティーバッグのおもな素材は植物由来の繊維と木質繊維からつくられた紙だが、現在広く使用されているものの大半では、ティーバッグの口をとじるためにプラスチック（正確にはポリプロピレン）を使用している。この事実について、おもに環境問題の観点から不満を持つ消費者が増えている。というのは、こうしたティーバッグはなかなか分解されないからだ。[1] そのため一部のメーカーは完全に植物ベースの素材（コーンスターチなど）でできたティーバッグへの移行を進めている。また、ナイロンやポリエチレンテレフタラートのメッシュ素材でつくられたピラミッド型のティーバッグもある

（これは高価な茶葉に使われることが多い）。こうした素材は明らかに生分解性ではないうえに、こうしたプラスチック製のティーバッグにお湯を注いで加熱しても安全性に問題はないのかという疑問の声が上がっている。現時点では健康上の実害があるという確たる証拠はないが、この点について具体的な調査をした大規模な研究もない。また、多くのティーバッグは見た目を良くするために漂白されている。素材の元の色はもっと濃い色なのだが、漂白した白い色の方が消費者にアピールすると考えられているからだ。漂白の工程では塩素、酸素、オゾンあるいは過酸化水素が使用されることがある。それを気にしている消費者がおり、メーカーもよりナチュラルな製品への需要が高まっているのを理解しているため、いまでは漂白しないティーバッグに切り替える傾向が強まっている。

概して市販のティーバッグは、ルーズ・リーフ・ティーよりも劣ると見なされている。ルーズ・リーフ・ティーには高品質の茶葉が使われる一方で、大半のティーバッグにはグレードの低い茶葉がCTC製法で細かく粉砕されて（この状態の茶葉は「ファニングス」や「ダスト」と呼ばれる）入っている。またルーズ・リーフ・ティーを淹れるときには、お湯を注ぐと茶葉は水分を吸って膨らみ、そのまわりを巡るようにお湯が流れて、ゆっくりと茶葉の成分がしみ出していく。だがティーバッグでは、茶葉が膨らむためのスペースが狭いため、十分に抽出することができない。こうした要素のせいで、ティーバッグでは風味の多様性が損なわれると考えられている。

また、CTC製法では大量の茶葉がつくられ、その後、長期間保存されることが多い。保存期間が長くなったせいで、ティーバッグの茶葉はルーズ・リーフ・ティーよりも鮮度が落ち、風味がさらに損なわれているかもしれない。一方、もともと含まれている抗酸化物質の量では、ティーバッグもルーズ・リーフ・ティーも根本的に大きな差はないものの（研究によって、前者の方が多いという結果もあれば、その逆もあり、さらには大差ないという結果もある）、保存期間が長くなると抗酸化物質が減少するのはたしかで、しかもどうやらティーバッグの方がこの影響を受けやすいようだ。茶葉のなかには（とくに緑茶には）カテキンと呼ばれる、健康に有益な効果があると考えられている化合物が豊富に含まれている。カテキンの量がもっとも多いのは新鮮な葉っぱであり、一度摘んでしまうと時間とともに減少していくため、長い時間保存された茶葉はカテキンの量が必然的に少なくなる。そしてティーバッグのお茶ではさらにカテキンの量が減る。なぜなら、茶葉が細かく粉砕されているせいで元の葉よりも表面積が増えているために、カテキンを分解する光と酸素により多くさらされるからだ。また、香りのもとであるアロマ成分はさらに蒸発しやすいため、保存期間が長くなると風味も落ちる（食器棚の奥に長いあいだしまい込んであったお茶があまりおいしくないのはこのためだ）。ただ、表面積が増えるというのは、抽出するときにお湯と茶葉が効率的に接触するため、しみ出すタンニンの量が増えることも意味する。そのため、概してティーバッグの方がルーズ・リーフ・ティーよりも抽出時間が短いのである。その利点は、お茶のリラックス効果をもたらすL-テアニンのような成分がしみ出しやすいことだ。お茶とコーヒーはともにカフェインを含んでいるのに、前者はリラックス効果があるとされ、後者は覚醒作用があるとされているのを疑問に思ったことはないだろうか？　その答えの一つがL-テアニンなのである。このアミノ酸はお茶には含まれているが、コーヒーには含まれておらず、そのおかげで眠気を催すことなくリラックスできるのだ。

そして便利なティーバッグについて、もうひとつたしかなことがある。それはティーバッグをカップに直接入れてお茶を淹れるときには、最初にミルクを注ぐべきではないということだ。ミルクを先に入れると、お湯の温度が低くなってしまうので、お茶をうまく抽出することができず、結果的に薄い（はっきり言えばまずい）一杯になってしまう。

オフィスで出されるお茶について

オフィスでハードな一日がはじまる前の、朝のティーブレイクを楽しみにしている人は多いだろう。ただ、その日をそれ以上ハードなものにしないために、そのお茶がどんな風に淹れられたか、よく考えてみる方がいいかもしれない。イギリスのオフィスを対象におこなわれたある細菌検査では、オフィスのティーブレイクのせいで健康被害が起きる可能性があると指摘された。研究者たちは、茶葉が保管されていた缶や箱から検出された微生物の数が、トイレの便座に見つかる数の一七倍にも上がることを判明したのだ。やかん、冷蔵庫の取っ手、砂糖入れからも検出されており、さらに他人のマグカップを使うことで、微生物による汚染が同僚に広がるリスクが上がることもわかった。また、お茶を淹れる前に手やマグカップを洗わないという不衛生な行動も問題とされた。

結局のところ、お茶をどう飲むかは個人の好みの問題だ（私に裁く権利などあろうはずがない）。ただ、最高の状態で淹れたお茶がどんなものなのかを知りたければ、ここまで説明してきたことにしたがってみるのもいいだろう。そうすれば、もしかしたらあなたはかなりの通（つう）になれるかもしれない。

お茶には何が含まれているのか？
――ポリフェノール、タンニン、カテキン、メチルキサンチン類など――

人間は何世紀にもわたって薬効を求めてお茶を飲んできた。だが、お茶のどの成分が有効なのだろうか？　お茶には、体に良い効果をもたらす可能性のある興味深い化合物がたっぷりつまっている。含まれる化学成分は数千種類にのぼり、芳香化合物だけでも七〇〇種以上になる。さらにこうした化合物に加えて、さまざまな生理活性特性を持つ、ポリフェノール、アミノ酸、酵素、メチルキサンチン、ミネラル、ビタミンも豊富だ。そのため、お茶に含まれるこうした個々の化合物の多くは、機能性食品成分としての効果が期待されている。機能性食品成分は、単独あるいは他の成分と組み合わせて、おおむね高用量での使用が可能で、他の食品やサプリメントに加えることで健康に有益な効果を与えることができるとされる。ただし、仮にいずれかの化合物が体に良いとしても、正確にそれを特定するのは難しい。お茶の主要な生理活性化合物[2]は、カテキン、カフェイン、L-テアニンの三つだと考えられる。

■**ポリフェノール**

ポリフェノールはお茶に含まれるおもな化合物であり、風味や色だけでなく、渋味[3]にも大きな影響を与える。ポリフェノールには抗酸化作用——要するに細胞に対するダメージを防いだり、撃退する効果——があることが知られており、なかには抗炎症作用や抗がん作用を示すものもある。紅茶にもっとも豊富に含まれているポリフェノールはタンニンであり、緑茶にもっとも多く含まれているポリフェノールはカテキンだ。

■**タンニン**

タンニン（水溶性ポリフェノール）は、植物や果物によく見られるもので、病気や動物からの攻撃に対する防御機構として機能する。そのため、タンニンは通常、不快な苦みをつくりだして、攻撃者が誰であろうと、その植物を避けたくなるように仕向ける。ただ、お茶の場合、タンニンが多いと苦みが出るが、ほどほどの濃度なら風味が豊かになり、コクが増す。タンニンが足りないお茶は、味が薄くて水っぽい。タンニンにはいろいろな種類があるうえに、それぞれ性質も異なる。ただ、いくつかの研究によると、タンニンは他の栄養素の効果を妨げることがあるため、ときに「反栄養素（アンチニュートリエント）」と称されることもある。たとえば、これまでにかなり多くの論文が示しているように、タンニンは食物に含まれる鉄分が体内に吸収されるのを阻害するので、結果として鉄分の摂取量を減少させるおそれがある。しかしエビデンスは一貫しておらず、食物中の鉄分にタンニンが与える影響に関する複数の研究を対象としたレビューによると、個人の体内に存在する鉄の量が全般的なタンニン摂取量によって左右されることはまずないという。また、タンニンはタンパク質と結合し、お茶に入れるミルクにもカゼインと呼ばれるタンパク質が含まれている。紅茶を飲み干したあと、ミルクティーを入れていたカップの方が、ストレートの紅茶を入れていたカップよりもステイン（着色汚れ）の付着が少なく、きれいに見えることが多いのは、これが理由だ。つまり着色汚れの原因となるタンニンがミルクと結合し、紅茶と一緒に飲み干されるのである。歯を白く保ちたいのであれば、紅茶をストレートで飲むよりもミルクを入れた方がいいと言う人もいる。紅茶に含まれるタンニンの大半がミルクと結合するので、歯にステインがつかなくなるというわけだ。タンニンにはほかにも、抗がん・抗菌作用などのメリットがあることがわかっている。

　紅茶には、タンニン類に分類されるテアフラビンとテアルビジンが含まれており、紅茶の色、渋味、コクに影響を与える。また、この二つのポリフェノールには緑茶に含まれるカテキンと同様の抗酸化作用があり、健康上のメリットもあることを示した研究もある（ただ、こうした化合物については、もっと掘り下げて調べる必要がある）。

■カテキン

茶――とくに緑茶には、多くの健康効果の源だと考えられているカテキンというフラボノイドの一種が豊富に含まれている。これは茶の成分のなかでもっとも研究されてきたものだと言っていいだろう。カテキンは抗酸化作用があることが証明されており、がんの予防、コレステロール値の低下、体重の減少と関連しているだけでなく、パーキンソン病やアルツハイマー病といった病気の予防にも一役買っているとされる。ただ、実験室での研究ではこのように多くの潜在的なメリットが見つかっているものの、実際のカテキンの効能には限界がある。カテキンはその他の成分（カフェインなど）と結合しやすく、そのバイオアベイラビリティ（その成分が血流に取り込まれ、生体に効果をもたらす量）を減らしてしまう。さらに、カテキンはタンパク質や鉄分とも反応するため、食物中のタンパク質や鉄分が体内に吸収されるのを阻害する可能性もある。また、カテキンは不安定な物質であり、保存状態が悪かったり高温（八〇℃以上）になったりすると簡単に分解する。そのため、カテキンの健康に良い効能を最大限に享受したければ、緑茶を淹れるときには慎重になる必要がある。

■メチルキサンチン類（とくにカフェインについて）

茶は多くのメチルキサンチン類を含んでいる。とくに多いのはカフェインで、それに比べるとはるかに量は少ないが、テオブロミンとテオフィリンも入っている。カフェインが健康に与える影響については、数多くの研究がおこなわれてきた。そのデメリットについては前にも述べたし、カテキンと結合することでバイオアベイラビリティが低下することにも触れた。だが、カフェインは気分の好転や認知能力の向上、不安の軽減、中枢神経系や心筋を刺激する作用、運動能力の向上など、多くの健康効果とも関連づけられている。また、テオブロミンは血管を拡張させる作用や利尿作用があると考えられている。テオフィリンにも利尿作用や中枢神経系を刺激する作用があることが知られているが、それ以外にも肺の平滑筋（へいかつきん）を弛緩させる作用がある。テオフィリンには気管支拡張剤として定評があり、他の薬品と組み合わせて、喘息、気管支炎、肺気腫をはじめとした肺の病気の治療に使われている。また、カフェインとテオフィリンは両方とも未熟児への治療や、喘息の薬、鎮痛剤や利尿剤としても有効なことが複数の臨床試験でわかっている。

■L-テアニン

L-テアニンはほぼチャノキにしか見られない、非常にめずらしいアミノ酸であり、お茶の「うま味」をつくりだすのに一役買っている。このうま味という言葉を、他の食べものの話のなかで耳にしたことがある人も多いだろう。うま味という味は近年になって認知されて以来、広く話題を呼んでいる。私たちの舌が感知する甘味（あまみ）、塩味（えんみ）、苦味（にがみ）、酸味（さんみ）に続く、五番目の味のことだ。それはコクと深みのある味であり、チーズ、トマト、肉のような食材にもうま味成分が含まれている。また、L-テアニンはお茶の香りや味だけでなく、健康効果とも関係している。また、前にも述べたように、リラックス効果があることも示されている。脳内でアルファ波の発生を促すのにくわえて、γ-アミノ酪酸

（GABA（ギャバ））の生成も促進するらしい。これは、リラックスしてはいるが同時に注意力が高まっている精神状態や、学習能力の向上と関連する神経伝達物質である。L-テアニンはほかにも、がんの予防やアルツハイマー病の治療、血圧のコントロールや体重の減少にも役立つとされる。

■フッ化物

主要成分とは言えないものの、お茶には、体に影響を与えるのに十分な量のフッ化物が含まれている。フッ化物には虫歯の予防効果があることがわかっているので（これについては第1章「水」でより詳しく説明している）、平均的な量のお茶を飲む人であれば、歯の健康に良いかもしれない。ただし、すでにフッ化物を摂りすぎている一部の人たちには、逆効果である可能性がある。アイルランド共和国はまさにそれにあてはまると言える。この国ではほとんどの人がフッ素が添加された水道水を使っているうえに、大量の紅茶を飲む。よって、フッ化物を過剰摂取しているおそれがあるため、科学者のなかには過剰摂取のリスクを減らす措置をとるべき――つまり公共水道に添加するフッ素の量を減らすべきだと主張する者もいる。彼らは、アイルランドではお茶を飲む習慣がさまざまな病気の原因となっている可能性があるので、フッ化物の摂取量を減らせばそうした病気を予防できると考えているのだ。また、お茶に含まれるフッ化物の有害な影響を示す事例として（極端なケースであることはたしかだが）、四七歳のアメリカ人女性が慢性的な骨の痛みに苦しみ、すべての歯がもろくなってしまい、抜かざるを得なくなってしまったというケースがある。彼女は、水道のフッ化物濃度が高い地域以外ではまず見られない、骨フッ素症を発症していた。あとからわかったことだが、なんと一七年間にわたって毎日、水差しに一〇〇個から一五〇個ものティーバッグをいれてお茶を飲んでいたのである！　お茶だけで考えても、彼女の摂った一日あたりのフッ化物の量は、推奨摂取量の六倍を超えていると推定される。

■ティーカップのなかの嵐？　健康上の注意

一つ注意してもらいたいのは、こうしたお茶に含まれる個々の成分に関する研究の多くは実験室で実施されたものであり、人間を対象にしておこなわれたものではないということだ。そのため、人びとが実際にどのようにそうした成分を摂取するのか、あるいはそうした成分が食事や生理機能といった他の要素とどのように相互作用するのか、また実際にどの程度の有益な効果があるのかについては、研究にまったく反映されていない。さらにそうした効果の多くは、複数の成分が組み合わさって作用した結果として生じていると思われる。一見すると、お茶を飲む量を増やすことで、たとえばがんやアルツハイマー病、肥満を防げるように思えるかもしれないが、実際はそう単純ではない。何十年にもわたって大量にお茶を飲んでいたのに、こうした病気に苦しんでいる人がいるのを、みな知っているはずだ。

淹れるときの温度や抽出する時間、茶の種類や品質はすべて、飲むお茶に含まれる有益な成分の量、ひいては体内で最終的に効果をもたらす成分の量（つまり、ただちに分解されて尿となって出ていくのではなく、実際に細胞に取り込まれてなんらかのメリットをもたらす量）に影響する。ただ、こうした点には注意しなければならないにせよ、それでもお茶にはたくさんの有効成分が入っていると言えるだろうし、日常的に飲むことでおそらくなんらかの健康効果が得られることだろう。ではここで、一般的に言ってお茶がどのようなメリットをもたらすか、科学的な見地からざっと見てみよう。

お茶と健康
――紅茶、緑茶、ハーブティー、タピオカティーなど――

お茶の抽出物とそこに含まれる特定の化合物は、動物実験では健康に有益だと判明しているが、人間への健康効果については、全体として決定的であるとは言いがたい。とはいえ、有望な研究もあるので、この飲みもののすばらしさがすべて否定されているわけではない。

お茶の効能をめぐるいくつかの研究によると、お茶には2型糖尿病のリスクを下げる可能性があるとされている。ただこうした発見の多くはマウスを使った実験によるものであり、人間を対象とした研究から出た結果には一貫性がない。ただ、二〇一四年に中国のチームがおこなったメタ分析[4]によると、こうした研究結果はたしかに一貫していないものの、一日に三杯以上のお茶を飲むことと2型糖尿病のリスク低下には関連があるようだ。ただ、残念ながら、被験者が摂取したお茶の種類ごとの効果の違いについては、この分析では特定できなかった。

結局のところ、お茶が、がんや心臓病、認知症、糖尿病、関節炎をはじめとする多くの病気のリスクを減らすかどうかについて、人間を対象にして調べた研究では、一貫した結果が出てはいないのだ。どうやら不確定要素があまりに多いせいで、お茶の健康効果を特定するのが難しくなっているようだ。たとえば、お茶の種類や質、淹れ方や準備の仕方、一日に何杯飲むのか、何年にわたって飲んでいるか、食事しながら飲むのかそうでないか、それに個人の健康状態など、こうしたすべての要因が調査結果に影響を与えうる。

研究で得られた有力な証拠によれば、さまざまな種類のお茶には、健康効果がある可能性の高い化合物が含まれている。ただ、そのうちのどれくらいが一杯のお茶に入り、体に吸収されて有益な効果をもたらすかは、まだよくわかっていない。それでも全体として言えば、おそらくお茶は健康に良いものだと言えるのではないかと思う。では、やはり飲み過ぎはよくないのだろうか？　まず、飲み過ぎるとフッ化物とカフェインの過剰摂取につながるので、問題になる場合があることはわかっている。ただ、一日に数杯飲んだところで、それほど深刻なことにはならないだろう。では、ほかに心配はあるだろうか？　じつは、お茶にはもうすこし不吉なものが潜んでいる可能性もある。お茶に関する多くの調査で、アルミニウム、鉛、マンガン、カドミウム、銅などの金属類が検出されている。こうした金属はチャノキが育つ環境やお茶を淹れる水から混入する。ただ、あなたがパニックを起こす前に言っておくと、こうした金属類の含有量は概して少なく、三分程度の時間をかけて抽出した適量のお茶を飲む場合、普通の人にとって有害なレベルにはまずならないと考えられる。ただ、こうした金属類に敏感な人たちは、用心のためにお茶の摂取量を制限した方がいいかもしれない。

■紅茶

紅茶はもっとも広く飲まれているお茶だ。多くの種類があるが、それは原産地の名前か（アッサム、ダージリン、セイロン、ラプサンスーチョン、ターキッシュ）あるいはブレンドの名称（イングリッシュ・ブレックファスト、アフタヌーン、ロシアン・キャラバン）のどちらかであることがほとんどだ。ブレンドのなかには人工的に香りをつけたフレーバーティーもある。アールグレイ（ベルガモットの果実の皮からとれる精油で香りづけされている。ちなみに私はこのすばらしいシトラスフルーツを食べてみたことがあるが、独特な花のような香りがありながら、ピリッとした味がした。ぜひ試してみてほしい）やレディグレイ（アールグレイをさらにオレンジピールやレモンピールで香りづけしたもの）などがその例だ。あなたはこれまでに「チャイティー」を注文したことがあるだろうか？イエス？　それなら、あなたが注文したのがじつは「ティーティー」という意味だということは知っていただろうか？　チャイという言葉はヒンディー語でお茶（ティー）を意味するからだ。チャイは――私たちはそれをコーヒーショップで注文するかもしれないが――紅茶に種々のスパイス、それに砂糖とミルクを入れたものだ。そして想像がつくかもしれないが、そのブレンドの中身は場所によって大きく違う。どうやら私たちの飲んでいるものは、インドの伝統的なチャイとは大きく違っているようだ。

緑茶の健康効果がマスコミに大きくとりあげられることが多いが、紅茶もまたその効果について長いあいだ研究されてきた。紅茶の健康効果に関する複数の研究を対象としたある分析によると、紅茶の摂取（すくなくとも一日に三杯）と冠状動脈性心疾患のリスク低下に関連があることを示す説得力のある証拠が十分に存在するという。この分析研究は、権威ある学術誌（*European Journal of Clinical Nutrition*）に掲載されたものの、注意が必要だ。というのも、紅茶協会の後援を受けておこなわれたため、まったくバイアスがかかっていないとは言い切れないからだ。他のチームによる別のメタ分析では、紅茶の摂取は体内の総コレステロール値には影響しないものの、LDLコレステロール（「悪玉コレステロール」と呼ばれることもある）の低下とは関連していることがわかった。[5]しかし、二〇一四年におこなわれたさらに別のメタ分析では、この分野の研究結果は一貫していないとし、それをふまえて、紅茶はコレステロール値に大きな影響を与えているとは考えにくいと結論づけた。

あるプロジェクトでは、紅茶の摂取には害がないとしながらも、体内の鉄分への悪影響を避けるため、一日あたり八杯以下にすることを推奨している。一方、紅茶は体内の鉄分量に大きな影響は与えないという別の研究結果もある。ただし、すでに体内の鉄分量が少ない人や、鉄分不足のおそれのある人は、食事と食事のあいだに飲むお茶の量を制限することが推奨されている。お茶は食物に含まれる鉄分が体内に吸収されるのを妨げるので、そうならないようにするためだ。

あるオーストラリアのチームは、継続的に紅茶を摂取すると（一日に三杯を六カ月以上）、血圧が正常値〜高血圧の人は、血圧が下がることを発見した。ただし、紅茶の潜在的な健康上のメリットを調べたすべての研究でこうした効果が見つかったわけではなく、しかもこの研究の資金の一部を出資しているのが、世界で人気の高い多くの紅茶のブランドを製造しているユニリーバ社であることは指摘しておきたい。

■緑茶

緑茶は中国、日本、韓国で一番人気のあるお茶だが、近年ではほかの多くの地域でもポピュラーになってきている。ジャスミン茶はジャスミンの花を使って香りづけをしたお茶であり、一般的には緑茶ベースのことが多い。乾燥した緑茶の茶葉の上にジャスミンの花を置いて数時間寝かせ、香りをつける。

緑茶は有益な化合物（とりわけカテキン）を大量に含んでいることで知られており、さまざまな健康効果があるとされてきた。人間を対象としたいくつかの研究では、普段から緑茶を飲む人は種々のがんの発症リスクが低く（ただしすべての研究でそのような効果が認められているわけではないが）、心血管疾患や心臓発作で死亡するリスクも下げるという結果が出ている。また緑茶の抗炎症作用に関する調査でも肯定的な結果が出ており、一部の研究によると、緑茶を飲むとインフルエンザや風邪にかかりづらくなるうえに、症状を抑えることにもつながるとしている。緑茶には血圧を下げる効果も示されている。さらに、不安の緩和、記憶力と注意力の向上をはじめ、認知能力に良い影響を与える可能性があることもわかっている。さらにカテキンは口内で細菌がバイオフィルムを形成するのを防ぐので、歯の健康にいいと示唆する証拠もある（つまりカテキンは、口内の細菌が集まって層を形成して歯にこびりつく力を弱める）。この働きは、歯と歯茎の健康を保つのに役立つ。ただし、緑茶のメリットを調べたすべての研究分野で、健康効果が見つかったわけではない。緑茶が減量に有効であると主張する人もいるが、コクラン〔イギリスで設立された非営利団体。数多くの研究を、網羅的、系統的にレビューすることによって、正しい医療情報を伝えることを目的としている〕がおこなった一四のランダム化比較試験の系統的レビューによると、緑茶を摂取した被験者と飲まなかった被験者のあいだには体重減少に有意な差は見られず、そのため、減量効果がある可能性は低いとの結果が出た。

ただ、現在のところ、こうした研究の多くは観察研究なので、緑茶に特定の病気の予防効果があることを証明できない。しかもエビデンスは増えつつあるとはいえ、これまでのところデータはかなり矛盾しており、一貫性がない。こうした研究による発見を統合し、緑茶の健康効果を裏づける説得力のある証拠を提示するには、さらなる調査が必要だ。また興味深いことに、多くの白茶には、緑茶とほとんど同量のカテキンやその他のポリフェノールが含まれている。そのため、白茶を対象とした研究は少ないものの、緑茶と同様の健康効果が期待できるのかもしれない。

それでも飲み過ぎはよくない？

二〇一四年、アメリカのテキサス州出身のジム・マキャンツは、緑茶の摂りすぎは健康に良くないことを思い知ることになった。中年に差し掛かっていた彼は健康のために、心臓に良いとされる緑茶のサプリメントを摂りはじめたのだが、およそ三カ月後、体調が急速に悪化し、肝臓移植が必要だと告げられたのである。肝臓の具合が悪化した原因はおそらくサプリメントだった。そしてこうした悪影響を受けたのはマキャンツだけではない。緑茶の抽出物がらみで肝臓にダメージを受けた事例はほかにも数十件ある。緑茶の抽出物に含まれるどの成分が問題を起こしているのかは正確にはわかっていないが、どうやらカテキンの一種である没食子酸（もっしょくしさん）エピガロカテキン（ＥＧＣＧ）が関与しているようだ。動物実験ではＥＧＣＧが有毒な作用を引き起こすことがわかっている。欧州食品安全機関によれば、緑茶を飲むこと自体は問題ないが、サプリメントに用いられる抽出物は健康を害する可能性があり、場合によってはその影響は深刻なものになりうるという。

抹茶なるものをご存じの方もいるかもしれない。スーパーフードであると大々的に宣伝され、大流行しているこの抹茶とは、いったいどんなものなのだろうか？　抹茶は日本産の緑茶の茶葉を乾燥させ、粉砕してパウダー状にしたものだ。抹茶に使われるチャノキは、普通とはすこし違った形で栽培されている。収穫前の数週間、日光が当たらないようカバーで覆うことで、葉緑素（クロロフィル）の含有量が増え、葉は非常に良質になり、緑色が濃くなる。こうすることで、抹茶の苦みが抑えられ、コクが出るとされている。こうしてつくられた抹茶パウダーは、お湯を注いで泡立てて飲むこともできるし、ケーキ、アイスクリーム、グラノーラ、キャンディー、スムージーなどさまざまな食品の材料としても使える。では、なぜ抹茶はこれほどすばらしく、普通の緑茶よりも優れているとされているのだろうか？　その理由の一つは、抹茶の場合、普通はポットに残されてしまう茶葉そのものを飲むことになるからだ。つまり理屈の上では、有益な化合物をはるかに多く摂取しているということになる。ただ、体のなかに入れているのはたしかだが、そうした化合物が普通の緑茶を飲んだときと同じように有効に働くとは限らないし、より多くの利益をもたらしてくれるのかも不明だ。実際、抹茶に普通の緑茶をはるかにしのぐ健康効果があることを示す、独立した科学的なエビデンスはこれまでのところほとんどなく、抹茶を使ったほかの食品についても同様だ。一種独特の、癖のある味がするうえに、健康効果があるとも証明されていないので、私自身はまだ、パンやケーキを焼くときに抹茶パウダーを入れるつもりはないと言っておこう。

■ハーブティー、あるいはチザンとは何か？

お茶（ティー）という名で呼ばれていても、実際にはお茶ではない飲みものは多数存在する。チャノキ（*Camellia sinensis*）からつくられるものでない限り、そうした飲みものは厳密には「チザン」――つまり、チャノキ以外の原料（たとえば、ミント、カモミール、ルイボス、あるいは各種フルーツ）から煮だした液——である。チザンはさまざまな植物の葉、花、種、皮、根、果実からつくられる。ルイボスティーは「レッドブッシュ」とも呼ばれ、広く飲まれているチザンだ。その原料は、南アフリカ原産の低木であるルイボス（*Aspalathus linearis*）だ。最近ではその人気は南アフリカを超えて大きく広がっているが、おそらくその理由の一部はアレグザンダー・マコール・スミスが著したベストセラー『No.1レディーズ探偵社』シリーズにあるのだろう。主人公のプレシャス・ラモツエが、作中で頻繁にルイボスティーを褒めたたえるのだ。ほかの多くのハーブティーと同じく、ルイボスティーにはもともとカフェインが含まれておらず、タンニンが少なく、緑茶や紅茶と比べて苦味も少ない。さらにルイボスティーは抗酸化物質が豊富であり、セレブたちはこぞってその薬効を絶賛し、ルイボスティーの商品パッケージではほぼ例外なく数多くの健康効果が謳われている。では、これこそ私たちが探し求めてきたスーパードリンクなのだろうか？　答えはノーだ。残念ながら、この飲みもの特有のメリットを実証する科学的証拠はほとんど存在しない。たしかにもともとルイボスの葉にはポリフェノールが豊富に含まれているが、伝統的な発酵[6]、天日乾燥、ふるい分け、蒸しといった淹れる前の加工工程によって、その大半が失われる。これにともなって、抗がん作用や抗酸化作用も弱くなる。どうやらルイボスティーに良い健康効果があるのを発見した研究の多くでは、葉の抽出物（通常は、葉をフリーズドライし、パウダーにしてつくられる）を使用したようだ。たしかにその時点では高濃度のポリフェノールが含まれているが、それは淹れたあとのルイボスティーとは違う。葉の抽出物を摂取した場合には、ルイボスには特定の健康上のメリットがあると言えるのかもしれないが、ルイボスティーという飲みものに対する調査では、現時点では説得力のある結果が得られていない。ルイボスティーを飲んだグループと飲まないグループへの影響を厳密に比較する試験がおこなわれないかぎり、この飲みものの本当の効果は実証できない。これは個人的にも大変残念なことだ。なぜならルイボスはお気に入りのお茶であり、私は毎朝一杯の「レッドブッシュ」を飲んでいるからだ……。もしかしたらただのお湯でもいいのかもしれない。

「本物」のお茶の健康効果が頻繁に研究されてきた一方で、チザンはあまり注目されてこなかったため、その潜在的なメリットについては科学的証拠はあまりない。ただ研究によると、ハーブティーに含まれる多くの化合物が健康効果を持ちうることはわかっている。たとえばペパーミント・ティーには抗菌性、カモミール・ティーには抗炎症性があるかもしれない。だが、人間への影響についての厳密な研究はまだ十分におこなわれていない。さらに、植物の抽出物を使った研究と、飲みものそのものを対象にした研究を区別することが非常に重要だ。なぜなら含まれる化合物の濃度や、健康にもたらすメリットに大きな違いが出るからだ。本当の効果を得るためには、やかんを沸かして何杯ものハーブティーを淹れるよりも、サプリメントをかじった方がいい、ということになる可能性もある。

インスタグラムでセレブが大絶賛し、さらにそこに手軽に健康になれるという謳い文句が加わったことで「デトックスティー」は一躍、流行りの健康飲料となった（とはいえもちろんこれは本書を書いている時点での話だ。こうしたトレンドの移り変わりは早く、あなたがこれを読んでいるときにはもう状況は変わっているだろう!)。デトックスティーとは要するに、ハーブのブレンドティーのことで、体を内側から浄化し、消化を助け、肝臓に栄養を与え、免疫系を活性化させて、新陳代謝を高め、減量を促進し、お腹の張りを解消し、肌をきれいにするなど、体を全体的に健康にすると謳われている。とくに体重を減らし、お腹をへこませることに重点を置いた商品が多い。多種多様なデトックスティーが存在しており、ペパーミント、カモミール、ジンジャー、ルイボス、ローズ(バラの花びら)、センナ〔アフリカ原産の植物〕あるいは本物のお茶(緑茶やウーロン茶など)といった原料をさまざまに組み合わせてつくられている。デトックスティーには利尿作用や下剤としての効果があるものもあり、さらに多量のカフェインを含んでいることも多いので、体に対して何らかの作用があるように感じられるのかもしれない。しかしこうした「お茶」の長期的な健康効果は証明されていない。デトックスというコンセプトは人気だが、専門家からはくり返しナンセンスであると指摘されている(デトックスの詳細については、第4章「コールドドリンク」の「健康飲料とは?」を参照してほしい)。さらに悪いことに、デトックスティーが消化不良や、脱水症、避妊薬の効果の阻害、摂食障害の悪化といった問題を引き起こすおそれがあると警告する医師もいる。こうした問題はおもに、デトックスティーに下剤としての効果を持つセンナが含まれているせいだ。

■イェルバ・マテとは何か？

イェルバ・マテ（マテ茶）は、緑茶をすこしいぶしたような味と言われる、とくに南米で人気の飲みものだ。実際、アルゼンチンやパラグアイ、ウルグアイでは国民的な飲料とされていて、コーヒーやお茶、ココアを合わせたよりも人気があるようだ。その評判は高く、「一杯でコーヒーの濃厚さと、お茶の健康効果、ココアの高揚感を与えてくれる」と言われている。なんとすばらしい！　イェルバ・マテは南米原産のモチノキ科の高木（*Ilex paraguariensis*）の葉からつくられる。茶こしを使ったり、ティーバッグをマグカップに入れたり、コーヒーマシーン、カフェティエール〔ピストン付きのコーヒーポット、別名フレンチプレス〕、伝統的なグァンパとボンビージャ〔マテ茶を飲むときに用いる壺とストロー〕を使うなどいろいろな方法で淹れることができるし、ホットでもアイスでも飲むことができ、さらにミルク、蜂蜜、レモン、ミントなど、さまざまなものを加えることができる。もともとカフェインを含んでおり、さらに、テオフィリンとテオブロミンも含まれている。前述したように、お茶やコーヒーにも含まれている覚醒作用を持つ物質だ。ただ普通のお茶と違って、タンニンの濃度が低いため、濃く淹れても苦くならない。イェルバ・マテには、肥満の防止や抗炎症作用など多くの健康効果があるとされている。ただ一方で、イェルバ・マテの摂取が、食道、喉頭、口腔がんの発症につながりうるとの声もある。実際、イェルバ・マテを飲むことによって、こうしたがんのリスクが高まる可能性があるというデータがあるが、なぜそうなるのかは不明だ。高温で飲むのが問題なのか、あるいはイェルバ・マテに含まれる何らかの（単独もしくは複数の）成分が問題なのか、よくわかっていない。

わかっているのは、実際に何が起きているのか解明するには、さらなる研究が必要だということだけだ。有益であるにせよ有害であるにせよ、人間を対象としたイェルバ・マテの実験が求められる。現時点では、チザンや他のお茶の場合と同じく、イェルバ・マテに関するエビデンスの多くは、観察研究か実験室での研究、あるいは動物実験によるものであり、しかも茶葉の抽出物を使っている場合が多い。

■市販のアイスティーとバブルティーについての注意点

暑い日には、ポットにさわやかなアイスティーをたっぷり用意して、自前の特別なレシピで飲むのが好きという人は多いだろう。また国によっては、市販のソフトドリンク売り場にアイスティーが並んでいることもよくある。一見、こうしたアイスティーは飲むと元気の出る、炭酸飲料よりも健康的な選択肢に思える。だが、じつはそうとは限らない。市販のアイスティーには、水とごく少量の紅茶エキス（全体の〇・五パーセント未満）に加えて、砂糖、甘味料、香料などが含まれているのが一般的だ。そのため、お茶だからといって他のソフトドリンクよりも健康上のメリットが大きいわけではなさそうだ。同じことはおそらくバブルティー（タピオカティー）にも言える。ここ数年で、バブルティーの店は爆発的に増えているようだ。台湾生まれで、いまでは世界中で大人気のバブルティーは、紅茶にミルク、砂糖、果汁、それにかみ応えのあるタピオカを加えたもので、ホットでもアイスでも飲める。バブルティーという名前は、丸いタピオカと、つくるときに激しくシェイクすることで生じる泡（バブル）の両方からきている。

コーヒーとは何か？

プロイセン王国の国王であったフリードリヒ二世は一七七七年に、ビールの売上げや消費量への影響を考えて、国民にコーヒーの飲用を禁じたと言われている。彼は、コーヒーよりもビールの方が優れていると力説し、自分も先祖もみなビールを飲んで育ってきたし、多くの兵士がビールで栄養を補給していると言い立てた。そして、コーヒーを飲むものが増えているのは嘆かわしいとも言った。もしフリードリヒ二世が現代に生きていたとしたら、世界の隅々までコーヒーショップが立ち並ぶようになった今の状況は、きっと悪夢でしかないだろう。

コーヒーは、焙煎して挽いたコーヒー豆にお湯を注いで成分を抽出した飲みものだ。世界で三番目に人気の飲みものであり、その覚醒作用により愛されている。多くの人にとって、濃いコーヒーは一日をはじめるにあたってなくてはならないものだ。それなしでは頭がすっきりしないのである。こうした日々の需要から、コーヒーは一大産業になっている。二〇一七年から二〇一八年に生産されたコーヒーの量は一億五九六六万三〇〇〇袋相当（一袋あたり六〇キログラム）と推計されている。世界で一番多くコーヒーを飲んでいるのはフィンランドの人たちで、二〇一六年には一人あたり一二・五キログラム（乾燥重量）を消費した。じつのところ北欧諸国が消費量のトップ5を占めているが、これはおそらく寒い気候を乗り切るためにコーヒーに頼っているからだと思われる。ただ、国際コーヒー機関によると、コーヒーにもっともお金を払っているのはイギリス人だそうだ（イギリスでは二〇一六年時点で、インスタントコーヒー一パウンド〔約〇・四五キロ〕あたりの値段は一一・四五ポンドとなっている。ちなみに同年で比較すると、イタリアは五・二四ポンド、ポーランドはたった二・二三ポンドとなっている）。

コーヒー豆はコーヒーノキから採れる。コーヒーノキに属する種はおよそ一〇〇種程度だと推定されている。小さな低木もあれば背の高い木もあるが、通常、コーヒーの生産に使われるのは後者であり、その高さは一〇メートルに達することもある。コーヒー豆は、コーヒーノキの果実であるコーヒーチェリー（厳密にはチェリーではなくベリーだが）の種子だ。コーヒー業界で流通している種はおもにアラビカ種とロブスタ種であり、アラビカ種が最も大きい割合を占めている。コーヒー豆の三大生産国は、ブラジル、ベトナム、コロンビアだ。コーヒーノキを育てるには特定の環境が必要であり、アラビカ種とロブスタ種でその条件が異なる。アラビカ種の場合、理想的な気温は一五℃から二四℃だが、ロブスタ種の場合はより温暖な二四℃から三〇℃だ。比較的低地でも栽培可能なロブスタ種とは違って、アラビカ種は通常、標高の高い丘陵地（きゅうりょうち）で栽培され、他の品種に比べて降雨量が少なくても問題ない。アラビカ種のコーヒー豆は概してロブスタ種のコーヒー豆よりも甘みが強く、風味が複雑であるとされている。さらにカフェインの含有量がはるかに少ない（ロブスタ種のコーヒー豆の約半分）。一方、ロブスタ種のコーヒー豆は、原料となるコーヒーノキが丈夫なうえに、標高が低い場所で栽培できるので収穫しやすいため生産量が多くなり、アラビカ種よりもコストが低く抑えられる。そのため、インスタントコーヒーをはじめとする安価なコーヒーに使われることが多い。

　コーヒーチェリーはコーヒーノキから収穫したあと、まず種子（コーヒー豆）とその外側の部分を分離する。処理方法にはおもに二通りある。果肉除去機を使ってコーヒーチェリーから皮と果肉を取り除いて洗って乾燥させる方法と、コーヒーチェリーを並べて天日干しにしたあとに果実からコーヒー豆だけを取り出す方法だ。そしてコーヒー豆は大きさと重さで選別され、等級分けされる。この段階のコーヒー豆は生豆（グリーンビーンズ）と呼ばれており、この時点で袋詰めされて売られることもある。この次に、もっとも重要な「焙煎（ばいせん）」がおこなわれる。焙煎することによって、コーヒーの香りと風味が生まれるのだ。コーヒーには一〇〇〇種類を超える風味成分が含まれていると推計されており、焙煎の条件を調節することで、その風味の特性を変えることができる。具体的には、コーヒー豆を一八〇℃から二四〇℃で、一五分から二〇分のあいだ煎る。豆が茶色くなるにつれて、カフェオールというコーヒーに独特の香りと風味を与える油がしみ出てくる。焙煎する温度が高く、時間が長いほど、淹れたときの香りと風味は強くなる。浅く焙煎した場合には、それぞれのコーヒー豆が持つ風味が出やすくなり、香りは薄めで苦みは弱い。深く焙煎したときよりも酸味と甘みが強いのも特徴だ。逆に深煎りした場合は、焙煎したことによる特徴が強く出て、酸味は少なくなり、苦みが強く、微妙な風味は失われがちだ。そして中煎り（ミディアム・ロースト）の豆は、浅煎りと深煎りの中間の香りと風味を持ちつつ、しっかりとしたコクも備えている。深煎り（ダーク・ロースト）豆で淹れた濃厚な風味のコーヒーは、カフェイン含有量が多く、強い味がすると思うかもしれないが、じつは逆だ。浅煎り（ライト・ロースト）の方が実際にはわずかにカフェイン含有量が多いのである。

焙煎されたコーヒー豆は淹れ方や器具（エスプレッソマシーン、フィルター、カフェティエール、インスタントコーヒーなど）に応じた大きさに挽かれる。そうすることで表面積が増え、風味や他の成分を抽出しやすくなるからだ。インスタントコーヒーは、焙煎した豆を使って淹れたコーヒーを乾燥させてつくられる。コーヒー液を乾燥させる方法には二種類あり、フリーズドライ製法（コーヒー液を凍らせ、細かく砕いて粒状にし、低温で乾燥させる）と、スプレードライ製法（コーヒー液を熱風に向けて噴射し、水分を蒸発させて微細なパウダー状にし、パウダー同士をくっつけて粒状にする）だ。

■コーヒーを淹れる技術

このような見出しをつけたが、じつはコーヒーを淹れるのに特別な技術などない。どのように淹れるかは、ほぼ好みの問題だからだ。とはいえ、コーヒーの味を最大限引き出すためにできることはいくつかある。

まず、道具を清潔にし、新鮮な水を使うことが最優先だ。たとえば、コーヒーマシーンやカフェティエールにコーヒーかすが残っていたり、フィルターが汚れていたりしたら、カフェオールが余分に出たり水垢がたまっているせいで、コーヒーの味が変わってしまうかもしれない。また、言わずもがなだが、コーヒーの味は使用する豆の品質以上のものにはならない。好みに合わせて、コーヒー豆の品種やブレンド、焙煎度合いを選ぼう。焙煎したばかりの豆を使う方が味は良くなる。同様に、最高の一杯を淹れたいなら、挽きたての豆を使った方が良いだろう。コーヒー豆やコーヒー粉を出来るかぎり新鮮に保つ一番のコツは、少量をちょくちょく買うことかもしれない。コーヒーの成分をしっかり抽出するには熱湯で淹れることが必要だが、沸騰したお湯を使ってしまうと風味を損ないかねない。また、抽出時間も重要だ。豆や粉から風味成分が溶け出すのに十分な時間は必要だが、あまりに成分が出すぎて苦くなってしまうほど長くてもいけない。かかる時間は使う器具によっても変わってくる。

フィルターマシーン（別名ドリップ式コーヒーメーカー）からストーブトップ・エスプレッソメーカー（モカ・ポット）、カフェティエール（フレンチプレス）。エアロプレス、プアオーバー（ハンドドリップ）まで、コーヒーはさまざまな器具を使って淹れることができる。まずフィルターマシーンは、まさにその名のとおり、コーヒー粉を載せたフィルターにお湯を注いでコーヒーを淹れる機械だ。使用するフィルターは紙製であることが多く、原料である針葉樹のパルプは格子状の構造をしているので、コーヒー粉はフィルター上に残り、抽出したコーヒー液だけがフィルターを通過する。まずはマシーンにコーヒー粉を入れて、ウォータータンクに水をセットする。水がマシーン内で熱され、沸騰してお湯になると、セットしたフィルターの上に注がれる。熱湯がコーヒー粉のなかに染みとおり、油分や風味をはじめとしたさまざまな成分を抽出し、コーヒーができあがる。

次にストーブトップ・エスプレッソメーカーだが、これは三つの部品に分かれている。一番下の部分には水が入り、真ん中の部分にはコーヒー粉、そして一番上の部分には最終的にコーヒーができる。このエスプレッソメーカーをストーブ（あるいはコンロなど）の上に置いて加熱すると、一番下の部分に入れた水が沸騰して水蒸気が発生する。それによって最下部の中が加圧された状態になり、上部まで通じるノズルを通してお湯が押し上げられ、真ん中の部分に入り込んでコーヒー粉に染みとおる。そうして抽出されたコーヒー液はさらに上に押し上げられ、一番上の部分に噴出して溜まり、コーヒーができあがる。

また、カフェティエールでは、ティーポットでお茶を淹れるときのように、挽いたコーヒー豆に熱湯を注ぐ。ちょうどいい濃さになるまで時間が経ったら、プランジャーと呼ばれる金属製のピストンを押し下げて、コーヒー粉を底に押し込める。プランジャーがフィルター代わりになるので、カップにコーヒーを注いだときにコーヒーかすが混じらない。

エアロプレスは空気圧を使ってコーヒーを抽出する、比較的新しい器具だ。まず、エアロプレスの本体（チャンバー）にコーヒー粉を入れてお湯を注ぎ、数秒間かき混ぜる。次に、フィルターのついたキャップをチャンバーにはめて、ひっくり返し、カップの上にセットする。そして、チャンバーにセットしたプランジャーを押し下げると、チャンバー内に閉じ込めた空気に圧力がかかり、フィルターを通してコーヒーの抽出液がカップに注がれる。これはエスプレッソをつくるのに一番簡単な方法だとされているが、エスプレッソ以外のコーヒーを淹れる場合にも使われる。

最期にプアオーバーだが、これもその名のとおりの方法だ。コーヒー粉をフィルターの上に載せ、お湯をその「上から注ぐ（プアオーバー）」。すると、コーヒー液がゆっくりとカップのなかに滴り落ちる。これはフィルターマシーンによく似ているが、マシーンの場合はお湯の温度を機械の自動設定に頼るところを、プアオーバーなら自分で調節できるなど、両者には微妙な違いがある。

さて、ことコーヒーの淹れ方に関してはこれだけの選択肢が用意されているのだから、道具について不満はないだろう。実際、コーヒー好きはみな、淹れ方と道具にこだわりを持っているが、その選び方はほとんどが好みによると言える。要するに、コーヒーを淹れる方法はたくさんあり、そのなかから自分に合ったものを選択すべきだということを覚えておくといい。

■一杯の「ジョー」を淹れる

話を先に進める前に、なぜコーヒーが「ジョー」と呼ばれることがあるのか考えてみよう。じつは、このフレーズの起源ははっきりしていない。諸説あるが、その多くは、この語の由来はアメリカだとしている。まず一つは、「ユア・アベレージ・ジョー（平凡な人）」という言い方があるように、「ジョー」という言葉は普通の人を指すことがあり、コーヒーは普通の人がよく飲むものなので、「カップ・オブ・ジョー」になった、という説がある。また言語学者たちによると、「ジョー」は、一九三〇年代にコーヒーの俗称として使われたジャモカ（ジャワとモカの二種類のコーヒー豆のブレンドを表す語）という言葉を縮めたものではないかという。「カップ・オブ・ジャモカ」という言い方が縮まって「カップ・オブ・ジョー」になったというのはあり得る話だ。もう一つの説では、ジョーという語が指しているのは、一九一四年にアメリカの艦船内での飲酒を禁止した当時の海軍長官、ジョセファス・ダニエルズだという。この禁酒令により、水兵たちが酒のかわりにコーヒーをたくさん飲むようになったため、コーヒー飲用が増えたのは、ジョセファスが原因だと考えられて、その名を縮めた「ジョー」という語がコーヒーを指すようになったというのだ。だが、この説には異論が多く、根拠にいろいろと穴があると指摘されている。いま挙げた以外にも多くの説があるが、その由来がなんであれ、「カップ・オブ・ジョー」という言葉は何十年も前から存在しており、定着している。

さきほどは家庭でコーヒーを淹れる際のいろいろな方法を紹介したが、私たちは外出先でコーヒーを購入して飲むことが多く、世界各地のコーヒーショップは大きな利益を上げている。いまでは非常にバラエティに富んだコーヒーが提供されていて、それぞれが強い特徴を持ち、独自のファンがついている。たった一杯のコーヒーを注文したときに提示されるコーヒーやトッピングの選択肢があまりにも多くて、圧倒されてしまう人もいるだろう（「スキニーソイシナモン・ドルチェラテ」とか）。それでは、大手コーヒーチェーンで販売されている、コーヒーのスタイルの違いをざっと見てみよう。

私たちの購入するコーヒーの多くは、エスプレッソをベースに他の材料を組み合わせたものだ。一応言っておくと、エスプレッソとは深煎りしたコーヒー豆に蒸気で圧力をかけて抽出した、濃いブラックコーヒーのことで、濃縮したコーヒーの一種と言っていい。アメリカーノは、たんにエスプレッソをお湯で薄めたものだ。第二次大戦中にイタリアに駐留していたアメリカ人兵士たちが、当地のエスプレッソを自分たちのなじみの味に近づけるためにお湯で割ったことからこの名がついたと言われている。コーヒーショップでもっとも人気のあるコーヒーの一つであるカプチーノは、エスプレッソにスチームミルク（蒸気で温めたミルク）とフォームミルク（蒸気で泡立てたミルク）を加えたものだ。さらに削ったチョコレートやチョコレートパウダーを載せることもある。イタリアではカプチーノは、朝食時かおそくとも午前中に飲まれるものだ。それゆえ旅行者は、店員にいやな顔をされるのでカプチーノを午前一一時以降に頼まないようにとアドバイスされることが多い。カフェラテ（イギリスで二〇一七年から二〇一八年のあいだにもっとも頻繁に購入されたコーヒー）は、泡の浮いたスチームミルクにエスプレッソを加えたものだが、オーストラリアとニュージーランドでとくに人気のある「フラットホワイト」は、エスプレッソの上から、泡の浮いていない「フラット」でクリーミーなスチームミルクを注ぐ。マキアートはカプチーノに似ているが、スチームミルクが入っておらず、エスプレッソの上に直接、フォームミルクを乗せたものだ。カフェモカはカフェラテのバリエーションの一つで、エスプレッソにスチームミルク、ホイップクリーム、チョコレートシロップを加える。

コーヒーポッドとコーヒーカプセルの違いについては、また別の問題だ。この二つは、コーヒーをつくるティーバッグのようなもので、コーヒーカプセルはアルミ箔のシールで蓋をしたプラスチックの容器のなかに、一回分のコーヒー粉が入っている。コーヒーポッドの場合、コーヒー粉はペーパーフィルターに包まれている。コーヒーマシーンにカプセルやポッドをセットすると、ホイルのシールが破れて、熱湯が高圧でコーヒー粉に浸透し、マシーンの下に置かれたカップに注がれる。これは従来のエスプレッソマシーンと似ているが、コーヒーを淹れるのがより簡単で、面倒な作業がいらないため、非常に人気を博している。できあがりにムラがないうえに、お店で提供されるのと同じ種類のコーヒーが（バリエーションはお店より少ないとはいえ）数分の一の値段で飲める。ただ、個別に包装されているので無駄が多く、基本的には環境にやさしいものではない。さらに家でコーヒーをつくるほかのやり方に比べてコーヒーポッドとコーヒーカプセルは高価で、一回分の量を調節することもできない。

また、世界にはこれ以外にも、地域ごとにいろいろなコーヒーの淹れ方がある。トルココーヒーをつくるには、ジェズヴェと呼ばれる小さな真鍮あるいは銅製のポットに水と細かく挽いたコーヒー豆と、場合によっては砂糖やスパイスを加えて煮る。すると、泡がたっぷりと浮き上がった濃いブラックコーヒーができあがる。フィルターを使っていないのでコーヒーかすも入ったままだが、底に沈んでいるのでほとんど口に入ることはない。ユンヨン（鴛鴦茶。コピ・チャムとも呼ばれる）は、ホットでもアイスでも飲まれているマレーシアのコーヒー飲料で、ブラックコーヒーとミルクティーをブレンドしたものだ。ベトナムのカフェチュン（エッグ・コーヒー）は、卵黄と砂糖、コンデンスミルクを入れたコーヒーだ。メキシコには、カフェ・デ・オジャという、コーヒー粉と甘蔗糖、シナモンスティックを土鍋で煮だしてつくる伝統的なスパイスコーヒーがある。ちなみにスパイスを使ったコーヒーは、モロッコ、セネガル、サウジアラビアなどでも人気がある。また、コーヒーにアルコールを加えるのもポピュラーだ。アイリッシュコーヒーにはクリームと砂糖のほかに少量のアイリッシュウイスキーが入っているし、ドイツのファリゼーアコーヒーの場合はウイスキーのかわりにラム酒が入っており、最後に削ったチョコレートを乗せる。ポルトガルで人気のマザグランというアイスコーヒーは、エスプレッソにレモンジュースまたはレモンソーダを加えたものだ。

■コーヒーには何が入っているのか？

では芳香化合物とカフェオール以外に、コーヒーには何が入っているのだろうか？　覚醒作用のあるカフェインとその他のメチルキサンチン類は、まず最初に頭に浮かぶであろう、もっともよく知られているコーヒーの成分だ（「カフェインとは何か？」の項目に説明がある）。焙煎前の生豆では、クロロゲン酸類が全体（乾燥重量）の一〇パーセント以上を占めており、メチルキサンチン類よりも含有量が多いのだが、焙煎によってその多くが分解される。こうした抗酸化物質は、コーヒーの苦みのもとであるとともに、コーヒーを飲んでいる一部の人に胃食道逆流症が起きる原因でもある。また、クロロゲン酸類は腸で分解されるため、腸内細菌を活性化してプレバイオティクスとして機能する可能性がある。さらに抗炎症作用もあるかもしれない。この分野の研究はまだ初期の段階だが、それでも腸内環境（あるいは腸内細菌叢）に関心が高い現在の流れを受けて、コーヒーが腸に及ぼす効果の調査はこれからますます盛んになるだろう。

ジテルペン類（おもにカフェストールとカーウェオール）は、コーヒーに含まれる油性物質である。これらの物質の効果に関するエビデンスはいまのところ、一貫していない。一部の研究によると、こうした化合物がコレステロール値——とくに悪玉コレステロールと呼ばれているLDL（低密度リポタンパク質）——を上げるそうだが、ありがたいことに、そうした影響はフィルターでろ過していないコーヒーを飲んでいる人だけに限定されている。ここで言うろ過していないコーヒーとは、カフェティエールで淹れたものやトルココーヒーなどを指すが、ほとんどの人はフィルターでろ過したコーヒーを飲んでいる。どうやらこれらのジテルペン類はフィルターにひっかかるようだ。ただ、ジテルペン類には良い効果もある可能性があるが（たとえば、抗がん作用など。ただし研究はまだまだ初期段階なので、効果を証明するには至っていない）、ろ過の過程でこうした効果は失われていく。

トリゴネリンはコーヒーの重量の約一パーセントを占める化合物であり、焙煎中に風味成分を生成するのに一役買っている。トリゴネリンの多くは焙煎中の熱によって分解し、それによっておもにピリジンが生成される。ピリジンはコーヒーに特徴的な甘くアーシーな香り（素朴で土のような風味）を生み出す一因となっている。トリゴネリンが分解される際のもう一つの副産物が、ナイアシン（ビタミンB_3とも呼ばれる）だ。ナイアシンは体内で食べものをエネルギーに変える際に使われ、神経系、消化器系または肌を健康に保つのに重要な働きをする。アメリカーノスタイルのコーヒー一杯には一ミリグラムから三ミリグラム程度のナイアシンが含まれている。ナイアシンの一日あたりの推奨摂取量は女性で一四ミリグラム、男性で一六ミリグラムなので、一日に二、三杯コーヒーを飲めば、この必須ビタミンをうまく摂取できるだろう。また、トリゴネリン自体にはほかにも健康効果があるかもしれない。一部の研究では、虫歯の原因となるミュータンスレンサ球菌（*Streptococcus mutans*）が歯に付着するのを防ぐ効果があるとされているため、トリゴネリンは虫歯の予防に役立つ可能性がある。

ちなみに歯といえば、着色の原因になるのはお茶のタンニンだけではない。コーヒーを飲む人にも歯にステインが付着する。タンニンの含有量が多い紅茶の方が影響が大きいのはたしかだが、コーヒーに含まれている成分も笑ったときに見える歯に汚れを残す。コーヒーには色原体がたくさん含まれており、歯のエナメル質に付着する暗い色の色素が含まれている（コーヒーが黒っぽく見えるのはそのためだ）。そしてタンニンとそうした色原体が結合することで、その粘着性が増す。紅茶の場合はタンニンと結合するミルクを加えることでステインを減らすことができたが、コーヒーにミルクを入れても、歯を汚す色原体は残ってしまう。ただ、それでもミルクは、一部のタンニンと結合してその直接的な着色効果を弱めるだけでなく、色原体とタンニンを結合しづらくさせることで粘着性を低下させる効果もある。

ゴキブリはコーヒーが好き?

コーヒーを淹れる際には、お湯と一緒に非常に多くの化学物質がカップに入ることになる。そのうちの一つが、アラビカ種のコーヒーに含まれる2-エチルフェノールだ。これは、コーヒーの香りを構成する成分だが、同時にゴキブリが分泌するフェロモン(個体同士が情報をやりとりするのに使う化学物質)にも、この成分が含まれている。ゴキブリがとりわけコーヒーに惹きつけられるのかどうかはまだわかっていない――イエスという人もいれば、ノーという人もいる。だが、気候が温暖な場所では、ゴキブリがよくコーヒーマシーンのなかをすみかにしていることがある。十分に注意してほしい。

コーヒーの準備や淹れ方、最終的にどのような形で提供するかには、多くのバリエーションがある。そのため、当然ながら一杯のカップに含まれるさまざまな化合物の濃度は、それによって大きく左右される。

コーヒーと健康

コーヒーに含まれる個々の成分の効果がどうであれ、この飲みものが(加えられるクリームやシロップは別として）健康に良いとつねに言われてきたことは間違いない。しかし、根拠はあるのだろうか？

まず第一に、多くの観察研究によると、普段からコーヒーを飲むと早死にするリスクが下がるという。コーヒー好きにとってはうれしい話だろう。さらに観察研究では、おそらくコーヒーは特定のがんの発症リスクを抑える可能性が高いという結論が出ている。コーヒーを常飲すると心臓に悪影響があるという声も一部にはあるが、これには科学的な裏づけがない。飲み過ぎでもしない限り、コーヒーが冠状動脈性心疾患やうっ血性心不全、心臓突然死のリスクを高めることを示す確たる証拠はない。逆に、メタ分析からは、コーヒーには心血管疾患、パーキンソン病、脳卒中のリスクを低下させたり、２型糖尿病、肝疾患、胆石症を予防するといった効果があることを示す十分な証拠が見つかっている。とりわけ2型糖尿病の発症リスクを下げる効果を裏づける証拠は有力だ。一〇〇万人を超える人間を対象にした研究によると、普段からコーヒーを飲むことで、２型糖尿病の発症リスクが三割も減少する可能性があるという。

脳についてはどうだろう？　カフェインが脳に及ぼす影響についてはかなり多くの研究があるが、知りたいのは飲みものとしてのコーヒーの効果だ。コーヒーが、短期的には知的能力を向上させ、また長期的には認知機能の低下を防いだり、認知症の予防効果があるという複数の報告がある。ただ、短期的な効果に関するエビデンスを見てみると、研究ごと、被験者のグループごと、認知機能の判定法ごとにまったく一貫性のない結果が出ており、矛盾したものになっている。普段からコーヒーを飲んでいる人（たとえば高齢女性）が認知機能や記憶の検査で他の人より良い成績を出した研究もあれば、いろいろ試みたにもかかわらず、コーヒーと認知能力のあいだに有意な関連が（たとえば高齢男性には）見つからなかったという研究もあるようだ。

起きてコーヒーの匂いを嗅ぐ

コーヒーの香りを嗅いだ人とそうでない人を比較した、ある変わった研究によれば、（嗅いだだけで、飲んでいなくても）前者の方がビジネススクールでよく実施される適性検査の成績が良いという結果が出た。この研究では、一〇〇名ほどのビジネススクールの生徒を対象にテストを実施したあと、さらにその出来映えに関するアンケートに答えてもらった。するとコーヒーの香りを嗅いだ被験者たちは分析力を測る適性検査の成績が良かったうえに、自分が良い成績をとっているだろうと予想していることがわかった。言い換えれば、彼らはコーヒーが注意力などの生理的能力の向上と関係していると考えていたので、分析力を問うテストがうまくいったと「信じて」いたのだ。研究者たちは、コーヒーの香りには、実質的にプラセボ効果があり、パフォーマンスに影響を与えている可能性があると結論づけた。これを聞くと、集中力を必要としている仕事に取りくむときには、たとえ飲まないとしても濃いコーヒーを一杯淹れて、かたわらに置いておく価値があるのかもしれないと思えてくる。

長期的な効果については、現在までの研究結果によると、定期的なコーヒーの摂取が、認知能力の低下防止や、認知症やアルツハイマー病の発症リスク低下と関連していることを示す兆候がいくつか見られる。だが、データは確固としたものではなく、エビデンスは現時点では決定的とは言えない。適切に設計された大規模な試験が実施されるまで、コーヒーが脳に及ぼす影響については慎重に解釈する必要がある。

また、カフェインは長いあいだ、身体能力の向上とも結びつけられてきた。この分野の研究はスポーツ選手を対象にしておこなわれることが多いが、カフェインはアスリートではない人のパフォーマンスも向上させるというエビデンスがある。これはそれほど意外ではないかもしれない。では、覚醒効果のあるカフェインという化合物からだけでなく、コーヒーという飲みものからも同じ効果を得られるのだろうか？　コーヒーが、持久力を必要とするサイクリストやランナーのパフォーマンスを向上させることを示す証拠はそれなりに存在する。多くの研究で、少なくとも持久力テストがはじまる四五分前にコーヒーを飲んだ人は、成績が上がるという結果が出ているのだ。

ここまでの話を総合すると、どうやらコーヒーにはさまざまな健康効果がありそうだが、それはすべてカフェインによるものなのだろうか？　カフェインを添加した、エナジードリンクも同様に健康に良いのだろうか？　結局のところ、健康効果をめぐるニュースのなかで私たちが目にする記事の多くは、カフェインに関するものだ。もしかしたら、カフェインこそまさに万能の特効薬なのかもしれない。ただ、私たちはコーヒーと言えばすぐにカフェインが思い浮かぶとはいえ、どうやらこの飲みものの健康上のメリットは、実際にはさまざまな化合物が組み合わさって生じているようだ。コーヒーを飲むことによる健康効果の多くは、カフェインレスコーヒーを飲んでいる人にも見られる。つまり、コーヒーの健康効果をもたらしているのは、おそらくカフェインだけではなく、それ以外の多様な化合物によるものなのだ。要は、コーヒーの効果に関する説明と、カフェインの効果についての説明は同じではない――両者の説明を入れ替えることはできないということだ（タブロイド健康雑誌にはとくに自戒してもらいたい）。

ただ、コーヒーの潜在的な健康効果に関するすべての研究で、しっかりとした証拠が得られたわけではない。たとえば、食事の前に一杯のコーヒーを飲むだけで、食欲を抑制し、体重を減らせたらどんなにいいかと思う人は多いだろう。「コーヒーが食欲を抑えるのに役立つ」というのはよく耳にする話だが、もしそれが本当ならば、きっと皆から歓迎されるはずだ。だが、これまでの研究ではこれを裏づける有力な証拠は得られていない。さらに、そのほかのさまざまな健康状態についても、コーヒーの摂取と関係があるかどうか研究されているが、まだ確実な証拠が不足しているので、「真の」効果は確認されていない。

人によっては、コーヒーを飲むことがマイナスになる場合もある。コーヒーの大量摂取は、低体重児の出産、早産、流産につながることが多いため、公衆衛生当局は妊娠中のカフェイン摂取を控えることを強く推奨している。また、大量摂取は骨の健康にも悪影響を及ぼすおそれがある。コーヒーを多く飲む女性は骨折のリスクが高まるとする研究があるが、男性の場合はコーヒーを多く飲む人の方が骨折のリスクが低いという結果が同じ研究から出ているため、コーヒーと骨の健康の関係ははっきりしない。ここからわかるのは、コーヒーに対する反応は個人差が大きいため、集団から得た調査結果を一般化して個人にあてはめてもうまくいかないということだ。

また、コーヒーの健康効果を信じたいのであれば、それが生じる理由を理解する必要もある。なぜコーヒーは心臓の働きを助け、糖尿病のリスクを下げ、がんを防ぐのだろうか？　コーヒーと健康の関係の背後にあるメカニズムは複雑で、理解が非常に難しく、現在多くの研究がこの問題に取り組んでいるところだ。健康上のメリットについては、どうやらコーヒーの種々の成分（カフェイン、クロロゲン酸類、ジテルペン類など）が単独で、もしくは組み合わさって、さまざまな効果を発揮しているようだ。また運動能力の向上については、メチルキサンチン類の覚醒作用が鍵だと考えてよいだろう。そこではコーヒーに含まれるカフェインが、アドレナリンの生成に影響を与えるだけでなく、運動にともなう疲労感を軽減すると考えられている。また、コーヒーの抗酸化・抗がん作用は、肝臓など体内のほかの箇所で効果を発揮している可能性が高い。健康上のメリットを持つコーヒーを飲んだとき、体のなかで実際に何が起こっているのかについては、研究によってさらなる解明が待たれる。

科学的研究によると、コーヒーの健康効果を証明する証拠は若干存在し、コーヒーが多くの人の健康に害を及ぼすことを示す証拠はごくわずかに存在する、ということになりそうだ。ただ、おそらくあなたが知りたいのは、潜在的な危険を避けながら最高の効果を得るにはどれくらい飲めばいいのかということだろう。コーヒーに健康上のメリットありとする多くの研究結果をふまえると、妊娠中や特定の疾患のリスクが高い人を除く普通の人にとって、一日にだいたいカップ三杯か四杯というのが（まったく飲まない場合と比較すると）理想的な量のようだ。参考にしていただければ幸いだ。

ココアとは何か？

チョコレートのことを想像するだけでよだれが出てくる（これは私だけではないはずだ）。そこには私たちを惹きつけ、求めてやまないようにさせるような何かがある。個人的には固形の状態が好きだが、同じくらい飲むことを好む人も多いはずだ。こうしたチョコレートの需要は、はるか昔から存在していた。カカオは何世紀にもわたって消費されてきたもので、古代の南米文化における重要な作物であった。たとえば、マヤ人は婚姻の儀式の際にカカオを使った飲みものをつくっていた。そして一七世紀の半ばにスペインの探検家たちがこの飲みものをヨーロッパに伝えると、フランス中で人気を博すこととなった。さらに、一人のフランス人が最初のホットチョコレートの店をロンドンにオープンし、一八世紀になるまでに「チョコレート・ハウス」と呼ばれるこうした店はイングランドでよく見られるようになった。

ココアはカカオノキ（*Theobroma cacao*）の実からつくられる。熱帯の植物であるカカオノキは、生育に高温多湿な気候を必要とするため、世界のカカオ豆のほとんどは西アフリカ諸国で採れたものだ。この人気の作物に対する需要は高いにもかかわらず、カカオの大多数は小さな農園で生産されている。

カカオ豆とは、実際には、堅い皮に包まれたカカオの実（果実）のなかにある種子のことだ。一つの実のなかにおよそ二〇から五〇個ぐらいの「豆」が入っている。木から収穫したあと、カカオ豆を積み上げてカバーをかけて、豆（種子）を包んでいる果肉（カカオパルプとも呼ばれる）の層を温めることで発酵させる。それから乾燥させて洗浄し、袋に詰めて運び、食用にするための工程を開始する。

その後、カカオ豆を焙煎し、チョコレートの色と風味を引き出す。豆の種類とどんな製品をつくるかによって焙煎の温度と時間の長さは変わってくる。次に豆の皮を取り除いて、カカオニブ（胚乳）をすりつぶしてペースト状にする。すりつぶす過程で熱が生じ、ニブに含まれる油脂（ココアバター）が解けてペースト状のカカオリカーになる。リカー（液）という名称だが、カカオリカーは室温では固体になる。カカオリカーの酸度を低下させるために、炭酸カリウムなどのアルカリ剤で処理することもある。そうすることで、色が濃く、マイルドで、よりチョコレートの味に近くなる。そして、このカカオリカーをプレスして圧搾し、ココアバター（油脂分）とココアケーキ（ココアバターを取り除いた固形物）に分離させる。ココアバターはチョコレートの製造に使用され、ココアケーキを粉砕してココアパウダーにする。

山のような量のカカオ豆

一パウンドのチョコレートをつくるのに、およそ四〇〇個のカカオ豆が必要となる。これはカカオの実一つから一本のチョコレートバーができるということだ。カカオの木一本からとれるカカオの実は年におよそ三〇個から五〇個であり、しかもそれぞれの木が実をつけるまでに三年から五年がかかることを考えると、人間が毎年消費する量のチョコレートを生産するには途方もない数のカカオノキが必要になるのがわかるだろう。私たちは一年に四五〇万トン以上のカカオ豆を平らげているのだ。

■ホットココアとホットチョコレートの違いは何か?

ホットココアはココアパウダーからつくられたものだ。一方、厳密な分類にしたがえば、ホットチョコレートはココアバターを取り除いていないダークチョコレートからつくるものを指す。そのため、本物のホットチョコレートは、ココアよりコクのある飲みものとなる。どちらの場合も、ココアパウダーもしくはチョコレートに、温めたミルク、お湯、砂糖、香料などのさまざまな材料を混ぜ合わせてつくる。ココアパウダーを購入して、好みの材料を加えて自分でつくることもできるが、もっと手軽なお湯やミルクを注ぐだけのインスタント商品の方がはるかに人気がある。

カフェで注文するようなホットチョコレートドリンクや、自宅でつくる小袋に入ったインスタントの「ホットチョコレート」パウダーには、普通、はじめから多くの材料が追加されている。たとえば、スターバックスの「シグネチャー・ホットチョコレート」の原材料は次のとおりだ。ミルク、水、シグネチャー・ホットチョコレート(砂糖、アルカリ処理されたココアパウダー、ミルク、ココアバター、バニリン)、ホイップクリーム(クリーム、砂糖、噴射剤［亜酸化窒素、窒素］、乳化剤［E471、香料］、安定剤［カラギーナン］)[7]。これがキャラメル味のバージョンになると、さらに次の材料が追加されることになる。キャラメルフレーバーシロップ(砂糖、水、天然香料、着色料［リンゴ、にんじん、ハイビスカス、糖蜜］、pH調整剤［クエン酸］、保存料［ソルビン酸カリウム］)、キャラメルソース(砂糖、ブドウ糖［デキストロース］、水あめ、バター、果糖、ダブルクリーム［乳脂肪分が四八パーセントの濃厚なクリーム］、脱脂粉乳、天然香料、乳化剤［大豆レシチン、E471］、pH調整剤［クエン酸ナトリウム、塩］、安定剤［三リン酸エステル］、消泡剤［ジメチルポリシロキサン］)[8]。

見ているだけで圧倒されるようなリストだが、こうした添加物はなぜ含まれているのだろうか？　それは、風味を良くするだけでなく、飲みものにとろみをつけたり、色を良くしたり、あるいは乾燥状態での保存中の品質を安定させたり保存可能な期間を延ばすことで、味のばらつきをなくすなど、多くの役割を果たしている。

■カカオを使った飲みものには健康効果があるのか？

カカオを使った飲みものによる健康効果は、どんなものを混ぜたか、またどのようなつくり方をするかによって大きく左右される(大きなマグカップに、マシュマロとホイップクリームをトッピングした砂糖や食品添加物たっぷりのホットチョコレートが、トッピングなしのシンプルなホットココアと同じ効果をもたらす可能性は低いだろう）。ココアの有意な効果を知るためには、ココア自体の効果を、チョコレート由来の産物や添加された材料から切り離して考える必要がある。

ココアパウダーには驚くべき量の食物繊維（総成分のおよそ二六から四〇パーセント）にくわえ、タンパク質、糖質、脂質、ミネラル、ビタミンが含まれている。まさに、必要な栄養素が全部入っているといった感じだ。ココアにはさらにカフェイン、テオブロミンといったメチルキサンチン類も含まれている。これらの成分が非常に高い健康効果を持っている可能性があるにもかかわらず、なかでも多くの研究者たちが注目しているのは、ココアに豊富に含まれているポリフェノールの一種であるフラボノイドだ。観察研究によると、ココアの摂取が血圧に良い効果をもたらすことが示されている。ココアに含まれるフラボノイドは心臓の健康に良いとされ、動脈硬化を防ぎ、血液が正常に流れるのを保つのに役立つと言われる。ただ、こうした証拠の大半は動物実験から得られたもので、人間への効果が十分に実証されたわけではない。ココアには抗酸化・抗炎症作用もあることが示されており、がんを予防するかもしれないので関心も高まっている。しかし、この分野の知見はまだ限られており、こうした効果を裏づけるには、厳格な手順に則った臨床介入研究をおこなう必要がある。

ただ、ココアには有益な成分が含まれているのかもしれないが、ほとんどの人は、なにかしらの実際の効果を得るのに十分な量を摂取していない。チョコレートの形態であれば、たくさん食べたいと思うだろうが、そうすると健康に悪い脂質や砂糖が一緒についてくるため、健康効果を打ち消し、むしろ害になる可能性が高まる。ココア自体は苦いので、多くの人にとってはココアだけの摂取量を増やすのは少々難しい。実際に血圧に効果が見られたのは、世界各地の小さな共同体で暮らす人たちであり、彼らはココアを——とくにポリフェノールが豊富なココア——を大量に飲んでいた（たとえば、パナマの島々に暮らすクナ族には高血圧の人が非常に少ないが、彼らは自家製のフラボノイドが豊富なココアを一日に五杯飲む）。さらに、われわれの多くが飲んでいるココアは、商品にするために多くの工程を経ており、それぞれの工程で有効成分が少しずつ失われていくせいで、効果をもたらす成分がかなり減っている可能性がある。たとえば、加工する前の生のカカオ豆あるいは発酵させたカカオ豆に含まれている（フラボノイドの一種である）フラボノールは、カカオ豆の重量の一〇パーセントにのぼるが、最終的にできるココアパウダーにはおよそ三・六パーセントしか含まれていない。

カカオを使った飲みものについてはお茶やコーヒーほど研究がおこなわれていないため、その効果を裏づける証拠はまだあまり多くない。とはいえ、現時点でココアの健康効果に関する研究結果は一貫していないものの、観察研究、作用メカニズムの研究、介入研究の結果を総合すると、前途有望であるようだ。また、仮にたいした効果はない、という結論が出たとしても、こうした飲みものがおいしいことにはかわりない。食べものや飲みものは、ときに栄養価以上の価値を人生にもたらしてくれるのだから。

麦芽乳飲料とは何か？

麦芽乳飲料は「ドリンク界のライナスの毛布」とでも言うべき存在で、世界中の多くの人びとの就寝前のルーティーンにおいて中心的な役割を果たしてきた。そして、じつのところ麦芽乳飲料とは何かといえば、大麦麦芽[9]に砂糖やその他の材料を加えた、普通はホットで飲むミルクのような飲みものだ。挽いた麦芽にお湯を加えると、でんぷんが分解されて、麦芽糖（マルトース）という糖類の一種が生成される。そもそも麦芽とは、乾燥させた大麦を水に浸して発芽させたものを、ふたたび乾燥させて焙煎したものだ。大麦が発芽しはじめ、でんぷんの含有量がピークに達したタイミングで、乾燥・焙煎をおこない発芽を止める。こうすることででんぷんを糖に変換しやすくなる。麦芽は他にもさまざまな方法で加工することが可能であり、たとえばビールの醸造（これについては第5章「アルコール飲料」で詳しく解説する）や食品の製造などに用いられる。食品や麦芽飲料では麦芽エキスがよく使われている。そのつくり方は、まず麦芽にお湯を加えて酵素を活性化させ、麦芽に含まれているでんぷんとタンパク質を糖とアミノ酸に分解する。そしてその溶液から水分を蒸発させることで、濃厚で粘りのある麦芽エキスができる。エキスはそのまま使うこともできるし、さらに乾燥させて粉末にすることもできる。こうして麦芽は、香ばしい風味と色、甘みを麦芽飲料に与えるのだ。

麦芽飲料の有名なブランドとしては、ホーリック（イギリスのホーリック兄弟が、一八七三年にアメリカで設立した会社により製造開始)、オバルチン(一九〇四年にスイスの化学者アルベルト・ワンダーによって開発され、「オボマルチン」と名付けられたが、一九〇九年にイギリスに輸出する際の商標出願でスペルミスがあり、それが現在の名前につながった)、ミロ(一九三四年にオーストラリアの食品科学者トーマス・ペインが考案した。ペインは九三歳で亡くなるまでミロを毎日飲みつづけた)の三つがある。これらはすべて同じものだと考えてもおおむね問題はないが、実際には微妙な違いがある。[10]ホーリックは小麦粉、大麦麦芽、砂糖、ミルク、パーム油、塩にビタミンを添加した粉末で、ホットミルクを注いで飲む。オバルチンは大麦麦芽、ミルク、ココア、砂糖、菜種油にビタミンとミネラルを加えた粉末だ。ミロはオバルチンと成分がよく似ているが、タピオカスターチと不特定の「香料」、さらにパーム油のかわりに菜種油が入っていて、ビタミンとミネラルの組み合わせもオバルチンとはすこし違っている。また、ミロはホーリックやオバルチンとは違い、ミルクではなく、お湯や水を注いでつくることが多い。

気分がやすらぐ、暖まる、リラックスできる――麦芽飲料はよくそう表現される。ベッドのお供であり、睡眠を助けるとも言われる。だが、科学的な裏づけはあるのだろうか？　それを検討する前に、まずはこうした飲みものが逆に睡眠を妨げる可能性について考えてみよう。そもそも、一部の麦芽乳飲料にはココアが入っており、ココアには覚醒作用のあるカフェインが含まれているのをわれわれは知っているからだ。ただ、麦芽飲料に添加されたココアの量は非常に少ないため、含まれているカフェインの影響はほとんど無視して良いと考えられる。だから、夜になってからほかの温かい飲みもののかわりに麦芽乳飲料を飲んでもいいかもしれない。ただし、こうした飲みものにはかなりの量の砂糖が含まれている（たとえば、ホーリックとオバルチンには一杯あたりティースプーン五杯以上の砂糖が入っている。この量をお茶やコーヒーに入れることを想像してみてほしい）。砂糖は体内でただちにエネルギーとして利用され、それにより血糖値が急上昇し、インスリンが分泌されるが、こうした効果は就寝前にはあまり役に立たないだろう。

では先に進もう。あなたがスリッパを履いて、良い眠りのためにホーリックのポットに手を伸ばす前に一言いっておくと、残念ながら麦芽乳飲料が睡眠を改善することを明確に示す確実な証拠はない。さまざまな小規模の研究で、こうした飲みものは睡眠導入効果を持ちうるとされているが、個々の成分を見てみると、そうした効果はたんに温かいミルクか添加されたビタミンによるものである可能性があり、要するに麦芽とは無関係かもしれない。温かいミルクを飲むと眠気を催すことの説明としてよく挙げられるのは、アミノ酸の一種であるトリプトファンが含まれているから、というものだ。トリプトファンはいろいろな役目を果たしている物質であり、たとえば乳児の成長に不可欠なだけでなく、セロトニンとメラトニンの前駆体〔ある物質が生成される前の段階にある物質〕でもある。ホルモンであるメラトニンは睡眠と覚醒を調整し、セロトニンは神経伝達物質として、睡眠や気分の調節を含む幅広い生理作用に関わっている。ただし、ミルクには大きな効果をもたらすほどのトリプトファンは含まれていない。それゆえ、もし本当にミルクに含まれるトリプトファンの効果で眠りにつこうとするならば、大量に飲まなければならないだろう。ミルクにはほかにも、ストレスを軽減する作用があるというカゼイン加水分解物や、不安を和らげるのを助けてくれるマグネシウムなど、心を落ち着かせるのに役立つであろう成分が含まれている。よって、こうした成分が相互に作用して気持ちを落ち着かせてくれる可能性はある。また、ミルクだけでなく、ある種のビタミン——とくにビタミンB群には、睡眠の質を改善する作用があると言われているので、麦芽飲料にそれが添加されていると、眠気を催す効果を後押しするのかもしれない。いま、「であろう、可能性がある、かもしれない」という表現を使ったのは、こうした効果を裏づける科学的根拠が現時点ではしっかりとしていないからだ。ただ、麦芽乳飲料には、「これを飲めばリラックスできる」と消費者に思わせる心理的な効果が明らかにある。この時点ですでに勝負は半分ついたようなものだ。飲めばリラックスできると期待しているのだから、すでにリラックスする精神状態に入っているわけだ。そこに、ミルクの温かさと芳醇な香り、さらに眠りにつく前にミルクを飲んで安心した幼い頃の思い出が重なれば、もう緊張はほどけている。ほどなくして、あなたは眠ってしまうだろう。

熱い飲みものは体に良いのか悪いのか？

暑いときには冷たい飲みものではなく温かい飲みものを飲む方がいい、という古い教えがある。理由は、温かい飲みものを飲むと体から熱が放出されるので、結果として涼しくなるからだという。これは本当なのだろうか？　じつは、そうした効果があることを示す証拠がいくつかある。二〇一二年にオリー・ジェイという研究者がおこなった小規模な研究によると、温かい飲みものは体に熱を加えるが、体がそれに反応して発汗量を大幅に増やすせいで、体温は元よりずっと下がり、結果として体は冷えるという。ジェイによれば、汗が蒸発することができれば、温かい飲みものはうまく体を冷やせるそうだ。ただ、汗が簡単には蒸発しない状況では（湿度が高くベタベタしていたり、たくさん服を着ているなど）、温かい飲みものを飲んでも暑くなるだけなので、その場合は冷たい飲みものを飲んだ方がいい。

では逆に、熱い飲みものによる害はないのだろうか？　熱い飲みもの（加えて熱い食べもの）が、食道やその他の体の部位に熱によるダメージを与えるかどうかについては数多くの研究がある。五九の研究結果を分析したあるレビューでは、高温のコーヒー、お茶、マテ茶を飲むことと、食道がんのリスク増加が関連していることがわかった。またこれとは別のレビューでも、とくに食道がんの一種である食道扁平上皮がんのリスクについて同様の結果が出ている。これは、熱い飲みものが熱によって、食道壁を傷つけることが原因だと考えられている。こうした研究には研究方法の上でいろいろ制約があるが、それでも得られた証拠は、二〇一六年に国際がん研究機関が、非常に熱い飲みものを「ヒトに対しておそらく発がん性がある」とみなすのに十分なものであった。ただし、ここでいう「非常に熱い飲みもの」とは、多くの人が飲む温度よりもはるかに高い、およそ六五℃の飲みものを指している。

自己発熱缶

近い将来——という言い方を何度もしているが——、好きなときに温められる缶に入ったお茶やコーヒー、チャイ・ラテなどを買えるようになるだろう。この自己発熱缶に使われている技術は新しいものではなく、二〇世紀の初頭にはすでに存在していた。自己発熱缶は三つの部分に分かれていて、一つにはコーヒーなどの飲みものが、一つには水が、そしてもう一つには発熱剤（種類は飲みものによって異なる）が入っている。缶の底にあるボタンを押したり、リングを引っぱったりして装置を作動させると、水と発熱剤のあいだにある仕切りが破れて混じり合い（ただし、飲みものが入っているところはそのまま）、いわゆる発熱反応（熱または光を放出する化学反応の一種）がはじまる。この熱を吸収することで飲みものが温まるのだ。かかる時間は二、三分程度だ。水と一種類の化学物質のかわりに、二種類の化学物質を反応させて温めるという方式のものもある。

自己発熱缶はもともと、探検家や登山家の食べものを温めるために開発された（当然ながら、彼らは手軽にとれる温かい食事を必要としていた）が、その市場は拡大し、世界の一部の地域ではスープやその他の食材を入れた自己発熱缶製品が売られるようになっていった。ただ、キャンプ用の需要は続いたものの、一九四〇年代に入ると人気は下火になった。しかし、近年になってふたたび商業的な注目を集めている。一九九〇年代の後半、大手食品メーカーのネスレが自己発熱缶入りのコーヒーの発売に乗り出したが、消費者から「コーヒーが十分に温まらない」との批判があり、市場の獲得にはいたらなかった。どうやらこの缶は、中身の温度を四〇℃ほど上げることしかできないようだった。もともとの温度が二五℃前後であれば問題ないが、それよりもだいぶ冷たい場合にはよろしくないだろう。それに考えてみれば、温かい飲みものが欲しくなるのは当然寒い日であって、ならば缶のもともとの温度はかなり低いはずだ。また、使用する発熱剤とパッケージの正しい組み合わせを見つけるのも大変だ。発明されたばかりの頃は、缶が熱くなりすぎて触ることもできなくなったり、場合によっては破裂してしまうこともあった。いまではネスレ以外の企業もこの技術への投資に躍起になっており、二〇一八年にはアメリカやスペインの企業が、自己発熱缶入りのお茶、コーヒー、ホットチョコレートなどを発売している。42ディグリーズ・カンパニーというスペインの会社は、当初この技術を使って、自然災害や人為的災害といった危機的な状況で活動する救急隊やボランティア、被災者向けの食料を開発していたが、面白いことにその後、方針を転換して、自社の製品を一般の消費者にも楽しんでもらおうとしている。

第 4 章

コールドドリンク

cold drinks

炭酸飲料、フルーツジュース、スムージー、エナジードリンクなど

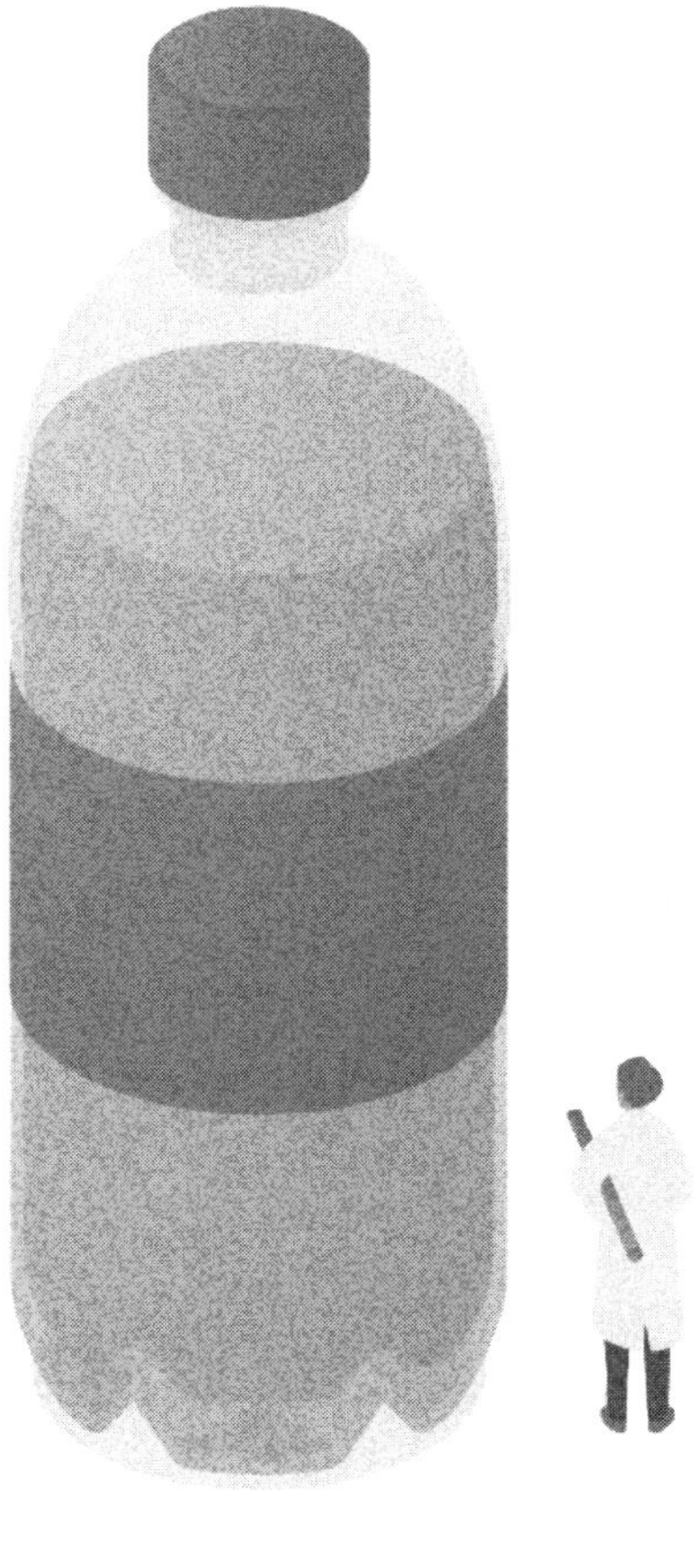

胃のなかに空気がたまると、胃が膨張して容量が大きくなる。すると、胃壁細胞の受容体が活性化し、反射的に食道と胃の境目にある下部食道括約筋が緩み、胃の中の空気が食道を通って上にあがってきて上部食道括約筋（のどと食道のつなぎ目にある筋肉）を通過する。その際に音が——ときに非常に大きな音がすることがある。何の話をしているかって？　もちろん、「げっぷ」のことだ。げっぷとは本来は、胃のなかにたまりすぎた空気を排出する生理現象だ。これは体の自然な働きであるにもかかわらず、世界中の多くの人がげっぷを社会的に受け入れ難い行為であると見なしている。ただ、バーレーン、あるいはインドと中国の一部のように、げっぷが感謝を表す行為とみなされている地域もある。たくさん食べものを食べたときや、病気や薬剤のせいでげっぷが出ることがあるが、言うまでもなく炭酸飲料もその一因だ。他の人に聞こえてしまうかどうかはともかく、ほとんどの人は炭酸飲料を飲めば、そのうちげっぷをすることになるだろう。炭酸飲料は非常に人気があるため、世界ではつねに大勢の人がげっぷをしているのは間違いない。なんらかの方法でその音を集められたなら、はたしてどれほどの音量になるだろうか。

お店の冷蔵ショーケースには、さまざまなメーカーの多種多様なソフトドリンクであふれている。水代わりにおいしく飲めるし、そのうえ健康上のメリットを謳っているものも多い。しかし、メリットよりもデメリットをもたらしている可能性についてはどうだろう？

コールドドリンクとは何か？

ソフトドリンクは現代の発明品ではない。大昔は安全に飲める水がなかったため、みなビールやワインを飲んでいたと広く信じられているが、じつのところ、現在私たちが飲んでいるソフトドリンクの多くは、何百年も前に生み出されたものだ。たとえば、バーリーウォーターは、いまではたいてい、水で薄めて飲むフルーツ・コーディアルとしてイギリスなどで売られているが、もともとはたんに精白した大麦（バーリー）と水を混ぜて煮出しただけのもので、その歴史は一四世紀にまでさかのぼる。

もちろんハーブを発酵させた飲みものも古くからつくられてきた。ダンデライオン&バードックやルートビアといったハーブ飲料はいまではお馴染みだが、その起源は何世紀も前にさかのぼる。キャプテン・ジェームズ・クックがニュージーランドを探検した時代のころ、人びとはすこし発酵させた植物の根を醸造して病気の治療に使用していた。（キャプテン・クックの場合、壊血病予防のためスプルース・ビールを醸造していた）。もちろん、この時代につくられたオリジナルバージョンと、いま飲まれている微発酵飲料はかけ離れているが。

ちなみに「ソフト」ドリンクとは、いわゆる「ハード」な飲みものであるアルコール飲料と対比される呼び方だ。その定義はさまざまだが、本書では、たとえば炭酸飲料、フルーツジュース、フレーバーウォーター、コーディアル（水で薄めて飲む濃縮ドリンク）、スポーツドリンク、エナジードリンク、健康飲料などの、冷たい状態で提供されることの多い、甘いノンアルコール飲料全般を指している。現在では、天然の成分や香料が多く含まれ、さらに機能性添加物——一口飲むだけで長生きに役立つ（と、われわれが信じようとしている）もの——が加えられているソフトドリンクがトレンドになっている。

私たちは（どうやら）温かい飲みものよりも冷たい飲みものが好き

この世に生を受けた人間は、まず温かいミルクを飲んで人生を歩みはじめるが、成長するにつれて、冷たい飲みものを好むようになるようだ。喉の渇きを癒やすときには冷たい飲みものが選ばれがちだし、口のなかがひんやりとする感覚は心地よいとされることが多い。私たちがなぜこんなにもコールドドリンクが好きなのかを示す決定的な根拠はないが、一つには冷たい感覚が喉の渇きを癒やし、爽快感をもたらすからではないかと考えられている（ただしこのように主張する研究の一部は、大手食品・飲料メーカーによって実施されているので、注意が必要だ。メーカーはこうした考えを広めたくてしかたないらしい）。

ソフトドリンクには何が入っている？
——砂糖、人工甘味料、香料、ｐＨ調整剤、着色料、保存料、安定剤など——

ソフトドリンクは味や見た目はさまざまだが、共通している成分も多い。まず、当たり前だが水は必ず入っている（水については本書の最初の章で述べた）。さらにつけ加えておくと、メーカーはソフトドリンクを製造するときには、水そのものの味がドリンクに移らないよう、硬水ではなく軟水を使うことが多い。ではほかには何が入っているのだろうか？　ソフトドリンクのおもな成分は、各種糖類と果汁に加え、甘味料、酸味料、保存料、着色料などの添加物などであることが多い。炭酸飲料ならさらに二酸化炭素が含まれる。

■砂糖の話

ソフトドリンクといえば、水以外に思い浮かぶおもな成分は砂糖だ。砂糖はいろいろな形で使われている。砂糖はさまざまな植物、とくにサトウキビとテンサイ（ビート）を原料にしてつくられ、その主成分はショ糖（スクロース）である。ショ糖は、ブドウ糖の分子と果糖の分子が一つずつ結合してできた二糖類である。ブドウ糖と果糖、さらにガラクトースは単糖（それ以上細かく分解できない糖）である。単糖が構成単位となって、さまざまな糖質（炭水化物）ができあがる。つまり、単糖がさまざまな組み合わせで結合することで、複雑な構造をした糖質がつくられるのだ。どんな構造を糖質であろうと、摂取して体内に入るとすべて分解され、ふたたびこの三種類の単糖になる。[1] ソフトドリンクには甘味を加えるためにたいてい砂糖が入れられている。ショ糖が酸（同じくソフトドリンクにはたいてい含まれている）に反応すると、同量のブドウ糖と果糖に分解される。ちなみに甘みを増すためにブドウ糖と果糖のシロップ（液糖）を加えることもある。糖類はその種類によって甘さの度合いが異なるが（たとえば果糖はショ糖より甘く、ショ糖はブドウ糖よりも甘い）、カロリーについてはすべて同じだ（一グラムあたり四カロリー）。

健康法の指導者（グル）たちは耳を貸したがらないかもしれないが、じつのところ私たちの食事にはある程度の糖が絶対に必要だ。体内で食べものが分解されてブドウ糖になると、腸で吸収されて血液中に取り込まれる。いわゆる「血糖値」というのは血液中に含まれるブドウ糖の濃度のことであり、これを一定に保つことは健康にとって重要だ。血糖値が上がると、インスリンというホルモンが分泌され、ブドウ糖をエネルギー源として細胞に取り込むのを助ける（そのエネルギーをすぐに使うこともあれば、あとで必要になるときのために貯えられることもある）。人間の細胞のほとんど（とりわけ脳細胞）は働くためにブドウ糖を必要とする。ブドウ糖が不足すると、脳は神経細胞や体のほかの部位と効率的なやりとりをするのに十分なエネルギーを得られなくなる。そのため、食事を抜いたり十分な量を食べなかったりして短期的にブドウ糖不足になると、集中力や記憶力が低下したり、疲れやイライラを感じたりすることがある。そして長期的なブドウ糖不足は、脳に認知機能障害をはじめとする深刻な事態をもたらしかねない。ただし、糖の摂り過ぎもまた、健康に良くない。砂糖入り飲料の摂取が、2型糖尿病、虫歯、体重の増加や肥満につながるという研究結果が、頻繁に報告されている。また、こうした飲料の摂取量が増えると、非アルコール性脂肪性肝疾患や心疾患につながるという証拠もある。糖は体に必要ではあるが、ほとんどの人はまず間違いなく、食事から十分すぎる量の糖を摂っている。だから、飲みものでさらに摂る必要はない。

ソフトドリンクの成分のなかで近年とくに話題になっているのは、異性化糖（果糖ブドウ糖液糖）だ。これは、コーンスターチ〔トウモロコシのでんぷん〕をブドウ糖に分解したあとに酵素を加え、ブドウ糖の一部を果糖に変化（異性化）させた液状の糖である。異性化糖に含まれる果糖の割合はさまざまだが、半分以上が果糖で残りがブドウ糖と水というのが一般的だ(2)。果糖とブドウ糖は体内での代謝経路が異なる。果糖はブドウ糖とは違って、血糖値やインスリンの分泌量に大きな影響を与えることはないものの、血液中の中性脂肪にはすぐに影響を及ぼす。複数の研究から、果糖を大量に摂取すると、中性脂肪が増えて脂肪性肝疾患になりやすくなること、インスリン抵抗性を高めたり、痛風の原因となる尿酸値が高くなったりすることがわかっている。果糖の代謝経路には、ブドウ糖の代謝に見られるような制御機構がない（つまり、果糖による脂肪の合成はされない可能性がある）ため、果糖を大量に含む異性化糖は、場合によってはショ糖よりも体に悪いのではないかとの声もある。しかしこれまでの研究では、ショ糖と比較したときに、異性化糖には明確かつ固有の健康への悪影響があるという証拠は見つかっていない（ただし、こうした研究の一部は、異性化糖を製品に使うことで利益を得ているソフトドリンク業界が出資したものであることは注意しておくべきだ）。この分野についてはまだまだ議論の余地があるが、どんな種類の糖であろうと、摂りすぎは健康に良くないと考えておくのが無難だろう。

アメリカでは三人に二人以上が（この本を書いている時点では七〇・二パーセントが）、過体重もしくは肥満だ。そんなアメリカの飲食物のなかで、砂糖入り飲料は添加糖の最大の摂取源であり、さらに最大のカロリー摂取源でもある。他の多くの国でも同様の統計が出ているのを受け、公衆衛生の専門家たちは砂糖入り飲料の摂取を減らすよう呼びかけている。二〇一八年四月六日、イギリスでは砂糖入りのソフトドリンクに対する課税――いわゆる、「砂糖税」が施行された。この課税の目的は、飲料メーカーにソフトドリンクに加える砂糖の量を減らすよう促すことにあった。税額は、製品に含まれる砂糖の量に応じて決まるというものだったが、砂糖税の施行前に、全体の半数にあたる企業が課税対象とならないよう、すでに自社製品の成分を変更し、砂糖の量を減らしていた。こうしてソフトドリンクから削減された砂糖の量は、一年あたり四五〇〇万キログラムに相当する。これは、小児肥満に対する政府の取り組みの一環であり、砂糖入り飲料の摂取量を減らすことで、肥満やそれに関連する健康障害を防ぐことができるという研究結果に則った施策であった。ただ興味深いのは、コカ・コーラ社が、昔から売られてきたコカ・コーラの糖分は減らさないと表明したことだ。そして砂糖税を支払うことにしたが、そのコストをすべて小売店に押しつけたのだった。ただ、悪評を避けるため、同社は一部のコーラのボトルを小さくし（つまり、消費者にバレないことを祈りつつ、値段はそのままで中身を減らしたのだ）、同時に、ダイエットコークやコカ・コーラゼロといった糖類ゼロの商品のボトルのサイズを大きくした。そうすることで、消費者がコーラの代わりにノンシュガーの商品を買ってくれるのを期待したのである。こうしたことが起きたのはイギリスだけではない。メキシコ、フランス、アイルランド、ハンガリーではすでに同じような税が導入され、その他の多くの国でも公衆衛生当局が砂糖入り飲料に課税するよう求め、その消費を減らそうとしている。こうした措置によって、実際にソフトドリンクの市場が縮小し、結果として肥満率が下がるのかどうかは興味深いところだ。

■人工甘味料とは何か？

砂糖の使用量が減ったことによって、自然と人工甘味料の使用が増え、そちらに注目が集まることになる。砂糖の危険性に対する関心は依然として高く、それゆえ、甘いものを摂るときに、砂糖ではなくその代替品を選ぶ消費者が増えてきた。ただし、人工甘味料の人気が高まっているのは、消費者の好みだけが理由ではない。いまでは一部の医療関係者が、たとえば肥満や糖尿病を患っている人やそのリスクがある人たちに対して、健康的な食事の一環あるいはダイエットの一助として、人工甘味料への切り替えをすすめている。

砂糖の代替物とされる人工甘味料は、カロリーゼロ（もしくは低カロリー）であり、食べものや飲みものを甘くするための添加物として使われている。ソフトドリンクに使われる甘味料にはさまざまな種類があり、もっとも一般的なものとしては、スクラロース、アセスルファムカリウム（アセスルファムK）、アスパルテーム、サッカリンなどがある。原材料や成分もさまざまであり、結果として、風味や、甘味受容体のどの部分に結合するか、あるいは化学的な安定性など、それぞれが大きく異なる特性を持つ。複数の人工甘味料を組み合わせることで狙った味を出そうとしたり、ある人工甘味料の苦い後味を消そうとしたりといったこともおこなわれている。概して人工甘味料は砂糖の何倍もの甘さがあるため、ごく少量を使うだけで甘くすることができ、そのほとんどは消化・吸収されずそのまま体外に排出される。そのため、人工甘味料は代謝されず、人体に生理的な影響を与えないと一般的には考えられている。とはいえそれでも、人工甘味料は腸内細菌叢と相互作用し、体内の繊細な微生物生態系を乱し、体調不良を引き起こすおそれがあるとする研究者もいる。実際、スクラロースとアスパルテームとサッカリンは、腸内細菌叢のバランスと多様性を乱すことがわかっている。ただ、人工甘味料がもたらす有益な効果と有害な効果については多くの研究がおこなわれているが、現時点でエビデンスは一貫していない。問題を引き起こすおそれがあると指摘する小規模な研究はいくつかあるが、さまざまな研究結果を総合すると、人工甘味料の有害性を示す決定的な証拠はまだないと言っていい。

スクラロースは、砂糖の六〇〇倍以上の甘さを持つカロリーゼロの人工甘味料で、さまざまな低カロリー食品に含まれている。スクロースは甘すぎるので、たいてい他のカロリーゼロではない甘味料（デキストロースやマルトデキストリンなど）と組み合わせ、甘さを弱めて使われる。スクラロースは、ショ糖（調味料として一般的に使われている砂糖）に塩素分子を加える合成処理をしてつくられる。スクラロースには、偏頭痛や免疫系の問題を起こす副作用があると言われることもあるが、大規模な実験による裏づけはない。欧州食品科学委員会（後の欧州食品安全機関）は、スクラロースが一般で消費するうえで許容できるレベルの安全性を持っていると判断し、世界中の政府機関がその使用を認可している。

次にアセスルファムカリウムだが、これも砂糖の約二〇〇倍の甘さを持つカロリーゼロの人工甘味料で、数多くの低カロリー食品・飲料に添加されている。アメリカ食品医薬品局（FDA）と欧州食品安全機関（EFSA）の両方がその安全性を認めているものの、みながそれに納得しているわけではない。「安全性を示す質の高い研究が十分におこなわれていない」、「健康に悪影響を及ぼす可能性があり、数々の病気と関係している」といった批判の声もある。最近では、アセスルファムカリウムの長期摂取によって、腸内細菌叢が変化し、体重が増えやすくなる可能性があるという研究結果も出ている。ただ、こうした因果関係を確認するにはさらなる研究が必要だ。

アスパルテームはとりわけ注目されてきた食品添加物で、砂糖の約二〇〇倍の甘さがあり、苦みが少なく、非常に多くの食品や飲料に使用されている。体内で消化されると、アスパラギン酸、フェニルアラニン、メタノールに分解される。アスパラギン酸とフェニルアラニンは、タンパク質を含む多くの食べものから自然に得ることができるし、メタノールは果物や野菜、あるいはその果汁（また野菜汁）のなかに含まれている。高濃度のメタノールは有毒だが、アスパルテームの代謝によって生成される量は、他の多くの食品に含まれる量よりも少ない。アスパラギン酸とフェニルアラニンは、ほとんどの人にとって安全であると考えられている。ただし、ごくわずかだが、フェニルアラニンを体内で分解できない人もいる。[3] そうした人は、アスパルテームを含め、フェニルアラニンを含む飲食物の摂取を避けるよう注意する必要がある。二〇〇〇年代初頭に、欧州ラマッツィーニ財団による複数の研究で、アスパルテームの摂取とがん――とくにリンパ腫や白血病――の発症リスクの増加との間に関連があることが指摘された。ただ、これらの研究は人間ではなくラットを対象としたものであり、研究の質についてもＥＦＳＡから批判を受けている。ＥＦＳＡは入手可能なすべてのエビデンスを考慮したうえで、アスパルテームは安全であると改めて確認した。そして二〇〇六年、アメリカ国立がん研究所はアスパルテームが人体に与える影響について男性二八万五〇七九人、女性一八万八九〇五人を対象にして独自の研究をおこなったうえで、アスパルテームが白血病、リンパ腫、脳腫瘍のリスクを高めるという仮説を支持する証拠はないと結論づけた。また、ＥＦＳＡは二〇一三年に、過去の評価をベースに追加の文献や新しいデータを加えてアスパルテームの安全性を再評価し、そこでも推定される消費量あるいは許容一日摂取量ならば、安全性への心配はないと結論づけた。

サッカリンは、甘さは砂糖の三〇〇から四〇〇倍ほどで、わずかな苦みと金属のような後味を持つ。一九世紀に化学者のアイラ・レムセンとコンスタンティン・ファールバーグによって発見された、もっとも古い人工甘味料だ。一九七〇年代にはサッカリンががんリスクを増加させるのではないかと懸念されたが、欧州食品科学委員会や国際がん研究機関（IARC）をはじめとした機関がサッカリンを評価し、安全性プロファイル〔治験などによって得られた、その物質が引き起こしうる副作用についての情報をまとめたもの〕に問題はないと結論している。

人工甘味料の消費が増えるにともなって、今後、摂取量の増加や長期にわたる使用の影響について、さらに厳密に調査する必要があるだろう。砂糖という悪（とされているもの）を追い払ったつもりが、たんにもう一つの悪（人工甘味料）に置き換わっただけだったのかどうか、はっきりさせるためだ。また、人工甘味料は砂糖よりもはるかに甘いので、使用量が増えることで、味の好みが変化して、さらに甘いものを求めるようになり、砂糖から切り替えた意味がなくなってしまう可能性もある。人工甘味料を頻繁に口にしている人は、果物のような甘みの薄い食べものを欲しがらなくなり、栄養価の高い自然食品よりも、人工的に味付けをした甘みの強い飲食物を好むようになるかもしれない。味の好みが大人になっても変わらず持続するのだとしたら、これはとりわけ子どもにとって問題になるだろう。

スーパーテイスターと甘味料

一部には他の人よりも、味を強く感じる人たちがいる。彼らは苦味や脂っこい食べものや甘い食べものに敏感で、たとえば、ブロッコリーやほうれん草、ダークチョコレートやコーヒーなどがとくに苦手とする傾向がある。このような人たちは「スーパーテイスター」と呼ばれ、舌にある食べ物の味を感じる器官である味蕾（みらい）の数が通常よりも多いとされている（とはいえ、いまだ議論の余地がある）。およそ四人に一人がスーパーテイスターとされ、じつは私もその一人である。[4] 人工甘味料が入った飲みものがずっと苦手だったのは、そのせいかもしれない。私は幼い頃から飲みものに人工甘味料が入っているかを言い当てることができた。そして、スーパーテイスターには――甘味料の苦い後味に敏感なのか、強すぎる甘味に敏感なのかはさておき――同じように感じている人が多い。

■香料とは何か？

甘味は味の一側面ではあるが、では砂糖や甘味料以外にソフトドリンクに添加される香料とはどんなものなのだろう？（さて、ご注目。この章ではのちほど、あのコカ・コーラのレシピについての話をしよう）。ソフトドリンクに含まれるほかの成分に比べて、香料は比較的少量しか使われていないため、私たちが摂取する量もごくわずかだ。香料には、果物、野菜、ナッツ、樹皮や葉、ハーブ、スパイス、オイルなどから抽出された天然のものと、エステル類、アルデヒド類、アルコール、酸などの化合物から人工的に合成されたものがあるが、どちらも飲みものに特有の風味を加えたり、あるいは製造過程で失われた風味を補ったり、強めたりするのに使われる。ただ、名前の上では区別されているものの、天然か合成かの線引きは実際には曖昧かもしれない。たとえば「天然」のラズベリー香料は、じつはあなたが想像しているような、手つかずのラズベリーそのものの成分によるものではなく、もともとラズベリーに含まれていた化学物質を抽出し、強化し、飲料製品に加えたものかもしれないのだ。また、天然香料は合成香料に比べて高価で、天候、環境、社会情勢などの変化に左右されやすい。一方、合成香料はそうした要素に影響されづらく、品質も一定で、入手も容易で、コストパフォーマンスも高い。概して、香料は飲みもの全体に均等にいきわたるよう水溶性である必要があり、抽出液か乳濁液の形態をとっている。抽出液――すなわち、フレーバーオイル（香料の原料となる芳香油）をアルコールや水に溶かしたもの――は、レモネードやジンジャーエールなどの澄んだ飲みものに使われる。一方、乳濁液（エマルション）――フレーバーオイルが溶液中に分散している状態のもの――は、それを添加した飲みものを濁らせる。

　ただ、飲みものに含まれる香料の量は少ないため、メーカーは具体的な香料の名称を記載する必要はなく、たんに「香料」と表示しておけば良いことになっている。この一単語だけで、何十種類もの香料が添加されている場合があるため、個々の香料について調べるのは非常に難しい。これはつまり、そうした飲料成分の安全性プロファイルや、健康上のメリットを評価するのが困難であることを意味する。不思議なことに、ＥＵでは食品香料は「添加物」と見なされておらず、Ｅ番号（ナンバー）も付与されていない。[5] ただしこれは、香料は厳しい安全基準を満たさなくてよいということではない。じつのところ、その基準はクリアしている。それにそもそも、飲みものに含まれる香料の量は全体から見れば非常に少なく、（それが良いものであるにせよ、悪いものであるにせよ）健康に大きな影響を与える可能性は低いと思われる。だが、それでも私たちが飲んでいるもののなかに何が入っているかは、もっと透明化されるべきだろう。

■pH調整剤とは何か？

pH調整剤は、飲みものの酸度やアルカリ度を変化させたり調整したりするための食品添加物だ。要は、ソフトドリンクの甘さのバランスをとるために使われる。pH調整剤を加えることで、飲料は加工しやすくなり、味が良くなり、安全性も向上する。なぜ安全性が関わるのかというと、製品のpHのコントロールが不十分だと、望ましくない細菌の繁殖を招き、健康上のリスクをもたらす可能性があるからだ。飲食物への使用が認められているpH調整剤は数多く、クエン酸（おそらくソフトドリンクにもっともよく使われている）や、リンゴ酸、リン酸などがある。クエン酸とリンゴ酸については、通常の使用量の範ちゅうであれば、健康に影響を及ぼす心配はほとんどないが、リン酸は骨に悪影響を与えるとされている。

リン酸はコーラの主な成分の一つであるが、他の炭酸飲料にはあまり含まれていない。そして、コーラの摂取が骨密度の低下と関連しているとの研究結果が出ている（他の炭酸飲料では見られない）。研究者たちはこうした骨への悪影響はコーラに含まれるカフェインとリン酸の両方が原因だと考えているが、カフェインレスのコーラよりも、カフェイン入りのコーラの方が影響が大きいようだ。リン酸は、腎臓や心血管系への悪影響など、その他の健康リスクも高めるとも言われているが、そのエビデンスはまだ不十分であり、推測の域を出ていない。

コカ・コーラの秘密のレシピ

コカ・コーラの原材料が、一〇〇年以上にわたって秘密にされてきたのは有名な話だ。いまのところ知られているのは、シュワシュワさせるための炭酸水、甘くするための砂糖（これはイギリス内での話だ。他の国では砂糖のかわりに異性化糖が使われている）、カラメル色素（これはもちろん色をつけるためだ）、リン酸（酸味をつけるため）、カフェイン（わずかな苦味を加えるため）。これらに加えて「7X」として知られる秘密の「天然香料」が含まれていることがわかっている。二〇一三年、マーク・ペンダグラストという研究者が、コカ・コーラ社について調べていた際にコカ・コーラのレシピを発見し、オリジナルの製法を明らかにしたと主張する本を発表した。秘伝のレシピを見つけたと言っているのは彼だけではなく、ほかにも複数の人物がコカ・コーラの成分を分析する実験をおこなっている。だが、コカ・コーラ社はペンダグラストらの主張に対し、レシピはこの世にただ一つ、アトランタの金庫に厳重に保管されているものだけだと反論している。真相はともかく、秘密の「香料」には、ライム果汁、オレンジオイル、レモンオイル、コリアンダーオイル、ネロリオイル、バニラエキスなどのオイルやエキスにくわえて、ナツメグ、シナモン、コリアンダー、クエン酸、アスコルビン酸、コチニール色素、アルコールが配合されているようだ。さらにコカインの原料となるコカの葉のエキスも含まれている。そもそも、一八八六年に発明されたこの飲料が「コカ・コーラ」と命名されたのは、「薬効」があるという二つの主な原材料に由来する。それは、コカの葉（刺激効果がある）と、コーラナッツ（カフェインを含んでいる）だ。ただ実際には、コカインは当時のコカ・コーラにごく少量含まれていたにすぎず、それも一九二九年には完全に取り除かれている。カフェインについては、現行のものにも含まれているが、それはコーラナッツ由来のものではない。

■炭酸飲料の泡はどのようにしてつくられるのか

二酸化炭素（CO_2）は、毒性がなく安全な、ほとんど無味の気体であり、飲みものに発泡性を加えるために使用される。圧力をかけると二酸化炭素は水に溶けて炭酸になる。つまり、舌にピリピリとした感覚を与えるのは、実際には泡ではなく、炭酸なのだ。炭酸飲料をつくるには、高い圧力をかけて二酸化炭素を液体に溶かし込み、容器に詰める。密閉された容器内の圧力は高く保たれているが、開封すると圧力が弱まり、溶け込んでいた炭酸ガスが泡になって出てくる。そして炭酸ガスが泡になって消えていくにつれて、飲みものの「気が抜けていく」。これは誰でも知っていることだろう。ここではpH調整剤と炭酸の両方が、ソフトドリンクを長持ちさせる役割を果たしている。

■着色料とは何か?

ラベルに記載されている「着色料」とは、その名前から推測できるように、食品に色をつけたり色を変えたりする添加物で、製品の見栄えを良くするために使われる。着色料は大きく分けて、天然着色料、合成着色料、カラメル色素の三つに分類される。天然着色料は、植物、果物、野菜を原料としている。EUとアメリカでは近年、消費者が自然な製品を好むようになっていることから、合成着色料の使用量が減っており、対照的に天然着色料の使用量は増えている。一方、合成着色料については、健康への悪影響が懸念されてきたため、長年にわたって厳しい規制と検査の対象になってきた（私は小学生の頃、頭からつま先まで発疹が出て、全身が野菜のビーツのように真っ赤になってしまったことがあったが、これは給食に使われていた赤い着色料のせいだと思われる）。また、合成着色料のなかには、アレルギー反応を起こしたり、喘息の症状を悪化させたり、場合によっては子どもの多動性障害を引き起こすおそれがあるものもあるとされている。EUやアメリカをはじめとする世界各地で、着色料に対して同じような規制や安全評価の基準が設けられているが、ポンソー4R（E124）、キノリンイエロー（E104）、カルモイシン（E122）といったいくつかの着色料の使用については、許可している国もあれば禁止している国もある。二〇〇八年、イギリスの食品基準庁は安全性への懸念から、上記の着色料に加え、タートラジン（E102）、サンセットイエロー（E110）、アルラレッド（E129）のEU全域での使用禁止を要請した。しかし、EU当局はこの要請を却下したため、こうした着色料はいまでも飲食物への使用が許されている。たしかにこうした着色料の潜在的な有害性に関する科学的根拠の信頼性には疑問の余地があり、これらの食品添加物の全体的な安全性については、いまだにはっきりしていない。ただ、現在のところ、私たちが口にする飲みもののうち、これらの着色料が含まれているものは非常に少ないということは指摘しておこう。

■保存料とは何か？

保存料はその名のとおり、次のような目的でソフトドリンクに添加される。（a）酵母や細菌、カビなどの微生物の増殖を防いだり、遅らせたりすることで消費期限を伸ばす。（b）ビタミンやミネラルの分解を防ぐ。（c）ドリンクの変色を防ぐ。保存料がすべてのソフトドリンクに入っているわけではないが、果汁を含むものの場合、微生物による腐敗を防ぐために必要になる場合が多い。ソフトドリンクへの使用が許可されている保存料はおもに、ソルビン酸（ソルビン酸塩）、安息香酸（安息香酸ナトリウム）、亜硫酸塩、二炭酸ジメチルの四つだ。

ソルビン酸塩は、酵母、カビ、細菌などの繁殖を抑えるのに非常に効果的だが、製品の味に影響を与えることがある。ソルビン塩酸は安息香酸塩と組み合わせて使われることが多く、とくに酸性度の高いソフトドリンクに使用される。ソフトドリンクにもっともよく使われている保存料は、ソルビン酸カリウムと安息香酸ナトリウムだ。ソルビン酸カリウムが健康に害を及ぼす事例は見つかっていないし、ついでに言えば、二炭酸ジメチルについても、現在使われている用量では安全性の懸念はない。

安息香酸ナトリウムは、一〇〇年以上前から防腐剤として広く使われている。安息香酸ナトリウムを含む炭酸飲料にアスコルビン酸（ビタミンC）も添加した場合、ある条件下で両者が反応して、ベンゼンと呼ばれる物質がごく少量だが生成されることがある。製品を高温で長期間保存した場合にはベンゼンはさらに増加する可能性がある。ベンゼンは発がん性があるとされる物質なので、飲料の安全性への懸念が生じる。しかし、ベンゼンの生成を最小限に抑えるため、長年にわたって製造加工技術が改良され、安息香酸ナトリウムの使用量も減らされている。そのため、仮にベンゼンが製品に含まれていたとしても、その濃度は非常に低く、消費者の安全上の問題はないと考えられている。その一方で、二〇〇七年に『ランセット』誌に掲載された、安息香酸ナトリウムと子どもの多動性障害に関連があるという研究結果の影響は大きく、公衆衛生の運動家たちは、安息香酸ナトリウムの飲食物への使用を禁止するよう求めている。二〇一〇年におこなわれた別の研究では、安息香酸ナトリウムを多く含む飲料を飲んだ大学生に、注意欠陥・多動性障害（ＡＤＨＤ）に関連する症状が見られたという。現在のソフトドリンクに含まれる一般的な量と比べて、この研究の対象者が摂取した安息香酸ナトリウムの量がどの程度だったのかは明らかではないが、それでもこの保存料を飲みものに使いつづけていいのかについては疑問が残る。

次に、亜硫酸塩だが、これは保存料として数世紀にもわたって使われてきた。ローマ時代には、ワインの防腐性を高めるために、硫黄を燃やした際に発生する煙（亜硫酸ガス）に未発酵の果汁をさらすという手法が使われていたという、古い記録も残っている。また、一九世紀には、果汁を入れた樽に亜硫酸塩を加えることで、保存性を高めていたという。現在では亜硫酸塩は、ビール、シードル、ワインをはじめとするアルコール飲料の発酵を止める目的だけでなく、ソフトドリンクにもよく使われている。ただ、亜硫酸塩には健康への悪影響があると報告されている。亜硫酸塩にとくに敏感な人は、鼻炎や皮膚反応、胃の不調などさまざまな症状を起こす可能性がある。なかでも喘息症状を起こすことが多い。喘息を患っている人が亜硫酸塩を含むソフトドリンクを摂取すると、呼吸器系の発作を引き起こすことがあるし、この保存料にもっとも反応しやすいのも、喘息患者だと考えられる。亜硫酸塩がどのようにしてこうした健康被害を引き起こすのかは明らかではない。亜硫酸塩から発生する二酸化硫黄（亜硫酸ガス）は気道を刺激するうえに、大気汚染や酸性雨の原因となることも知られている。ただ、亜硫酸塩がこうした過敏症を引き起こす際には、複数のメカニズムが働いていると考えられている。

■安定剤とは何か？

普段口にしているもののラベルを見ると、そのなかに「安定剤」という言葉が見つかることだろう。安定剤とは、香料同士を結合させたり、液体中に粒子を均等に分散させたり、タンパク質の変性を防いだり、口当たりを良くしたりといったさまざまな役割を果たす添加物だ。安定剤のなかには、飲みものの見た目や口当たりにとって重要なものもあれば、消費者に届けられる製品を完成させるための製造工程で役立つものもある。飲料業界では、特定の栄養素やミネラル、あるいはその他の味を整える添加物を加えた、さまざまな種類の飲料をつくることが求められている。そのため、そうした添加されたさまざまなものが各製品の風味や見た目、口当たりを損なわないようにするために安定剤が必要となるのだ。安定剤には多くの種類があり、どの安定剤を選ぶかは、飲料に含まれている他の成分や、どのような製品にしたいかによって変わってくる。たとえば、グアーガム、ローカストビーンガム、ペクチン、キサンタンなどは、ダイエット飲料の口当たりを良くしたり、果汁飲料の分離を抑えたりする効果がある。

では、専門的な話はここまでにして、そろそろおもなソフトドリンクについて、見ていこう。

炭酸の入っていない飲料とフルーツジュース
――フルーツジュース、スムージー、コーディアル、フレーバーウォーターなど――

ここまで飲みものの成分や原料について長々と話してきたため、炭酸を含まない飲みもの（スティル飲料）やフルーツジュース（果汁飲料）について語るべきことなど、もうほとんどないだろうとお思いかもしれない。要するに、ほとんどが果汁と水なんだろう、と。だが、話はそう単純ではない。スティル飲料、果汁飲料、ネクターの違いはイギリスでは法律で定められており、それぞれどのくらいの割合で果汁を含むかで決まっている。ラベルに「ジュース」と表示されている商品は、甘味料、保存料、合成着色料を含まない、果汁一〇〇パーセントのものを指す。「フルーツ・ネクター」は、そのままでは飲めないほどドロっとした半液体状の果汁のことで、専門的にはピューレと呼ばれるもの（アプリコットや梨のピューレがよく知られている）だ。そのため、飲むにあたっては、水で薄めたり砂糖を加えたりする必要がある。そうすると、果汁二五パーセントから九九パーセントまでの飲みものができあがる。スティル飲料とは一般的には果汁含有量が二五パーセント未満の非炭酸飲料のことを言う。

■フルーツジュースやスムージーには何が入っているのか？

一日のはじめにオレンジジュースを朝の日課として飲む人は多い。その冷たさが喉の渇きを癒し、柑橘類のさわやかな風味が気分をリフレッシュさせ、糖分によって目が覚め、動き出すためのエネルギーを与えてくれる。ほかにもさまざまな種類のフルーツジュースがあり、人気を集めている。フルーツジュースは、水分補給に役立つだけでなく、炭酸飲料などの甘いソフトドリンクよりも健康的なものを飲んでいるのだという気にさせてくれる。たしかに生でも濃縮でも、フルーツジュースが果汁であることには変わりない。ただ、実際にはどのような成分が含まれているのだろうか？　たとえば、オレンジジュースやアップルジュースの九割ちかくは水分で、残りの大半は糖類だ。具体的にはブドウ糖（全体の約二パーセント）、果糖（オレンジジュースなら二・四パーセント、アップルジュースなら五・五パーセント）、ショ糖（オレンジジュースなら四・二パーセント、アップルジュースなら一・八パーセント）など。そして糖類と比べて量ははるかに少ないが、タンパク質のほか、ビタミンC、ビタミンE、葉酸などのビタミンB群、さらにカリウム、塩化物、カルシウム、マグネシウム、リン、ナトリウム、鉄、銅、亜鉛、マンガン、セレンをはじめとするミネラルなど、各種微量栄養素が入っている。こうした栄養素が含まれていると聞くと、すばらしい飲みものだと思うかもしれないが、とりあえず話を糖類に戻そう。

二〇一四年、フルーツジュースは健康飲料であるという評判に大きな打撃を与える出来事が起きた。フルーツジュースに含まれる糖類に関する懸念は何年ものあいだ取りざたされていたが、この年にこの問題がメディアに大きくとりあげられたのである。そのきっかけとなったのは、イースト・ロンドンのとある小学校の校長が児童の弁当からフルーツジュースを没収するという新たな校則を課したことだった。同時期に栄養学の権威であり、アドバイザーでもあるスーザン・ジェブ教授が、「一日に五皿の野菜や果物を推奨する。フルーツジュースを一皿と見なしてもよい」という政府の公式勧告を厳しく批判した。フルーツジュースには果物そのものと同じメリットがあるわけではないと主張し、吸収が早いために血糖値の急上昇を招く危険性があると指摘したのだ。一方、果物そのものの場合、フルーツジュースとは違って、食物繊維が含まれているために吸収速度が遅くなるので、血糖値の急上昇を起こすことはない。また、フルーツジュースには満腹感をもたらす食物繊維が入っていないので、ジュースに含まれる果糖のせいで食べ過ぎてしまうおそれもある。一部の研究によると、ブドウ糖を摂取すると脳は満腹感を覚えるが、果糖は脳の満腹中枢にはほとんど影響を与えず、むしろ食欲を増進させ、カロリーの過剰摂取を招きかねないという。公衆衛生の専門家によるおもなアドバイスは、フルーツジュースを飲むのではなく、果物を丸ごと食べるべき。もしフルーツジュースを飲むのであれば、水で薄めたものを少量、できれば食事しながら飲んで吸収速度を遅くするべき、というものだ。

フルーツジュースの話を続けるうえで、一度ここで、誤解されがちな用語を整理しておこう。果汁は、ソフトドリンクの材料としてよく使われるが、じつはさまざまな形態がある。「濃縮果汁」は、果汁から水分を取り除くことで、元の何倍も濃縮された状態になったものだ。濃縮果汁は普通のフルーツジュースに比べて、消費期限が長く、パッケージングや輸送、保管が容易だ。「濃縮還元果汁」とは、濃縮果汁にふたたび水分を加えたものを指す。なぜわざわざ水分を抜いたり入れたりするのか、と思うかもしれないが、濃縮果汁を好きな場所（つまり他の工場など）に運んで、必要なときに水分を戻して新しい飲みものをつくれるので、このやり方は経済的なのだ。ちなみにパッケージに「濃縮還元ではない」という表示があっても、生搾りジュースと勘違いしてはいけない。「濃縮還元ではない」ジュースとは、原産国で果物から搾汁された果汁を、簡易的に低温殺菌したあと、冷凍または冷蔵して、パッケージングをする国に輸送したものを指す。「生搾りジュース」は、果実から搾って、そのまま飲むものをいう。「フルーツピューレ」とは柑橘類の皮やスジ（中果皮）を含め丸ごとすりつぶし、裏ごしして不要な部分（種子など）を取り除いたものを指す。皮やスジが入っているために、普通の果汁とは違った風味になる。ほとんどのフルーツジュースは安全性を確保するためにパッケージングの前に軽く低温殺菌する。ただ、生搾りジュースはほとんど（あるいはまったく）低温殺菌されていない。

おいしいスムージーをタイミングよく飲めば、とても満足感が得られる。市販のスムージーは概して、細かく砕いた果物、ピューレ、果汁を混ぜ合わせたものだ。また、一本あたりに入っている果物の量は、普通のジュースよりも多い。さらに、ヨーグルト、ミルク、植物エキスに加えて、メープルシロップや蜂蜜などの甘味料が入っているものもある。スムージーさえ飲めば、一日に必要な分の果物を一度に手軽に摂れそうに思える。ただし、たいていのスムージーは少なくとも、コーラと同じくらいの糖とカロリーを含んでいる（含まれている糖の種類と、それに対する体の反応は、必ずしも同じではないが）。また乳製品や、果物以外の材料を含む場合、カロリーはより高くなる。たとえば、イギリスの老舗デパートであるマークス＆スペンサーで販売されている、「バニラビーンズとメープルシロップのスムージー」のカロリーが、コカ・コーラの二倍あると知っても、誰も驚きはしないだろう（しかしこれが美味い！）。

二〇一三年、ハーバード大学の研究者は、一九八四年から二〇〇八年にかけておこなわれた三つの長期研究に参加した一八万七三八二人のデータを分析し、結果を発表した。それによると、丸ごとの果物、とくに、ブルーベリー、リンゴ、ブドウの摂取量が多いほど2型糖尿病の発症リスクが低くなる一方で、フルーツジュースを摂取している場合は、逆効果であることがわかった。つまり、フルーツジュースを多く摂取するほど、2型糖尿病のリスクを高めることにつながっていたのだ。他の研究では、フルーツジュースやスムージーを飲むより、果物を丸ごと食べた方が満腹感を得やすいことがわかっている。つまり、ここで問題なのは、果物をジュースにして飲むと満腹感が得られないため、空腹を満たすのにさらに他の食べものを摂ることになり、結果として一日の摂取カロリーが増える可能性が高くなるということだ。

また、世界の一部の地域、とくにインド亜大陸で人気の飲みものにラッシーがある。これは、ヨーグルトやバターミルク〔ミルクからバターをとった残りの液体〕に水を加え、さらにフルーツのピューレや砂糖、スパイスなどを混ぜたもので、甘くして飲む場合もあれば、塩を加えて飲む場合もある。マンゴーラッシーはとくに人気がある。ラッシーは実のところ、スムージーの一種だと言えるだろう。ラッシーは健康に良いとよく言われるが、なんといってもそれは、（一般的に腸に良いとされる）ヨーグルトと果物が入っているからだ。ただ、実際にどれほど健康に良いのかは、材料の組み合わせに大きく左右される。たとえば、甘くするために蜂蜜や大量のフルーツピューレが入っている場合もあるし、ココナッツミルクや全脂肪ヨーグルトが使われているために脂質が多いものもある。飲みものは食べものに比べて腹持ちが悪いので、普通の食事のあとにラッシーを飲み過ぎて、カロリー過多にならないように気をつけるべきだろう。

■希釈用ドリンク――スカッシュあるいはコーディアル

スカッシュは別名コーディアルとも呼ばれる濃縮されたシロップで、一般的にはフルーツフレーバー（オレンジ、カシス、ライムなど）のものが多く、水で割ると、さわやかな冷たい飲みものになる（なお、イギリスではお湯で割ることもあり、多くの人がホットのカシス・スカッシュを飲んで育つ）。イギリスでもっとも人気があるのはオレンジフレーバーだが、消費者がより多くの種類を求めるようになったため市場は年々拡大し、ラズベリー、エルダーフラワー、ザクロなどのフレーバーが登場している。希釈用ドリンクは値段が安いうえに使いやすく、キッチンの棚に保存しておける商品として人気を集めている。そして現在では、低カロリーあるいはノンカロリーのものが主流になっている。成分としては通常、水、濃縮果汁、ｐＨ調整剤、甘味料（砂糖を加えているものもある）、保存料、安定剤、増粘剤、着色料、香料などが含まれる。また、バーリーウォーターは大麦粉を含んでいるため、ラベルに必ず「グルテンを含む」という表示をする必要がある。

さて、「ヴィムト」という飲料商品に何が入っているのか気になっている人のために、ちょっと説明させてほしい。ヴィムトはコーディアルの一種で、ラベルには前述の成分に加えて、フルーツ、ハーブ、大麦麦芽[6]、スパイスの天然抽出物が香料として含まれているとの表示がある。これではあまり具体的とは言えないのはたしかだが、前にも触れたように、メーカーは使っている香料の詳細を明らかにする必要はない。だからこそ、多くの飲みものは「秘伝のブレンド」を謳えるのだ。

■フレーバーウォーター

ここで言うフレーバーウォーターとは、一般的なソフトドリンクや家庭でつくる飲みものとは別物で、水に香りや風味をつけて売られている市販の飲料のことだ。フレーバーウォーターは普通、その九九パーセント以上が水（炭酸なしあるいは炭酸入りのスプリング・ウォーターかミネラル・ウォーター）であり、そこに香料、保存料、甘味料を加えてつくられている。香料には微量の果汁が含まれていることが多い。そしてフレーバーウォーターに使われる保存料はたいていの場合、ソルビン酸カリウムと二炭酸ジメチルだが、これについてはとくに気にする必要はないだろう。また、なかには砂糖が入っているものもあるが、大半は砂糖の代わりにスクラロース、アセスルファムカリウムなどの人工甘味料を加えて、ノンシュガー製品として販売され、複数の甘味料が使われていることが多い。それさらに炭酸水ベースのフレーバーウォーターは、歯を溶かす可能性があることが判明している。それゆえ、専門家はこうした飲みものを、香りづけしただけの水ではなく、酸性飲料（つまり、完全に別物）と認識すべきとしている。

その他の非炭酸飲料としてはアイスティーやコーヒー、なんらかの添加物を加えた水、乳飲料あるいは植物性ミルクベースの飲みものなどがあるが、これらについては本書の別の項でとりあげている。

テニスプレーヤーお気に入りの飲みもの？

ロビンソンズ・バーリーウォーターは、イギリスではよく知られたフルーツコーディアルブランドで、子どもたちにもよく飲まれている。そのブランド力が強いのは、とくにテニスのウィンブルドン選手権と長年にわたって提携し、公式ドリンクになっているからだ。選手たちが飲めるよう、審判が座る椅子の下にはつねにロビンソンズ・バーリーウォーターのボトルが置かれている。もちろん、最近のテニス選手は、コートでの水分補給のために注意深く配合した自前の飲みものを持ち込んでいて、バーリーウォーターには手をつけない。そもそも多くの選手はそこにボトルがあることにも気づいていないし、実際にコートの外で口にしても、それほど気に入りはしないようだ（どちらか言えば、子ども向けの味だと言える）。このメーカーとウィンブルドン選手権との関わりは、一九三〇年代にさかのぼる。トーナメント戦に出場する選手たちのために、このメーカーがレモン・バーリーウォーターをつくったところからはじまった。その後、この飲みものは商品化され、現在にいたるまでウィンブルドンとの提携は続いている。実際、二〇一五年には契約が二〇二〇年まで延長され、スポーツ大会との提携期間としては史上二番目の長さとなった。

炭酸飲料

昔ながらの炭酸飲料はいまでも消費者に好まれている。ソーダとも呼ばれる炭酸入りのソフトドリンクは、二〇一六年、イギリス国内における多種ソフトドリンクカテゴリーのうちでもっともよく売れ、その売り上げは全体の三八パーセントを占めた。他の国でもおおむね状況は同じだ。炭酸飲料の歴史は一八世紀の後半、イギリスの化学者ジョゼフ・プリーストリー博士が、ソフトドリンクを炭酸化するのに成功したことではじまった。そして現在、レモンスカッシュやコーラ、炭酸入りの果汁飲料やフレーバーウォーター、トニックウォーターなどさまざまな炭酸飲料が市場に出回っている。

炭酸飲料の製造法は比較的単純ではあるが、専門的な技術が必要だし、材料を慎重にブレンドする必要もある。まず、炭酸飲料のベースとなる水には、汚染物質が含まれていないことが必須であるため、最初に煮沸、ろ過、塩素処理など、さまざまな殺菌処理がおこなわれる。次にその水に、おもな材料を粉末あるいはシロップの形で加え、追加した材料に汚染物質が含まれている場合に備えて、ふたたび殺菌する。その後、炭酸を加えてボトルに詰め、ラベリングとパッケージングをおこなう。

ただ、健康という観点から見れば、甘い炭酸飲料があまりよろしくないのは間違いない。砂糖や甘味料をはじめとしたソフトドリンクの成分を解説した項で、この飲みものに関する問題点についてはすでに述べているのでご覧いただきたい。

スコットランドのもう一つの国民飲料

スコットランドの読者はこのコラムは読まないように！　「アイアン・ブルー」はスコットランドの「もう一つの国民飲料」と呼ばれる飲みもので（言うまでもなく、真の国民飲料の座はウイスキーのものだ）、スコットランドの人びとはたしかにこの飲料が大好きだ。あまりに好きすぎて、メーカーが砂糖を減らすと発表したとたんに（アイアン・ブルーには大量の砂糖が含まれている）、一部で買い占めが起きたほどだった。アイアン・ブルーは鮮やかなオレンジ色をしたとても甘い炭酸飲料で、三二種類のフレーバーからなる秘密のレシピでつくられていることで知られる。スコットランドの象徴ともされるこの飲みものだが、じつはその起源は他の場所にある。もともとは十九世紀の後半、ニューヨークのマース＆ワルトシュタイン・ケミカルズカンパニー社が製造したシロップであり、当時はＩＲＯＮＢＲＥＷ（アイアンブリュー）という名称だった。他の地域の複数の企業が、このフレーバー付きのシロップを輸入し、それを使って飲料を製造し、それぞれ独自の「Iron Brew（アイアン・ブリュー）」ラベルをつけた。その後、各地の企業が独自のレシピを開発するようになると、アイアン・ブリューはコーラやレモンスカッシュと同様に、飲みものの種類を指す一般名称となった。現在の「アイアン・ブルー」の製造元であるＡＧバー社は、一九〇一年にオリジナルのレシピを開発し、スコットランドの有名スポーツ選手アダム・ブラウンが描かれたラベルをつけて発売した。こうして生まれたアイアン・ブリューとスコットランドのつながりは、以来しっかりと守られてきた。戦後、ラベルの表示規制が厳しくなったことを受けて、一九四七年に「アイアン・ブリュー」が「アイアン・ブルー」と改名されるなど、この数十年でいろいろな変化があったが、それでもこの派手なオレンジ色の飲みものに対するスコットランド人の愛情に変わりはない。アイアン・ブルーはスコットランドでもっとも売れているソフトドリンクであり、その「アイアン」という名前と、「鉄の橋桁(はしげた)からつくられている」という(冗談まじりの)宣伝文句にもかかわらず、鉄分はほとんど含まれていない。

機能性飲料とは何か？

――スポーツドリンク、エナジードリンク、また注意点など――

「機能性飲料」とは、健康上のメリットをもたらすことを目的とした飲みもののことだ。たとえばエネルギーのチャージ、運動能力の向上、消化の促進、栄養摂取、心臓の健康促進といった、(理屈の上では)特定の健康効果を挙げる効能を持つように開発されることが多い。このカテゴリーにはスポーツドリンクやエナジードリンク、健康飲料などが含まれる。では、これらを順番に見ていこう。

■スポーツドリンクとは何か？

スポーツドリンク全般に共通する目的は、アスリートが運動中やその前後に効果的に水分補給できるようにすることだ。炭酸なしと炭酸あり、そのまま飲めるボトルに入ったタイプと、粉末や濃縮液に水を注いでつくるタイプがあり、なかにはフルーツのフレーバーがついているものもある。成分としては、水に加えて、エネルギー源となる大量の糖分と、ナトリウム、カリウム、塩化物などの電解質が含まれている。種類としては大きく分けて、ハイポトニック飲料、アイソトニック飲料、ハイパートニック飲料の三つがあり、それぞれ異なる効果を持つとされている。含まれる塩分と糖分の濃度が、ハイポトニック飲料では人体よりも低く（つまり、体液より浸透圧が低い）、アイソトニック飲料では体液と同等（浸透圧が体液とほぼ同じ）、ハイパートニック飲料では人体よりも高い（浸透圧が体液より高い）。ハイポトニック飲料とアイソトニック飲料はともに、運動で失われた水分をすみやかに補給することを目的としているが、アイソトニック飲料にはエネルギー補給のため、さらに多くの糖分が追加されている。ハイパートニック飲料は運動後に飲むのに最適で、アスリートの糖分・エネルギー補給を目的としており（エネルギーをとくに必要とする、持久系の競技に向いている）、他のスポーツドリンクに比べて体への吸収が遅い。ただ、市販されているスポーツドリンクのなかで、ハイパートニック飲料は非常に数が少なく、ほとんどはアイソトニックタイプのものだ。さて、こうした説明にはとても説得力があるが、スポーツドリンクには本当にそのような効果があるのだろうか？

テニス選手を対象にしたあるランダム化比較試験では、スポーツドリンクを飲むと疲労が和らぎ、楽にプレーができると感じるという結果が出ている。ただし、この実験は規模が小さい上に、スポーツ栄養食品メーカーの協力のもと、その社員である二名が参加しておこなわれたものであるため、客観性が十分に担保されているとは言い切れない。実際、スポーツドリンクの運動能力への影響に関する研究の多くは、製品に利害関係のある企業が実施したり、スポンサーになっておこなわれていたりする。そして、数十年にわたって研究されてきたにもかかわらず、スポーツドリンクの価値を明確に証明する、説得力あるエビデンスはほとんど発表されていない。発表された研究も、被験者の数が少ないうえに、普段から頻繁にスポーツドリンクを飲む人たちが代表して選ばれているとは言いがたい場合が多い。『ブリティッシュ・メディカル・ジャーナル』は、スポーツドリンク業界の主張や、業界と研究のつながり、そしてスポーツドリンクが消費者に与える潜在的な悪影響を懸念して、独自の調査を開始した。そして二〇一二年七月、同誌は、スポーツドリンク業界の実態と、規制機関によるエビデンスの評価方法に関する一連の記事を発表した。その記事によると、スポーツ医学研究はスポーツドリンク業界と密接につながっており、多くの研究機関や学術誌がメーカーと長きにわたって関係をもってきたという。つまりこの記事が示唆しているのは、スポーツドリンクの信頼性に関する現在入手可能なエビデンスは、客観的と見なせるものではないことや、スポーツドリンクの有効性（とくに、企業が熱心に売り込んでいる一般の消費者に対する有効性）を確実に説得力をもって証明しているわけではない、ということだ。

そして、スポーツドリンクを飲むことで、体重の増加を招きかねないという深刻な問題もある。多くの消費者はドリンクに含まれる過剰なカロリーを摂取するものの、それに見合うだけのエネルギーを消費しない。また、効果を裏づけるエビデンスの有無にかかわらず、そもそもスポーツドリンクは、長時間（たとえば一時間以上）にわたって高強度の運動をする人に向けたものだが、二〇一二年の調査によると、イギリスの成人の四人に一人がデスクワークをしているだけなのにスポーツドリンクを飲んでいるという。それに、本人は健康的に水分補給をしているつもりかもしれないが、スポーツウェアを着て公園をウォーキングしているときや、プールでのんびり泳いだ後にスポーツドリンクを口にすれば、ただ体重が増えるだけだ。また歯の専門家からは、糖分の多いスポーツドリンクは歯に悪影響があるという懸念が挙がっている。スポーツドリンクは一〇代の若者にとくに人気で、彼らの多くは健康的な飲みものだと信じている。二〇一四年におこなわれた調査では、スポーツドリンクを口にするティーンエイジャーのうち、想定されている目的（スポーツ時の水分補給）のために飲んでいるのはたった一六パーセントだという結果が出た。二〇一六年の別の調査では、ウェールズの一二歳から一四歳の約九割がスポーツドリンクを飲んでいることがわかった。子どもや一〇代の若者の肥満が急増しているいま、余分なカロリーの摂取は重大な懸念事項であり、実際に問題になっている。スポーツドリンクの摂取と体重増加の関連については、多くの研究がおこなわれている。たとえば、二〇〇四年から二〇一一年にかけてアメリカの七五〇〇人以上の子どもと青少年を対象におこなわれた前向きコホート研究〔特定の要件に当てはまる集団とそうでない集団の両群の生活について一定期間追跡調査を行い、疾病の罹患率や死亡率を比較する方法）では、スポーツドリンクを飲む頻度が増えるほど、ボディマス指数（BMI）の増加が予測されることがわかった。[7] つまり、被験者のあいだで、スポーツドリンクの摂取と体重増加には関連が見られたのである。

■エナジードリンクとは何か？

もう一つ、とくに一〇代の子どもを持つ親のあいだで、健康に悪影響があるのではないかと大きな話題になっているのが「エナジードリンク」だ。エナジードリンクは、いまやソフトドリンク市場のなかで大きな割合を占めている。イギリスでは、エナジードリンクの市場規模は二〇億ポンド以上、アメリカでは一〇〇億ドル近くになると推計されている。アメリカでもっともエナジードリンクを飲んでいるのは一八歳から三四歳の男性で、ティーンエイジャーの約三分の一が日常的に摂取している。とくにイギリスのティーンエイジャーは、他のヨーロッパ一六カ国と比較して、エナジードリンク消費量がもっとも多いと言われている。[8]

エナジードリンクが飲んだ人に与える「エネルギー」は、おもに糖とカフェイン、あるいはその他の覚醒作用をもたらす物質によるものだ。含まれるカフェインの量は種類によって異なるが、二五〇ミリリットルサイズの缶におおむねマグカップ一杯のコーヒーと同じくらい入っている。ただ、エナジードリンクはこの倍の大きさの缶で売られていることが多いので、その場合にはカフェインとそれ以外の成分も、倍の量を摂取することになる。エナジードリンクの材料としてよく使われているガラナとは、ムクロジ科の植物（*Paullinia cupana*）で、アマゾン川流域に暮らす先住民族は伝統的にその実（種子）を食してきた。ガラナの種子はカフェインを豊富に含んでいるので、覚醒作用をもたらすとして珍重され、それゆえ、エナジードリンクに使われている。ガラナの種子は、コーヒー豆とほぼ同じ大きさだが、約二倍のカフェインを含んでいる。ほかにも、エナジードリンクには茶、高麗人参、イェルバ・マテといった、カフェインを豊富に含む植物のエキスが材料として使われている。エナジードリンクには無糖のものもあるが、基本的には糖分が多く含まれており、ハーブやミネラル、ビタミンなども加えられている。そしてほとんどが炭酸飲料であり、タウリンとグルクロノラクトンが配合されている。タウリンは、体内で生成可能なアミノ酸の一種で、循環器系や筋肉、神経系などに作用することに加え、なにより、飲んだ人に活力を与えると言われている。グルクロノラクトンは生体中にもともと存在している物質で、肝臓でブドウ糖を代謝することにより体内で生成される。この物質をエナジードリンクに配合することで、疲労回復や健康増進に効果があるとされる。

■エナジードリンクに注意すべき点はあるか

二〇一七年におこなわれたエナジードリンクの効果を裏づけるエビデンスのレビューでは、全体としてデメリットがメリットを上回ると結論づけている。一部の研究では、飲んだ人は、大人であるか子どもであるかに関係なく、短期的あるいは一時的に、気力や体力が向上するだけでなく、覚醒作用がもたらされたり、疲労が回復したりするなどの効果があると報告されている。だがエナジードリンクの短期および長期摂取に関する実験の大多数が、健康への悪影響を示唆している。それはおもにカフェインと糖分に起因するものだが、それ以外の成分の影響についてもさらなる研究が必要だと強調されている。たとえば、タウリンやグルクロノラクトンは、他の成分に比べて研究が進んでいないため、その効果や、潜在的な危険性についてはよくわかっていない。イギリスソフトドリンク協会ですら、タウリンが健康な人に良い効果をもたらすという証拠はないと述べている。そしてエナジードリンクを飲むことで、頭痛、血圧上昇、焦燥感、睡眠障害、腹痛など、さまざまな副作用が起きることが頻繁に報告されている。こうした症状はおもにエナジードリンクに含まれるカフェインのせいだと考えられている。また、エナジードリンクの摂取と、高リスク行動や心臓疾患、腎臓病、歯の健康悪化などに関連があるという証拠も新たに見つかりつつある。副作用として多動性障害もよく報告されており、エナジードリンクの過剰摂取が原因で怪我をしたり、場合によっては死亡したりするケースも少なくない。とくに問題なのは、多くの人がエナジードリンクとアルコールを一緒に飲むことだ。そのせいで、実際よりも酔っていないと勘違いし、より危険な行動をとりがちなのである。また、糖分の量も大きな問題で、エナジードリンクは他のソフトドリンクに比べてカロリーが六〇パーセント、糖分が六五パーセント多いと報告されている。これはスポーツドリンクと同様、不要なカロリーの摂りすぎを意味し、体重増加を招くおそれがある。

また、子どもや青少年への悪影響も懸念されはじめている。エナジードリンクは一〇代から二〇代前半の若者をおもなターゲットにしているが、そうした年齢層に与える影響についての具体的な研究はほとんどおこなわれていない。若い人たちは大人よりもエナジードリンク――とくにそれに含まれる高濃度のカフェイン――の影響を受けやすい。なぜなら、身体がまだ発達しきっておらず体重が少ないため、覚醒作用をもたらす物質に大人よりもより大きな影響を受けることになるからだ。また、糖分が多いのも問題で、味覚に影響を与え、長期的には甘い食べものや飲みものを好むようになる可能性がある。さらにエナジードリンクの摂取は、飲酒や危険性の高い行動と強く結びついている。そもそも一〇代から二〇代前半というのは、ただでさえ自立心を育むために危険をかえりみずにさまざまなことをやりがちな時期だ。そこにエナジードリンクと、場合によってはアルコールが加われば、問題行動に拍車がかかり、よりひどい結果になりかねない。実際、エナジードリンクとアルコールを一緒に摂取した大学生に、深刻な悪影響があることが多くの研究で明らかになっている。一緒に飲むことによって、暴行を受けたり、逆に誰かを襲ったり、怪我をしたり、病院での治療が必要になるといった事態に陥る危険性が高まるのだ。エナジードリンクの頻繁な摂取は――アルコール併用の場合はとくに――薬物使用の可能性が高いことを示す目印でもある。危険性の高い行動をとりがちで、心疾患や摂食障害、不安障害などの健康問題を併せ持つ若者は、とくにエナジードリンクの影響を受けやすいと考えられる。なかには、勉強に集中できるようになると信じてエナジードリンクを飲んでいる若者もいるようだが、実際にはカフェインを摂りすぎるとかえって認知能力が低下するという研究結果が出ている。研究でテストを受けた被験者のうちエナジードリンクを飲んだ学生は、主観的には刺激によって集中力が増したと感じていたものの、じつは飲まなかった学生よりも成績が悪かったのだ。
エナジードリンクにはこうした健康上の懸念があり、多くの保健機関が警告しているほか、スウェーデンやリトアニアなど（そして近々イギリスも）ヨーロッパの一部の国では、子どもへの販売を禁止している。さらにエナジードリンクに高額の税金をかけて、人気を下火にしようとしている国もいくつかある。

カフェインで動く兵士たち

調査によると、アメリカ軍の兵士は、同年代の一般市民に比べてはるかに多くのカフェインを摂取しているという。ただ、何から摂っているかについては世代によって異なり、若い兵士はコーヒーよりもエナジードリンクを選ぶ傾向にある。こうしたカフェインを好む傾向は、戦地に派兵された兵士にも、そうでない兵士にも見られる。

健康飲料とは何か？

いま、私たちは大きな問題に直面している。近年、消費者の健康やウェルビーイングへの関心の高まりと、飲みものに付加価値を求める傾向に後押しされて、健康飲料と呼ばれる製品が爆発的に増加しているのだ。たしかに、きれいなパッケージの飲みものを飲むだけで、見た目が美しくなり、すばらしい気分になれるのなら、それを拒む人はいないだろう。ブロガーや健康・美容関連のウェブサイトは、このトレンドに乗って健康製品をメインストリームに押し上げ、科学の専門用語と派手な売り文句をごちゃまぜにして効能を謳い、さらにインスタ映えする画像をつけて宣伝することによって、非常に大きな影響力を発揮した。

ただ、「健康飲料」という言葉には明確な定義がない。なんらかの形で健康促進を目指している（たとえば、ビタミンやミネラルをはじめとする体に良い栄養素を添加するなど）飲料のことを、ひとまとめにして指す語である。もちろん、厳密に考えれば水こそが究極の健康飲料と言うこともできるし、糖分を取り除いたり減らすことで、ソフトドリンクの健康価値が高まるとも言える。フルーツジュースやスムージーもまた、砂糖入りの炭酸飲料よりも健康的なものを選ぼうとしている人たちの定番ではある。ただ、ここではとくに、健康食品市場をターゲットにして、認知機能や免疫力の向上、あるいは美容などに効果があると謳った飲みものについてとりあげていく。

植物ベースの健康飲料
――アロエベラジュース、ココナッツウォーター、コンブチャ、また有効成分など――

植物が持つ（であろう）力とそこに含まれる貴重な栄養素が、多くの健康飲料のベースになっている。まずは、果汁タイプの植物性飲料に焦点をあてよう。ちなみに、動物性ミルクの代替品である、麦、ナッツ、ライスをベースとした飲みものも当然、植物性飲料ではあるが、それは第２章「ミルク」でとりあげているのでここでは除外する。

■アロエベラジュースには何が入っているか

アロエベラは分厚い葉を持つ、トゲのあるサボテンのような多肉植物で、基本的には熱帯気候の地域によく見られる（そして、キッチンで栽培している人も多い）。この植物は、何千年ものあいだ、ギリシャ、インド、メキシコ、中国などの国々で薬として使われてきた。ネフェルティティやクレオパトラは美容のために愛用し、コロンブスは兵士の傷を治療するのに使ったと言われている。現在ではアロエベラは、医薬品、化粧品、食品に広く使われており、アロエベラジュースもその一つだ。一〇〇％のアロエベラジュースも売られているが、通常、それ以外に、水、砂糖や甘味料、その他の果汁、香料、pH調整剤、安定剤などが添加されている。

アロエの葉肉は九八パーセント以上が水分で、残りの二パーセントに健康に良い可能性のある成分が含まれている。アロエベラには、糖類、酵素、ビタミン、ミネラル、アミノ酸など、七五種類以上の有効成分（となりうるもの）が含まれている。含有するビタミンには、抗酸化物質であるビタミンA、C、Eをはじめ、ビタミンB1（チアミン）、ナイアシン、ビタミンB2（リボフラビン）、葉酸などだ。アロエベラジュースには、他の植物性食品よりも高い濃度のカリウムが含まれていることが報告されている。また、カルシウム、マグネシウム、銅、亜鉛、クロム、鉄なども含まれている。

アロエベラの葉肉を摂取すると、ビタミンCとEを同時に体内に摂りいれることになるため、バイオアベイラビリティが高まるのがわかっている。そのおかげで、先に摂取したものから得られる効果を増大させることができる。アロエベラはさらに、薬品の吸収を良くし、そのバイオアベイラビリティを高めるとも考えられている。つまり、薬品の効力を高めて、投薬量を減らせる可能性があるわけだ。こうした効果が本当にあるかについては現在研究が進められている。とはいえこれが、いま一般に販売されている普通のアロエベラを使用したソフトドリンクにあてはまる可能性は低い。そうした飲みものはごく少量のアロエベラジュースを水で薄め、甘くしたものだ。飲んだところで得られるのは、おそらく余分な糖分がほとんどだろう。

さらにアロエベラには、抗炎症、抗酸化物質、抗ウイルス、抗菌、抗糖尿病、抗がんをはじめとするさまざまな効果があると謳われているが、これまでのところ研究結果は少ないうえに一貫性がない。

そのため、アロエベラジュースに有意な効果があることを証明するには、厳密な介入研究が必要だ。

また、ウチワサボテンのジュースも飲料として広く市販されている。アロエベラジュースと同様、売られているのはおもに、水やその他の果汁、砂糖、香料などが添加された状態のものだ。ココナッツウォーターよりも糖分ははるかに少なく、それでいて同じくらいリフレッシュ効果があると宣伝されている。

■ココナッツウォーターとは何か?

ココナッツウォーター(ココナッツミルクと混同しないように)は熱帯地方では古くから飲まれていたが、ここ数年、他の国でもよく見かけるようになった。これは、若いココナッツの実の中に入っている透明な液体のことだ。熟す前のココナッツの実は水分を多く含んでおり、熟れたココナッツに比べて殻が柔らかいため、ココナッツウォーターをとりやすい。そもそもココナッツウォーターが大規模に商品化されるようになったのは、ココナッツから廃棄するものを減らそうとするアイディアがきっかけだった。まず、ココナッツの果肉(胚乳)は、食用のココナッツミルクやココナッツクリーム(もしくは粉末タイプ)として、あるいは化粧品や石けんの原料となるオイルとして使われている。そして果皮は飼料に、殻は家具に再利用されている。そうして残るのがココナッツウォーター(液状の胚乳)だ。当初、ココナッツウォーターの回収は、メーカーにとってたんなる手間でしかなかったが、これを栄養満点の清涼飲料と売り出したのが功を奏した。ココナッツウォーターの市場はここ数年で爆発的に拡大しており、今後もその人気は続くと専門家は予測している。

さて、さわやかで健康的な飲みものとしてもてはやされているココナッツウォーターだが、それには科学的な裏づけはあるのだろうか？　実から採取したココナッツウォーターに含まれる糖は一〇〇ミリリットルあたり約二・六グラムだが、飲みものとして市販されているココナッツウォーターにはもっと多く、三・五〜五グラム程度の糖分が含まれていることが多い。ココナッツウォーターは、自宅用の大容量のパックも販売されているが、たいていは普通の炭酸飲料の缶（三三〇ミリリットル）と同じ量で売られていて[9]、そのなかにはおおむねティースプーンで三、四杯分の砂糖が含まれている[10]。ちなみに、コカ・コーラには約九杯、生搾りのオレンジジュースには八杯強が入っている（ただし、これらの飲みものが含む糖分の種類は必ずしも同じではない）。つまり、ココナッツウォーターは他の多くのソフトドリンクよりも糖分が少ないと言えるだろう。だが、ほかにはどんな成分が入っているのだろうか？

ココナッツウォーターは低脂肪だが（これは他のソフトドリンクも同じ）、さまざまなビタミン、ミネラルを含んでいる。三三〇ミリリットルのボトル一本に六七〇ミリグラム以上のカリウムが入っており、これは一日当たりの推奨摂取量の約一五から二〇パーセントに相当する。スポーツドリンクとしてココナッツウォーターを飲む人がいるのはこのためだ。激しい運動をすると、汗とともに大量のカリウムが失われるので、それを補給するのに適しているからである。カリウムは、心臓機能や筋肉の収縮、体液に含まれる電解質のバランスの維持など、体のさまざまな機能において重要な役割を果たす必須ミネラルである（スポーツ選手がよくバナナを食べる理由の一つは、カリウムが豊富だからだ。ちなみに普通のサイズのバナナ一本には、約四〇〇ミリグラムのカリウムが含まれている）。研究によれば、ココナッツウォーターはスポーツドリンクと同じくらい運動後の水分補給に適しており、人によってはココナッツウォーターの方が量を飲むのが苦にならないという結果も出ている。ただし、味としてはスポーツドリンクの方が好まれているようだ。ココナッツウォーターについてはそのほかにも、さまざまな健康効果が謳われている（ダイエット、運動能力の向上、血圧やコレステロール値の低下など）。しかし、それらを裏づける科学的なデータはまだない。とりあえず、一番健康に良いココナッツウォーターを手に入れるには、ラベルをよく見て、砂糖や香料が添加されているものを避けるようにしよう。

■樹液水とは何か？

あなたは白樺樹液（バーチウォーター）という言葉をご存じだろうか？　私は最近まで聞いたことがなかったが、これはソフトドリンク市場におけるもう一つのトレンドだ。白樺樹液はたんにシラカバの木から採取した樹液のことだ。バルト三国、カナダ、中国などで古くから飲まれており、無色透明で味はあっさりとしていて「森の後味」がすると言われている。[11] 白樺の栽培と樹液の採取は手間がかかるため、高い利益を生み出す可能性は低い。それゆえ、白樺樹液は他の多くのソフトドリンクとは異なり小規模な樹液採取によって生産されている。水やココナッツウォーターに代わる天然飲料としてさまざまな健康効果が見込まれることから、新しい「スーパードリンク」であるという触れ込みで売られている。だが、それは本当なのだろうか？　まず白樺樹液はココナッツウォーターと比べると糖分がはるかに少ないうえに、マンガンを豊富に含んでいると宣伝されている。マンガンは、骨の形成、エネルギー代謝、細胞の損傷防止を助ける物質だ。白樺樹液は二五〇ミリリットルほどのボトルで売られていることが多く、そのなかに約〇・三ミリグラムのマンガンが含まれている。ただ、マンガンの一日あたりの摂取目安量は二ミリグラム程度だが、体内で足りなくなることはめったにないため、マンガンが豊富であることを売りにするのは無理があると思われる。だがマンガン以外に、この飲みものの値段の高さを正当化する理由はほとんど見当たらない。おそらく体にとっては、ただの水とほとんど変わらない。だから、もし買うのであれば、健康効果を期待するのではなく、味を楽しむためにしよう。ただ、くり返しになるが、添加物で味付けされたものは避けるように。

また、樹液を使った飲料として販売され、人気があるのは白樺樹液だけではない。メープルウォーター（メープルシロップと混同しないように）は、白樺樹液とおおむね同じようなもので、要するにカエデの木の樹液である（念のため言っておくと、メープルシロップは樹液を煮詰めたもので、木からそのままシロップが採れるわけではない）。メープルウォーターもまた、ココナッツウォーターに比べて糖分が少なく、さらにマンガンについては白樺樹液よりも含有量が多い。

バンブーウォーターはその名のとおり、竹から採れる樹液のことで、「ほのかな緑茶の風味に、スモーキーな後味」が加わったさわやかな味だという。[12]　糖分はゼロで、シリカを多く含むそうだ。メーカーは、このシリカがコラーゲンの生成を促すので、肌に健康的な輝きを与え、髪の毛を艶《つや》やかにすると謳っている。ふむふむ、なるほど。たいへん結構なことだが、それを実際に証明する介入研究はあるのだろうか？　一言で言えば、存在しない。ここではまず、シリカがどのような形で含まれているのかを知る必要がある。それはバイオアベイラビリティの面で最適な形なのか？　人体に影響を与えるほど高濃度で含まれているのか？　大勢の人びとを被験者とした対照実験で、髪や肌の質が測定可能なほど大幅に改善したのか？　いまのところ、答えはノーだ。

いま挙げたような樹液をベースにした飲みものに、特定の健康効果があるという科学的な確たる根拠はない。なかには樹液をそのまま使っている製品もあるが、水で薄めたり香料を加えたりと、あまりよろしくないものもある。また、樹液に含まれるビタミンやミネラルをはじめとする栄養素の組み合わせが、体に良いと宣伝されているが、栄養学の専門家が指摘するように、人間と樹木では必要な栄養素が大きく異なるため、これはばかげた誇大広告と言わざるを得ない。最後に、こうした飲料はすべて「水分補給」に適しているとも宣伝されている。たしかにそれはそうかもしれないが、ただの水でも水分補給には十分であって、その場合には高い値札もついていないわけだ。

■コンブチャ（紅茶キノコ）とは何か？

名前は聞いたことがあるかもしれないが、実際に味見をしたことはあるだろうか？　私は一度だけ飲んでみたが、それでもうたくさんだった。コンブチャとは、紅茶に砂糖を加えたものに、「スコビー」と呼ばれる種株（細菌と酵母を培養した共生株）の層を漬けこんでつくる発酵飲料だ。スコビーは、ベージュ色のねばねばしたエイリアンのような塊で、なかには微生物がたっぷりと詰まっている。甘くした紅茶が栄養源となってスコビーの成長を助ける。文字通り、生きた塊に餌を与えているわけだ（その過程で紅茶が発酵する）。つくり方としては、甘みをつけた紅茶にスコビーを加え、室温で一～三週間ほど放置して発酵させる。そこに砂糖を加えてボトル詰めし、さらに数日間寝かせる。このあいだに自然と炭酸が発生し、できあがったお茶は微発泡性になる。その後、場合によっては香料を添加し、それ以上の発酵を防ぐために冷蔵庫に入れる。これで完成だ。さて、どんな味がするのだろう？　私の感想は、わずかに甘く、同時に酢のようなすっぱさもして、さらに長期間放置したフルーツジュースのような泡立ちがある、と言った感じか。[13]スコビーのなかの細菌と酵母は、糖をエタノール（アルコールの一種）と酢酸に変化させる。コンブチャにピリッとした風味があるのはこの酸のためだ。見た目にはすこし濁っていて、かすのようなものが浮いているので、口当たりは良くない。これを聞いても、なかには「うーん、おいしそう」と思う方もいるかもしれない。だが、もしそうでない場合、なぜコンブチャが一部の人にカルト的な人気を得ているのか、疑問なのではないか。だが、こうした物言いが失礼だと思えるほど、この飲みものは人気がある。二〇一六年、アメリカ国内のコンブチャの売上げはおよそ六億ドルと推計されており、大手飲料会社であるペプシコ社は、成長著しいコンブチャ市場に参入するため、小さなコンブチャメーカーであるケヴィタを買収した。

そして、コンブチャの薬効や生物学的効果への関心も高まりつつある。この「生きている」飲みものの支持者は、消化の改善、体重減少、血圧のコントロールや、がんの予防など、ありとあらゆる効果があると主張している。これらはどの程度信憑性があるのか？　ヨーグルトやザワークラウトのようなほかの発酵食品と同様、コンブチャには生きた微生物が含まれている。なかでもプロバイオティクスには、腸内細菌叢のバランスを整え、免疫系を強化し、消化を助ける働きがある。多くの動物実験によって、コンブチャに私たちの健康増進に役立つ可能性のある、さまざまな生理活性物質が含まれていることがわかっている。だが、それが実際に効果を発揮するのに十分な量なのかは不明だ。それに、そうした微生物や生理活性物質が、強酸性の胃の中を生き延びて、最終的に腸まで到達して健康効果をもたらすことができるのか――というか、そもそもそうしたことが可能な形をとっているのか――もわかっていない。さらにそうした効果の一部は、コンブチャの原料である紅茶自体によるものである可能性もある。紅茶には抗酸化作用のあるポリフェノールが豊富に含まれているので、それが私たちの健康に良いのかもしれない。ちなみにコンブチャには、ビタミンBやビタミンCなどのビタミンやミネラルも含まれているが、量としてはごくわずかであるため、ほとんど体に影響しないだろう。そしてこの飲みものにもまた、砂糖、カフェイン、アルコールが含まれているのを忘れてはならない。たしかにこれらも量としては少ない。だが、有害な成分は量が少ないから問題ないと言いながら、ビタミンやミネラルなどの有益な成分については、量が少ないのに効果を期待するというのは、いくらなんでもお気楽すぎるだろう。それではダブルスタンダードだ。

要するに現状では、コンブチャの臨床効果を示す確固たる証拠はないということだ。その一方で、複数の研究ではコンブチャを飲むことによるリスクがいくつか示されている。コンブチャを飲んだあとに、肝臓や胃腸の障害、乳酸アシドーシス(14)などの深刻な健康被害が起きたケースが報告されているのだ。潜在的なリスクに加えて、そもそもコンブチャの健康への影響について不明な点が多いことから、妊娠中や授乳中の女性、免疫不全の人などは、飲用を避けることが推奨されている。つまり、コンブチャ自体についてだけでなく、その効果についても（そもそも効果があるのかどうかを含め）わかっていないことが多いと言えるだろう。

■有効成分

健康飲料は、原材料が天然由来であることや有機栽培であることだけでなく、健康効果を高める成分が含まれているのを売りにしていることも多い。なるほど、いかにも信頼できそうだし、健康で長生きするのに不可欠なようにも感じるかもしれないが（じつのところ、それが健康飲料の売れている理由だ）、実質的な効果を示す確たる証拠はあるのだろうか？

ソフトドリンクには、健康効果を高めるために、ビタミンが添加されていることが多い。こうしたビタミンをめぐる問題点については第1章「水」ですでにいくつかとりあげたが、言うまでもなく、工場で飲みものにビタミンを添加したからといって、それが何らかのメリットをもたらすのに十分な量と、それに適した形で体内に取り込まれるとは限らない。エナジードリンクなどの機能性飲料には、ビタミンB群がたいてい添加されており、それがエネルギーを与えるのに一役買っているという印象が定着している。ビタミンB群は、神経や筋肉を健康に保ち、神経系や消化器系を助け、皮膚や目の状態を向上させるなど、体内でさまざまな機能を担う物質だ。また、他の栄養素から得たエネルギーを体に必要な形に変換するのを助けたりもするが、エネルギーを直接与えることはできない。要するに、ビタミンB群をたくさん摂ったからといって、すぐに元気になるわけではない――それにじつのところ、生理的に必要なビタミンB群はおそらく他の食べものからもう十分に摂れているので、余計な分は尿として排出されるだけだろう。つまり、健康飲料にビタミンB群を加えるのはマーケティング上の仕掛けにすぎず、飲んだあとに元気が出たとしたら、それはおそらく、たんに砂糖か覚醒作用のある成分によるものだろう。

また、果物、野菜、ハーブ、スパイスなどの植物エキスも、健康飲料の成分として高い注目を集めている。人工的な成分ではなく天然由来の成分で味付けされているというのは消費者へのアピールになるし、天然由来の成分が入っているというだけで、すでに健康的なものを飲んでいる気分になる。そこにそうした成分が健康に良いとか薬効があるという説明が加われば、商品が売れるのは当然だろう。たしかに、さまざまな植物に、たとえば抗酸化・抗炎症・抗がん作用を持つ物質が含まれているのは事実だ。そして、一部にはほかに比べてこうした物質の含有量がはるかに多い植物もある。たとえば、ウコンがそうだ。この濃い黄色をしたアジアのスパイスは、私たちが土曜日の夜にテイクアウトするカレーによく入っているが、近年では飲みものの添加物として広く使われるようになっている。メーカーは皆が常飲している飲みものにウコンを添加することにより、有効成分を求める消費者の気を惹き、それによって製品をより広い市場にアピールしているのだ。ウコンは、さまざまな健康効果を持つことで知られるが、それはおもにクルクミンという成分を含んでいるからだ。クルクミンはさまざまな形で、種々の病気に効果を発揮することが臨床試験で確認されており、抗炎症・抗酸化作用を持つことも実証されている。それ自体はすばらしいが、問題はそうした臨床試験に使われたクルクミンの量が、通常、飲みものに使用されるウコンパウダーから得られる量よりもはるかに多いことだ。さらに言えば、ウコンそのものに関する臨床試験はいずれも、それほど信頼のおけるものではない。また、そもそもウコンパウダーにはたった三パーセントしかクルクミンが含まれていないし、たいていの飲料にはほんの一振りのウコンパウダーしか添加されていないので、そんなものを飲んだところで、たいした量のクルクミンは摂れない。それに、仮に多めに入れたとしても、別の問題が発生する。クルクミン自体のバイオアベイラビリティが低いのだ。つまり吸収率が低く、すぐに代謝されて体外に排出されてしまうため、摂取してもたいした効果が得られない。クルクミンが効果的になるのは、バイオアベイラビリティを高めてくれるほかの成分と組み合わせて使った場合なのである。よって、効果を得るには、大量のウコン入り飲料とあわせて、クルクミンのバイオアベイラビリティを上げる別の成分も毎日摂取しなければならないことになる。また、飲み過ぎると吐き気や下痢を起こすこともあるため、そう大量に飲みたいとは思わないだろう。

マレーシアのハーブドリンクである竜眼水(りゅうがんすい)は、栄養価が高く、さわやかな味がすると言われている。

この飲みものにはモンクフルーツ、リュウガン、トウガン、水、砂糖、さらに氷がたくさん入っていて、とくに暑い時期に好まれる。モンクフルーツはカロリーゼロで砂糖の何倍もの甘さを持つ天然の甘味料であるだけでなく、抗炎症作用があると考えられているため、中国の伝統医療で広く使われている。風邪をひいたときにはホットにして竜眼水を飲むことも多い。リュウガンはライチに似た果物で、ビタミンCや抗酸化物質を多く含むとされる。これらの材料の組み合わせによって、竜眼水には健康効果があると考えられている。また、韓国の水正果（スジョングァ）という、冷やした柿でつくるフルーツパンチも、胃腸を丈夫にし、風邪を予防する飲みものとして知られている。材料は、水、砂糖、ショウガ、シナモン、干し柿、クルミ、松の実だ。

ただ、竜眼水も水正果も、従来の科学的研究では有意な健康効果は示されていない。広く飲まれているのは、その効果を示す逸話とともに、昔から体に良いと信じられてきたからにすぎない。

プロバイオティクスまたはプレバイオティクスとは何か？

あなたはきっと、普段から口にする製品の多くに、「プロバイオティクスまたはプレバイオティクスを含む」という表示があることに気づいているはずだ。腸のなかでミクロのレベルで何が起こっているのかについては、専門家だけでなく一般の人びとのあいだでも関心が非常に高まっている。お腹が張ったり、ガスがたまったり、食べものを受け付けなかったりということはみな経験があるだろうが、その原因は腸にあるようだ。腸内にはじつにおよそ一〇〇兆もの微生物（ほとんどは細菌）が生息していて、それぞれの役割を果たそうとしている。ただ、現代人の乱れた食生活やライフスタイルに振り回されて調子を崩しているために、バランスを整えてやる必要があると考えられている。腸内細菌は、食物の栄養素の代謝を促進し、免疫系をサポートし、ビタミンを生成し、病気を防ぐなど、体内で大きな役割を果たしている。だから、腸内細菌を健康な状態に保ちたいというニーズは強い。だが、そもそもプロバイオティクスやプレバイオティクスとは何なのだろうか？　そしてそれらは本当に体に必要なものなのだろうか？

まずプロバイオティクスとは、生きた細菌や酵母のことで、ヨーグルト飲料によく添加されている。また、ケフィア（第2章「ミルク」参照）やヨーグルト、発酵したキャベツ（キムチやザワークラウトなど）といった食品にもともと存在している。プロバイオティクスは、たとえば体調不良や、抗生物質など特定の薬によって腸内細菌のバランスが乱れたときに、それを整える効果があると考えられている。次にプレバイオティクスだが、これは腸内の善玉菌の栄養源となる難消化性の食物繊維のことで、多くの植物や野菜に含まれている。たしかに、健康の多くの面で腸内細菌叢が重要であることを示す証拠が次々と出てきているため、腸内を健康に保つ必要があるのは事実だ。だが、プレバイオティクスとプロバイオティクスの摂取がその役に立つかどうかは、はっきりしない。

プロバイオティクスの使用をめぐってはさまざまな疑問がある。腸内には何百種類もの異なる微生物が生息しており、一方、製品に含まれる細菌や酵母の菌株もさまざまだ。では、われわれは適切なものを摂取できているのかというと、じつのところ、どんな微生物が必要なのかもまだよくわかっていないのだ。人によって、必要な種類もタイミングも異なるだろう。また、何種類くらい必要なのか、それぞれどのくらいの量が必要なのかもはっきりしないので、効果を生むだけの量が製品に含まれているのかもわからない。もし、自分にどんな種類の微生物が足りなくて、どれだけ補うべきかわかっているのなら、プロバイオティクスは腸内のバランスを整えるのに有効な手段になるかもしれない。

ただ、仮にそれがわかったとしても、そもそも摂取したプロバイオティクスすべてが、強酸性の胃の中を生き延び、腸に到達して増殖できるかは不明だ。いくつかの研究によると、摂取したプロバイオティクスのうちごく一部は生き残って腸に到達するものの[15]、最大限の健康効果を挙げるには腸内に定着する必要があるのだが、確実に定着していることを示唆する証拠はほとんどないという。だとすると、プロバイオティクスは腸に達したとしても増殖せず、便として排出されてしまう。定着せず、増殖もしないというのなら、効果を得るにはつねに摂取しつづけなければならないことになる。であれば、プロバイオティクスの効果は一過性のものでしかなく、腸内細菌叢のバランスをなんらかの形で整えているという仮定と矛盾する。さらに、プロバイオティクスを摂ることで、人によっては悪影響がある可能性を示す証拠もある。イスラエルにあるワイツマン科学研究所の研究チームの発見によると、腸内環境に影響を及ぼす複数の抗生物質を被験者に投与した後にプロバイオティクスを摂取させると、元から腸内に生息していた微生物と競合してしまい、そのせいで腸内環境が正常に回復するのが妨げられたという。この結果から、プロバイオティクスは元から生息している多様な微生物叢を補完するものとして理想的とは言えず、たとえば抗生物質を摂取したあとなどは、腸が自然に回復するのを待った方が良いのではないかと考えられる。

もう一つの問題は、体が健康で、健全なライフスタイルの人がプロバイオティクスを摂取しても、プラスアルファの健康効果が得られるのかわからないということだ。私たちの体がすでに優れた内部調整機能を持っていることを考えると、とくにそう言える。結局のところ、飲食物から摂取する微生物など、腸内に生息している数に比べれば、ごくわずかでしかない。また、プロバイオティクスにさまざまな種類があるのと同じく、プレバイオティクスにもさまざまな種類があり、腸内細菌はそれぞれ特定のものを利用する。自分の腸内細菌のうち何を豊かにすべきなのかがわかっていないのなら、どんなプレバイオティクスを摂取すればいいのかも判断できないだろう。ただ、こうした知識不足を埋めるためにはさらに多くの研究が必要だとはいえ、特定の症状を持つ人びとがプロバイオティクスの恩恵を受けたという証拠は存在する。プロバイオティクスに関する三一三件の試験（被験者は四万七〇〇〇人ちかく）を分析した結果、たとえば持病のある人がプロバイオティクスを摂取すると、下痢や呼吸器感染症を防いだり、炎症マーカーの値を改善するといった効果があることがわかった。しかし、分析された試験研究の質は高くないうえに比較可能性は低く、また、効果が見られたのは、参加時にすでに基礎疾患のある人たちに限られていた。総合的に見て、すでに健康上の問題を抱えている一部の人へのプロバイオティクスの使用を支持する科学的証拠はあるようだが、病気になる前にプロバイオティクスを摂取すると病気を予防できるということについては、まだ十分な根拠がないと言える。それに、プレバイオティクスの効果に関するデータは乏しいので、果物や野菜から多様な食物繊維をたくさん摂取する方がプレバイオティクスを摂るよりも効果的だろう。食物繊維は、腸内細菌叢に強い影響を与えるようだし、プロバイオティクスやプレバイオティクスよりもずっと健康と結びついていると考えられるからだ。

例のごとく、あまり聞こえのいいアドバイスではないかもしれないが、まずはいろいろなものをバランスよく食べるのが大事だ。腸内細菌叢の個人差と腸の健康における食べものの重要性を考えると、本当に必要なのは、各個人の腸に合わせてつくられたテイラーメイドの食事なのかもしれない。その点に関する研究は現在進行中だ。われわれの目指すべき未来はそこにあるのであって、健康飲料の多様化ではないのかもしれない。なぜなら、臨床試験で効果が有望だと示された医薬品等級のサプリメントに含まれているプロバイオティクスと比べると、そうした健康飲料には、ごくわずかしか含まれていないことが多いからだ。

スーパードリンクの到来？

藍藻（らんそう）（シアノバクテリア）は健康飲料の世界で燦然（さんぜん）と輝く、すばらしいものだとされている（ついに、「スーパーフード」登場のファンファーレを鳴らすときがきたのだろうか？）。これは海水で育つ植物のように、光合成をおこなう多様な細菌の一群である。なかでも健康効果を期待して飲料に添加されているのが「スピルリナ」である。飲料メーカーや健康業界の指導者たちは、タンパク質、鉄分、ビタミンの供給源として、スピルリナを飲みものに入れ、消費者の目を惹く青緑色に変えている。こうした飲みものは、糖尿病、不安障害、うつ病、月経前症候群などの症状に有効なうえに、免疫系や消化力の強化、記憶力の向上、老化防止、滋養強壮など——要するに健康飲料一般が謳っているのと同様の効果があると言われている。興味深いことに、人口が増加し、耕作可能な土地や淡水資源が限られている現在、スピルリナをはじめとする微細藻類（びさいそうるい）は、人間や動物のための新しい持続可能な食用作物として、急速に市場が拡大している。ただ、微細藻類は、健康効果のある成分を含む栄養源として期待されているものの、そうした成分が実際に人間の体内でどのように消化され、どれほどのバイオアベイラビリティがあるかはまだ確認できていない。そして未来の栄養源として期待が持てるのはたしかだが、健康飲料に含まれる量は非常に少ないため、そこからタンパク質やビタミンを十分に摂ることはできない。また当然ながら、藍藻飲料は健康食品市場に新たに参入したばかりであるため、そもそも実際に有意な健康効果があるかどうかを調べた研究はまだない。微細藻類が多くの栄養素を含むのは事実だが、実際には一回の摂取量では栄養を十分に摂ることができず、さらに、タンパク質、鉄分、ビタミンの供給源としては、現在入手できるほかの食品に比べて高価であると、一部の栄養士は感じているようだ。

最近では、活性炭を加えた飲料も増えている。活性炭については、第1章の浄水ポットのところで触れたので覚えている人もいるかもしれない。飲料に添加されているのもあれと同じ、つまり、非常に微細な穴がたくさんあいている特殊な炭で、不要な粒子を吸着するために使われる（これは焦げたトーストやバーベキューに使う練炭とは別物なので間違えないように）[16]。活性炭は、医療の現場では、毒を飲んでしまったり、薬物の過剰摂取をしてしまった人を治療する重要な手段として一八〇年以上前から使われてきた。薬物や毒物を活性炭に吸着させることによって、体内に吸収されないようにするのだ。健康飲料の業界では活性炭入りの飲みものは、二日酔いに効く、美容にいい、デトックス効果〔体に蓄積した老廃物を体外へ抽出する効果〕があるなど、さまざまな名目で売り出されている。要は、胃腸から有害な薬物を排出させることができるのなら、消化器系にあるほかの有毒物質も取り除けるに違いないという理屈だ。ちなみにここで言う「有毒物質」とは、実際の毒物ではなく、食べものに含まれる有害な成分のことだ[17]。活性炭入り飲料の支持者たちの主張は次のようなものだ。「活性炭は、農薬やその他の化学物質のような食品に含まれている〝有毒物質〟を吸着させる。そうした作用に優れているからこそ、医療現場で毒物を摂取した人の治療に普段から使われているのだ」と。なるほどもっともらしく聞こえるし、医療現場で使われているという事実が信憑性を高めている。しかしじつは、活性炭を添加した飲みものにそのような効果があるという科学的根拠はまったくない。毒物を摂取した人を解毒する際に投与される活性炭の量は一〇〇グラムほどで、それを数時間おきに何回かくり返す。一方、飲みものに含まれる量は普通〇・五グラム程度。これではまず効果は出ないだろう。そして活性炭は飲みものの味や口当たりを損なうおそれがあるため、メーカーは量を増やしたがらない。そんなことをすれば、効果があるかどうかという問題以前に、直接、売上げに響く可能性が高いからだ。それに、飲みものに含まれた活性炭が仮に活発に有毒物質を吸着できるとしても、体にとりいれたい栄養素と排出したい有毒物質の違いを、見分けてくれるのだろうか？　答えはもちろんノーだ。活性炭はかなり無差別に作用するので、分子が活性炭に吸着するのに適した構造をしていれば、それが有毒物質であろうと、薬品であろうと、栄養素であろうとおかまいなしだ。一般的な健康飲料に含まれる少量の活性炭であればとくに問題は起こらないだろうが、それでも薬を飲んでいる人は、活性炭が有効成分の吸収を妨げて効き目が薄れる可能性があるので、避けた方が無難だろう。ちなみに、二日酔いへの効果を期待するのは諦めよう。活性炭はアルコールを吸着させるのが苦手なので、この点についてはほとんど役に立たない。

そして活性炭入り飲料のほかにも、数多くの健康飲料がデトックス効果を謳っている。だが、なぜわれわれはそんなにデトックスにこだわるのだろうか？　たしかに近年、体重の増加や深刻な病気を防ぎ、心身の健康を維持するため、健康的なライフスタイルを送ろうという意識が高まっている。ただ、特定の問題を抱えていないほとんどの人にとって、健康的なライフスタイルとは、バランスのとれた食事を摂り、十分な運動をすることだ。しかし多くの人は、それだけでは不十分だと考えているか、そうしたライフスタイルを維持するには手間がかかりすぎると感じている。そういう人たちが、日々の生活で摂取している有害な化学物質や、生活習慣の乱れのせいで蓄積した有毒物質のデトックスを謳う商品に惹かれるのかもしれない。だが、「デトックス」は本当に必要なのだろうか？　まず言っておくと、「化学物質」という言葉を恐れる必要はない。なぜならこの世にあるすべてのものは化学物質でできているからだ。それに「有毒物質」という言葉も、こうした文脈ではほとんど意味はなく、ただ恐怖を煽るために使われている。そうすることで、ありもしない問題を解決するための無意味な商品を売りつけようとしているのだ。さらに、人体には望ましくない物質を処理して取り除くための優れたメカニズムがもともと備わっている。これは私たちが、太古の昔からそうした物質につねにさらされつづけてきたためであり、消化器系、リンパ系、腎臓、肝臓、皮膚は非常に効率よくそれらを処理する。つまり、日常的に取り込まれる汚染物質を除去するのに、さらなる助けが必要という考えは幻想に過ぎない。それにこうした話題で耳にする「自然」という言葉にも注意が必要だ。「自然」と聞くと、何か健康に良さそうだと思うかもしれないが、自然界には、人を死にいたらしめるような猛毒もあれば、人間にとってなんら有用な生理作用を持たないものもたくさんあるのだから。

ハイになる（?）ソフトドリンク業界

いまから一〇〇年前、ソフトドリンク業界の巨人であるコカ・コーラ社は、同社の代名詞でもあるあの飲みものに麻薬（コカイン）を添加していたが、現在でもその伝統を——しかしすこし違ったやり方で——くり返そうとしているのかもしれない。二〇一八年九月、コカ・コーラ社が大麻入り飲料の開発に向けて、オーロラ・カンナビスという医療用大麻を製造・販売している会社と交渉しているとの噂が流れた。目的は、痛みを和らげる新しいタイプの機能性飲料を健康飲料市場に投入することだ。大麻の抽出物を添加するのは、飲んだ人を「ハイにさせる」のを狙っているからではないと情報筋は強調している。というのも、配合を検討しているとされる成分はカンナビジオール（ＣＢＤ）であり、薬効はあるが、ハイになるような影響を脳に与えるものではないからだ（大麻がもたらす精神活性作用のほとんどはテトラヒドロカンナビノール［ＴＨＣ］という、別の成分によるもの）。ＣＢＤはすでに鎮痛剤などにも使用されており、ＣＢＤを配合した飲料の開発に興味を持っているのはコカ・コーラ社だけではない。二〇一九年にサンフランシスコで開催された「カンナビスドリンク・エキスポ」では、飲料メーカーをはじめとする関係者たちが一堂に会し、ＣＢＤのさまざまな活用法や、急成長が見込める新しい市場をうまく利用する多様な方法が披露された。この分野については今後も注目する必要があるだろう。

■手っとり早い解決策？

ここまで見てきたとおり、健康飲料の多くが謳っている理屈は、一見説得力があるように見えるが、ほとんどの場合、それを裏づける確たる科学的根拠はない。つまり、われわれが期待するようなものではないのだ。たとえ「エビデンス」が挙げられていたとしても、その大半は、個人の感想であったり、実際に使用されるのとは異なる状況でヒト以外の生物を用いておこなわれた小規模な研究から、都合のいいデータや仮説を抜き出したにすぎない。そうした「エビデンス」はたいてい次のような形で主張される。「Aという天然化合物の作用によって化合物Bは、抗酸化作用／免疫力向上／デトックス効果（その他諸々の効果）を持つことで知られる化合物Cに変わります。それゆえ、当社が化合物Aを添加したこの飲みものを飲めば、気分が良くなる／見た目が美しくなる／長生きできる（などなど）ことでしょう」と。だが、消費者であるあなたには、次のような事実は伏せられている。

（a）こうした情報はすべて、植物や細胞を対象とした研究から得られたもので、人間を対象にした研究からではない。

（b）たしかに化合物Aには化合物BをCに変換する作用があるが、飲みもののなかやそれを飲む人の体内に、化合物Bがあるとは限らない。

（c）化合物Aは、人体でのバイオアベイラビリティがないかもしれない（つまり、何の効果も上げずにそのまま排出される可能性がある）。

（d）化合物Aの大半は、加工や保存の過程で分解され、消費者がその飲料を摂取するときには、ほとんど残っていない可能性がある。

（e）この飲みものを飲んだところで、実際に化合物Cが得られるかどうかは不明。

（f）たしかに化合物Cは健康効果と関連している。だが、この飲みものから化合物Cを摂取できると仮定しても、その他の数多くの化合物のなかではごくわずかな役割しか果たせないだろうし、それだけで大きな影響を与えることはありそうにない。

（g）そうした効果を得るためには、化合物Aを大量に摂取しなければならないが、この飲みものには少量しか入っていない。

（h）この飲みものの大半は、何の健康効果もないどころか、むしろ害にもなりかねない成分でできている（たとえば、砂糖など）。

要するに、有益とされる成分が含まれているからといって、実際に飲んだときに目に見える効果があるとは限らないということだ。こうした飲みものの効果については、それを裏づける、大人数かつ異なる被験者グループを対象にした実験によるデータは十分に得られていない。もしあなたがこうした飲みものを飲むと気分がよくなると感じているのであれば、それはすばらしいことだが、健康上の問題を解決してくれることを期待して購入するのはおすすめしない。将来的に、一部の健康飲料の有効性が証明されるということはあり得るが、それまでは無駄な出費は避けるべきだろう（もちろん、味が好きなので高いお金を払ってもよいと思うなら、止めはしない）。

第 5 章

アルコール飲料

alcoholic drinks

ビール、シードル、ワイン、蒸留酒、カクテルなど

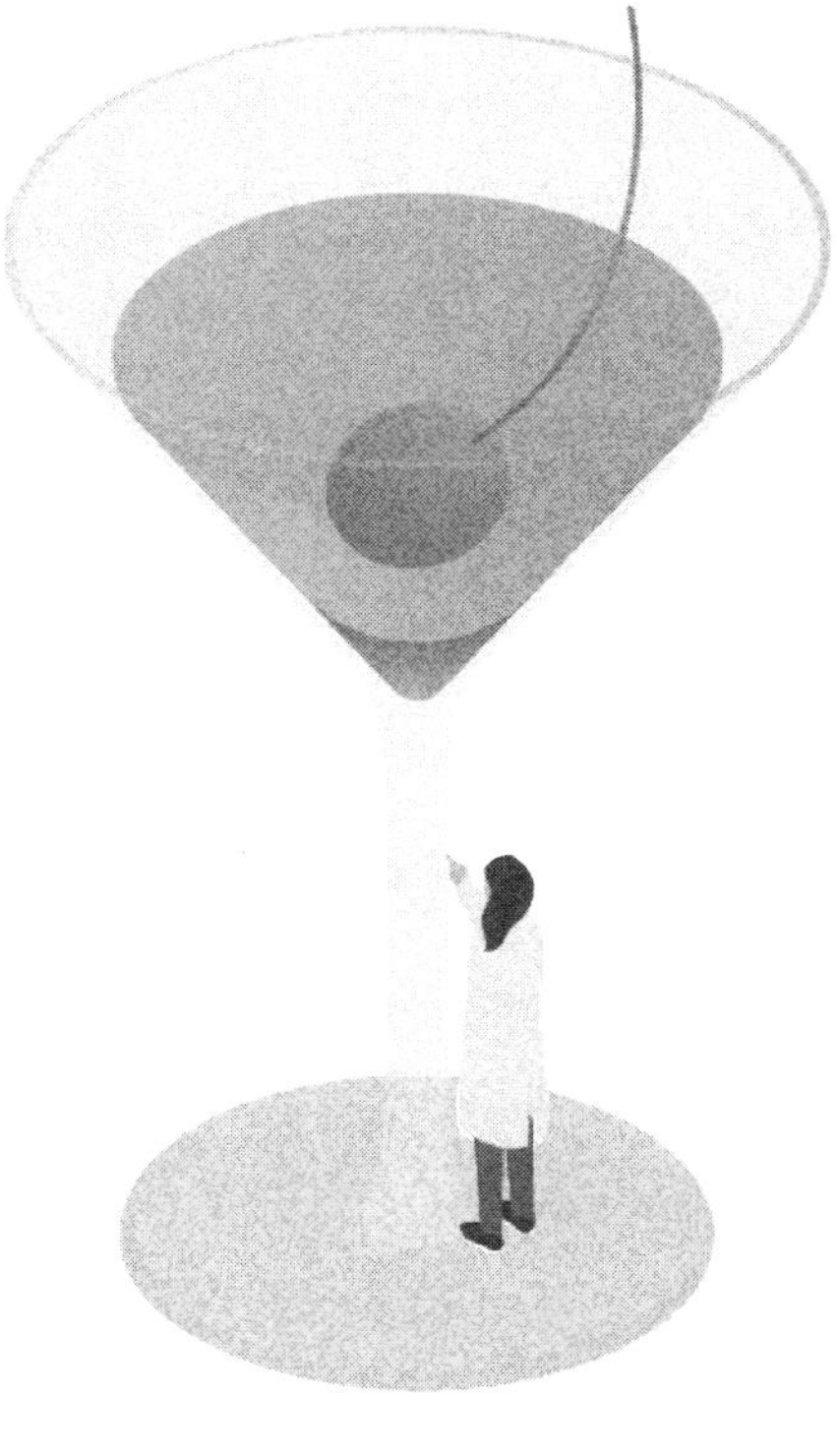

ハンス島とは、北極圏に浮かぶ、岩でできた無人の島である。大きさは〇・五平方マイル（約一・三平方キロメートル）ほどで、石油や天然ガスなどの埋蔵は確認されておらず、じつのところ価値のあるものはとくに何もない。こう聞くと取るに足りない存在に思えるかもしれないが、それでもハンス島をめぐってカナダとデンマークは長年にわたる争いを続けてきた。荒涼たるこの島は、デンマークの自治領であるグリーンランドとカナダを隔てるネアズ海峡の中央に位置する。国際法上、各国は自国の海岸から一二海里（マイル）以内を領海と主張する権利がある。ネアズ海峡の幅はそれほど広くないため、この基準で言えば、ハンス島はカナダとデンマークの両方の領海に入っている。この島をめぐる両国の争いは一九三〇年代にまでさかのぼる。一九三三年に、国際連盟の常設国際司法裁判所がハンス島はデンマーク領であるとの判決を下しているが、この機関はほどなく消滅し、国際連合と国際司法裁判所にとって代わられた。要するに、当初の判決は何の意味も持たなくなったのだ。そしてこの争いは、より差し迫った問題——すなわち、第二次世界大戦や冷戦——の影に隠れて一度は忘れ去られたが、一九七〇年代になって再燃した。このとき、カナダとデンマークは交渉の末、ネアズ海峡での海洋境界の画定には合意したが、ハンス島をどうするかについては合意できず、未解決のままとなった。その後しばらくは、デンマーク人とカナダ人の両方がこの島を訪れている。ターニングポイントは一九八〇年代のことだった。カナダの研究者グループが島を訪れたことを聞きつけたデンマークのグリーンランド担当大臣が、島に向かった。そしてデンマークの国旗を立て、デンマークを含むスカンジナビア諸国の蒸留酒であるアクアビットのボトルを置いていったという。これをきっかけに両国は、たびたび国旗を自国のものに取り換え、「デンマーク（あるいはカナダ）の島にようこそ」とのメモを残し、酒瓶を自国産のものに交換するという、ある種の節度を保った小突きあいをはじめたのだった。このとき、カナダ人が置いていくのはカナディアンクラブのウイスキーのボトルであると言われている。

ここではデンマーク人もカナダ人も、自分が何者であるかを示すにあたって、特定のアルコール飲料と自らの存在を重ね合わせている〔ちなみに二〇二二年六月十四日に両国が「所有権を分割する」と発表。この争いには終止符が打たれた〕。世界の多くの地域において、アルコールは国のアイデンティティと結びついている。もしある国の名前を挙げて、その国のソフトドリンクを思い浮かべてくださいと言われたら、きっとあなたは具体的な銘柄を挙げるのに苦労するだろう。だが、この質問をお酒にかえれば、きっと答えるのははるかに簡単なはずだ。世界の国々について思いをはせるとき、私たちはアルコール飲料を連想することが多い。たとえば、イギリスなら（ホット）ビール、スコットランドならウイスキー、アイルランドならギネスビール、フランスならワイン、ギリシャならウーゾ、スペインならサングリア、オーストリアならシュナップス、ロシアならウォッカ、日本なら日本酒、メキシコならテキーラ、キューバならモヒート、ジャマイカならラム酒など、まだまだ挙げきれないほどだ。なぜこうした連想が起きるのかはよくわからないが、それでもお酒は多くの文化に深く根付いていて、そのために国民的飲料として認められており、その名が世界にまで広まっていることはたしかだろう。

アルコールとは何か?

二〇一六年の時点で、飲酒の習慣がある人は世界では約二三億人だった。当然だが、国ごとにその人数は大きく異なる。アメリカ、ヨーロッパ、西太平洋地域では人口の半分以上がアルコールを口にするが、その他の地域ではその割合はかなり低くなっている。一人あたりの消費量がもっとも多いのはヨーロッパの国々だ。ただ、過去一〇年ほど、世界の多くの地域ではアルコール消費量はあまり変わらないなか、ヨーロッパでは純アルコール換算で二〇〇五年に一人あたり一二・三リットルだったのが、二〇一六年には九・八リットルまで減少している。一方、同じ時期の西太平洋地域や東南アジア地域では、アルコール消費量が増加している。

そもそもアルコール飲料とは、単純にエタノール(エチルアルコール)を一定以上の割合で含む飲みものを指す。ビール、ワイン、スピリッツをはじめとするアルコール飲料は、酵母が糖分を分解して自然に発酵が起きるところからはじまる。酵母は糖を食べて増殖し、二酸化炭素とエタノールを生成するが、このエタノールこそが、私たちが口にするアルコールなのである。そして、飲みものに含まれるアルコールの量はラベルに、体積あたりの割合――「アルコール度数」として記載されている。たとえば、アルコール度数が四パーセントであれば、飲みもの全体の四パーセントが純アルコールであることを意味する。

一九八七年、イギリスでは摂取アルコール量を量る「アルコールユニット」という指標を導入した。これは、実際に摂取しているアルコールの量を国民自身が計算し、飲酒量を把握できるようにすることを目的としたものだ。一ユニットは、一〇ミリリットル（八グラム）のエタノールに相当する。これは、平均的な成人が一時間で代謝できる量だ。つまり、個人差はあれど、この量なら摂取後一時間経てば、血中にほとんどアルコールが残らないことになる。そして、その飲みものに何ユニット含まれているかは、飲みものの量とアルコールの強さ（すなわち、アルコール度数）によって決まる。たとえば、ワイン（アルコール度数一二パーセント）を小さなグラスに一杯（一二五ミリリットル）なら一・五ユニット。ラガービール（アルコール度数五・五パーセント）の缶一本（四四〇ミリリットル）も、度数の低いビール（アルコール度数三・六パーセント）を一パイント（五六八ミリリットル）も、ともにおよそ二ユニット。そして、ウォッカ（アルコール度数四〇パーセント）をショットグラス一杯（二五ミリリットル）だとぴったり一ユニットだ。ちなみに他の国では違ったやり方で飲酒量を量っている。

また、お酒（とくにスピリッツ）のボトルにかつて「プルーフ」という表記がよく見られたが、これはどういう意味なのだろうか。この言葉は、一六世紀から一七世紀にかけて、アルコール度数に応じた酒への課税が導入されたイギリスで生まれた。徴税官はアルコール度数を調べる（証明（プルーフ）する）ために、一片の火薬に酒を垂らしてから、火をつけてみる。濡れた火薬に火がつけば、アルコール度数が「プルーフ以上」であると判断され、より高い税率が課せられる、というものだった。プルーフとは当時、恣意的に設定された基準であり、蒸留酒に含まれる平均的な量のアルコールが一〇〇プルーフとされた。そして、他の酒に含まれるアルコール量がどれだけ多いか少ないかを、それをもとに評価していく。ただ、この方法にはいろいろと問題があったため、一九世紀になると、「比重」——すなわち、飲料の密度と、同量の蒸留水の密度の比——を基準にした測定方法がスタンダードになった。ちなみに一〇〇プルーフのスピリッツには、同量の水の12／13の重さであるとされた。これはアルコール度数に直すとおよそ五七・一パーセントとなる。わかりづらい！　さらに、アルコール度数がアルコール含有量を測定する国際標準の方法であるのに対し、プルーフは不便なことに国ごとに基準が異なっているため、海外や輸入物の酒を買ったときにどういうものを買ったのかがわからなくなってしまうおそれがある。そこでイギリス以外の国は、賢明にもよりシンプルな形をとった。たとえばアメリカでは、プルーフはアルコール度数の倍ということにした。つまり、スピリッツという強いお酒の標準的なアルコール度数五〇パーセントが、一〇〇プルーフとなる。フランスでは、さらにわかりやすくするため、アルコール度数一〇〇パーセントを一〇〇プルーフ、ただの水を〇プルーフとした。つまりいまでは、アルコール度数という国際標準があるので、「プルーフ」をラベルに表記するのはまず無意味と言ってよく、実際、もう長いあいだほとんど使われていない。

エタノールの味をどう感じるかは人によって違う。とても苦くてまずいという人もいれば、苦みはあまり感じず、甘みがあるという人もいる。これこそが、一部の人が飲酒をより楽しく感じ、飲む量が多くなる理由なのかもしれない。二〇一四年に発表された研究では、こうした味覚の違いは、

TAS2R38という遺伝子の型の違いと関連していることが確認されている。たとえば、より敏感な遺伝子型を持つ人は、他の人と比べて飲酒量が著しく少ないことがわかっている。またTAS2R38はより苦みに敏感な「スーパーテイスター」とも関連している（スーパーテイスターについては第4章「コールドドリンク」を参照）。また、さまざまなお酒の味を楽しみたいが、アルコール自体は苦手という人のために、いまでは数多くの低アルコール飲料が販売されている。

■どうやってビールやワインからアルコールを取り除くのか？

市場における需要の高まりを受けて、低アルコールやノンアルコールのビールやワインの種類が増えている。「アルコールフリー」のビールには、含まれるアルコールはごくわずかであり、たとえばイギリスではアルコール度数が〇・〇五パーセント以下でなければならないと決められている。「アルコールフリー」というと、まったくアルコールが含まれていないと思うかもしれないが、それを実現するのは非常に難しいのだ。これをふまえて他のものに目を向けて見ると、ノンアルコールとカテゴリー分けされている飲みものやその他の食材には、もともとこれと同等かあるいはそれ以上のアルコールが含まれている場合が多い（日本の酒税法ではアルコール度数一パーセント以上の飲料を「酒類」と定義して、一パーセント未満の飲料を「ノンアルコール飲料」と呼んでいる）。たとえばオレンジジュースには、約〇・〇五パーセントのアルコールが含まれていることがある。

低アルコールビールは、通常の醸造工程を経た普通のビールとしてつくられ、最後にアルコールを減らしたり除去されてできる。これにはいくつかの方法がある。まず、アルコールの沸点が水よりも低いことを利用して、ビールを加熱してアルコールを蒸発させるというやり方だ。ただ、この方法だと熱により風味が変わりかねない。そこで一部のビールメーカーでは、元のビールに近い風味を保つため、真空蒸留によってアルコールの沸点を下げ、熱によって失われる可能性のある揮発性の香気成分を残そうとするところもある。もう一つは、逆浸透法というやり方だ。まずはビールを、アルコールと水、そして数種類の揮発性の酸だけを通す、非常に目の細かい半透膜にくぐらせる。次に、そのアルコール入りの透過液に圧力をかけてさきほどとは逆方向に膜をくぐらせることでアルコール以外の水分と酸が反対側に残った糖類やフレーバー成分とふたたび混ざるようにする。この逆浸透法では熱を加えないため、風味への影響が少ない。ただ、普通のビールは瓶のなかで発酵することで炭酸が生じるが、ノンアルコールではそれが起きない。そのままだと炭酸抜きになってしまうので、ほとんどのメーカーは低アルコールビールを瓶や樽、缶に詰める際に炭酸ガスを注入している。また、発酵を止めるというこの方法が、ノンアルコールビールをつくるのに用いられることもある。これは、通常のビール醸造工程を、発酵がはじまる前にストップすることで、エタノールの生成を制限するというものだ。

低アルコールワインは、普通のワインからアルコールを取り除いたものだ。アルコールを除去するプロセスは、ビールのときとほとんど変わらず、減圧（真空）蒸留法や逆浸透法が使われる。さらに遠心力によって効率的にアルコールを分離することもできるが、その場合には、この工程を何度もくり返す必要がある。

さてノンアルコールのお酒についてはこれくらいにして、ここから先は、伝統的なアルコール飲料に焦点をあててみよう。ただ、一つ断っておこう。私はこれからさまざまな飲みもののつくり方に関する基本事項を説明するが、ご想像通り、そこには本書だけではとても扱いきれないほど多くの工程が存在する。良質なお酒の製造は、正確さが要求される一種の魔法とも呼ぶべき領域であり、それを真に理解し、極めるには年単位の時間が必要となる。

ビール

私はグリーン・キング〔イギリス最大のパブチェーン・醸造メーカー〕の本拠地がある街の学校に通っていたので、醸造所から漂ってくる独特の匂いを鮮明に覚えている。当時は子どもだったので、その匂いがひどくいやなものに感じられたが、いまなら違う感想を持つのではないかと思っている。その香りとそれが連想させるものに夢中になる人は多いだろう。なんと言っても、世界中の人びとがビールを愛し、数千年にもわたって、醸造し、愛飲してきたのだから。これまでに知られている最古のビールづくりの痕跡は、イスラエルの遺跡から発見されたもので、時代はおよそ一万三〇〇〇年にまでさかのぼる。現代のビールとは大きく異なるものだったようだが、それでも基本的な製造方法は太古の昔から確立されていたと考えられる。そもそもビールとは、麦芽（おもに大麦が使われるが、小麦、ライ麦、トウモロコシ、米の場合もある）、ホップ、水を原料として、酵母によって発酵させた飲みものである。現在のビールのアルコール度数は、約三パーセントから一〇パーセントまでとかなり幅があるが、基本的には三パーセントから六パーセントのあいだにおさまるものが大半だ。

■ビールはどうやってつくられる？

各メーカーのビールのつくり方はさまざまだが、それでもすべてに共通する基本工程がいくつかある。まずは、大麦を麦芽にしたあと（詳しくは第3章「ホットドリンク」を参照）、水を加えて加熱する「マッシング（糖化）」という作業をおこなう。これにより、麦芽に含まれるでんぷんが単糖に分解される。このときにできる甘い液体は「麦汁（ばくじゅう）」と呼ばれる。この麦汁にホップと特定のスパイスを加えて煮詰める。ちなみにホップとは、つる性植物の球果（きゅうか）であり、甘い麦汁に苦みを加え、ビールにバランスのとれた深みのある風味を生み出す。さらに、天然の防腐剤として、ビールの保ちを良くする効果もある。このあと、麦汁を冷やしてろ過し、酵母を加える。この段階で醸造は完了し、次に発酵の工程に移る。ビールを一定時間発酵させたのち、ボトルに詰めるか、あるいは樽（カスク）に入れて熟成させる。この時点ではまだ無炭酸だ。炭酸ガスを加えて発泡させる場合もあれば、さらに発酵させ、自然に炭酸を発生させるものもある。

■ビールの種類

ビールは、発酵の方法によって、大きくエールとラガーに分けられる。エールは、起源を数千年前にさかのぼるもっとも古いスタイルのビールであり、室温で二、三週間寝かせて発酵させる。一方、ラガーはエールよりも低温で、さらに数週間長く寝かせる。両者では、異なる温度で発酵する酵母が使われている。酵母はいろいろな方法で分類されるが、大別すると、上面発酵酵母と下面発酵酵母がある。上面発酵酵母とは、麦汁の表面に浮き上がるもので、エール、ポーター、スタウト、小麦ビールなどの製造に使われる。下面発酵酵母は麦汁の底に沈殿するもので、ラガーをつくるのに使われる。また、なかには、酵母を加えるかわりに、麦汁を外気にさらし、野生の酵母や細菌によって自然発酵させてつくるビールもある。これにはランビックと呼ばれるビールがあり、ベルギーの一部地域の特産品で、すっぱくて癖はあるがやみつきになる味がすると言われる。エールは比較的色が濃く、コクがあって苦みが強いのに対し、ラガーは一般的に色が薄く、泡立ちがいい。

エールにはさまざまな種類がある。ＩＰＡ（インディア・ペールエール）はアルコール度数が高めの苦いビールだ。これはイギリスから遠く離れたインドに送る際に、ビールを長期保存する必要に迫られたことから生まれたと言われている。大英帝国の時代、本土から遠く離れた地域に送られたビールは、極端な温度変化と長期間の保存により、ひどい味になった。そのため、さらにホップを加えて保存性を高めたのだが、それによって苦みと深みが増すことになった。ＩＰＡは世界中に多くのバリエーションがあり、それぞれアルコール度数や、加えられるハーブや柑橘類に違いがある。ペールエールもホップの風味豊かなビールだが、ＩＰＡに比べてよりマイルドで、淡い金色をしている。

ビターエールは、ペールエールから生まれた酒で、すこし濃い色の麦芽を使用しているため、基本的にペールエールよりも色が濃い。ベスト・ビターはビターズのアルコール度数を高めたものだが、そのなかにもいろいろな種類がある。

マイルドエールは伝統的なスタイルのビールで、ビターエールよりもホップが少なく、色はダークブラウンで、わずかにチョコレートやナッツのような香りがする。

スタウトとポーターは、かなり濃い色のビールで、風味が強く、アルコール度数も高いものが多い。おそらく世界で一番有名なスタウトは、ギネスだろう。スタウトとポーターは共通する点も多いが、基本的にポーターの方がロースト感が弱く、マイルドな味わいだ。この二種類について、ほかにも多くの違いがあるとビール好きの間では言われているが、異論も多く、明確かつ決定的な線引きをすることは誰にもできないようだ。

小麦ビールとはその名が示すとおり、大麦麦芽だけでなく、小麦も多く使ったビールのことだ。醸造には特別な酵母が使用される。小麦には大麦よりも多くタンパク質が含まれているうえに、できたビールから酵母をろ過しないため、見た目が濁っている。小麦ビールにもいろいろな種類があるものの、おおむね泡立ちが良く、風味はかなり軽くてホップ感が薄く、比較的甘くてフルーティーな味がする。

次にラガーについて説明しよう。色や苦みには幅があるものの、ほとんどの場合、淡い金色で、ホップ感は中程度から強め、炭酸も強い。また、世界的に見て、ラガーはもっとも売れているビールだと言える。なかでもおそらくもっとも有名なラガーは、ピルスナーだろう。ピルスナーはチェコ共和国発祥の、さわやかで飲みやすく、キレがあって炭酸が強い黄金色のビールだ。ラガーにはそのほかにも、ボックビールのような比較的ホップ感が強いペールタイプや、ピルスナーに似ているが甘さひかえめのヘレスラガー、それにデュンケルやシュヴァルツビールのように、麦芽感が強く、コーヒーやチョコレートのようなフレーバーのダークタイプなどがある。

ただしここまでに挙げたのも、非常に大まかな分類にすぎない。実際には、何十種類ものビールの種類やスタイルがあるうえ、世界の地域ごと、メーカーごとに解釈もそれぞれ異なる。たとえば、ベルギー産のビールとイギリス産のビールではまったく味が違うだろうし、その二つをアメリカ産や中国産と比べれば、やはり味が違うはずだ。

ビールゴーグルにご用心

この言葉を耳にしたことがないなら、あなたは酔ったときにつねに「ビールゴーグル」をかけていることになる——つまり、アルコールの影響で、一緒に飲む相手の魅力に対する認識が変わってしまう。これは、酔っているときの方が、しらふのときに比べてよりハンサム（あるいは美人）だと感じることを指す言葉だ。魅力的だと思った人と一夜を過ごし、翌朝になってがく然とする。そしてすべてはビールゴーグルの仕業だと悟る。この言葉は、数十年前から使われているものの、すべての人に起こるわけではない。ただその原因は科学的に説明されている。イギリスにあるローハンプトン大学とスターリング大学の研究者たちは、被験者をしらふと酩酊状態のグループに分け、それぞれに複数の顔写真を見せて、左右対称かどうかを判断したうえで、どの顔がもっとも魅力的と感じたかを申告してもらった。ちなみに顔の左右対称性は、私たちの脳が人の魅力を判断するうえで、とりわけ重要な要素だと考えられている。この研究では、アルコールによって顔の左右対称性を判断する能力が低下することで、人の魅力を批判的に評価することができなくなるのではないかという仮説を立てた。おそらくその理由は、物が見えづらくなるからだと考えられる。そして実験からはこの仮説を裏づける結果が出た。しらふの被験者の方が、顔が左右対称かどうかを判断する能力が高いうえに、そうした顔を魅力的だと判断する傾向が強かったのだ。さらに同研究チームによる二度目の研究でも、この結果を裏づける証拠が得られた。この一連の研究は、小規模ではあるが、ビールゴーグル効果がどのようにして起こるのかを知るうえでのヒントを提供してくれる。

さらに、面白いことに、ビールゴーグル効果は自分自身に対しても働く可能性があるという研究結果がある。二〇一三年にイグ・ノーベル賞[1]を受賞した、フランスとアメリカの研究者によるこの研究では、人はアルコールを飲むと、(たとえ隣にいるしらふの観察者が同意しなかったとしても）自分を実際よりも魅力的だと思うことがわかった。この傾向はアルコールを飲めば飲むほど、強くなった。

つまり人によっては、ビールゴーグル効果によって、他の人が魅力的に見えるだけでなく、自分自身まで魅力的だと感じられるわけだ。これはさぞかし気持ちのいいことだろう。もちろんそれも、酔いが醒めるまでではあるが。

シードルとペリー

暑い夏の夜には、数あるアルコール飲料のなかでも、キリッと冷えたシードルがぴったりだ。シードルはリンゴの果汁を発酵させてつくるお酒である（ちなみにアメリカでは、シードル［サイダー］はアルコール飲料ではなく、無ろ過で、甘味料を添加していないリンゴジュースを指すため、多くの外国人は混乱する。リンゴ果汁をベースにしたお酒は、アメリカではハードサイダーと呼ばれる）。似たような飲みものにペリーがあるが、これは梨を発酵させたものだ。シードルのアルコール度数はビールとほぼ同じで、おおむね四パーセントから八パーセントだ。

■シードルはどうやってつくる？

シードル用のリンゴには何百もの品種があり、それぞれの特徴に応じて最終的な風味が変わってくる。こうしたリンゴは大きく四つのグループに分けられる――すなわち、酸味は弱いがタンニン（苦味成分）が多い「ビタースイート」、酸味が弱くタンニンも少ない「スイート」、酸味は強いがタンニンは少ない「シャープ」、酸味が強くタンニンも多い「ビターシャープ」だ。シードルのメーカーは、特定の品種を選んで組み合わせて、それぞれのニーズに合ったブレンドをつくることができる。また、ブドウが育つ天候や条件によって、ワインがおいしい年とそうでない年があるとされているのと同じで、種々の環境要因はリンゴの質や味を変化させ、結果としてシードルの味にも影響を与える。

さて、シードルのつくり方だが、まずはリンゴを洗って破砕し、圧搾した果汁を発酵させる。そしてここから通常、二段階の発酵工程を経る（ただし、二つ目の発酵は必ずしもおこなわれるとは限らない）。最初の発酵では、酵母（これはあとから加える場合もあれば、最初からリンゴの皮に付着している場合もある）が糖を、エタノールをはじめとするアルコールに変化させる。そして次の熟成の段階で、乳酸菌がリンゴ酸を乳酸と炭酸ガスに変える、いわゆるマロラクティック発酵というものが起きる。リンゴ酸にはシードルの酸味を増す効果があるので、もし酸味が強すぎる場合には、この段階で、よりまろやかで、バターのような風味を持つ乳酸を増やし、味のバランスをとることもできる。こうした発酵は、瓶の中でおこなわれる場合と、タンクの中でおこなわれる場合がある。瓶の場合、底には澱（おり）がたまったままになっているが、これは発酵した酵母の残りかすだ。一方、タンクで発酵させたシードルは、タンクの中に酵母を残して吸い上げられるため透明となる。発酵が終わったところで、砂糖やその他の甘味料、果汁、スパイスなどを加えたり、あるいはろ過して不要なかすなどを取り除いたりもする。

■シードルの種類

シードルには、無炭酸やスパークリング、ドライ（辛口）やスイート（甘口）など、さまざまな種類がある。通常、発酵の過程で自然に炭酸が発生することが多いが、ろ過すると炭酸が失われる場合がある。そうして無炭酸のまま提供されることもあれば、あとから炭酸を加えて、人気のある発泡バージョンにすることもある。ただし、そもそもろ過しないものもあり、そうした自然な発泡を楽しめるシードルは、より高級とされている。リンゴに含まれるタンニンは、シードルに色と苦みを与えるため、たとえばタンニン含有量の多い品種のリンゴを使えば、より色が濃く、辛口になる。これがシードルの風味をつくるうえでの重要な出発点だ。そして発酵が終わると、舌から水分を奪われるような口当たりの、甘くない「辛口（ドライ）」な飲みものになる。これは、酵母によって糖がアルコールに変化しているからだ。さらにそこに甘みを加えることで、望んだ風味に仕上げることができる。超辛口から超甘口までさまざまな味のシードルがあるのはこのためだ。

ワイン

ブドウ園はすばらしいところだ。たいていは日の光が降り注ぐ美しい場所にあり、訪れるのはとても楽しい。私は幸運にも、ニュージーランド、カリフォルニア、フランス、イギリスのブドウ園やワイナリーを見学することができ、さらにバルセロナでワインのバイヤーと偶然出会ったことで、思いがけずスペインの白ワインも好きになった。そうした旅のなかではたくさんの楽しい思い出ができた。カリフォルニア州にあるソノマバレーにあるバイオダイナミック農法〔オーストリア出身の哲学者、ルドルフ・シュタイナーが提唱した有機農法〕をおこなっているブドウ園を訪れたときには、ワインよりもむしろコウモリについて多くを学んだこと。フランスのシャトーヌフ・デュ・パプで小柄な年配のワイン売りが、巨大なワインボトルを誤って蹴り倒したのにそれに気づきもしなかったこと。ニュージーランドの風変わりなツアードライバーが、クラウディ・ベイのワイナリーから見れる印象的な山々の前で写真を撮ってあげようと言ったにもかかわらず、撮れていたのは山とパートナーの一部だけで、私の姿はまったく写っていなかったこと。そしてなんといっても、ハミルトン夫妻を思わせるすばらしいカップルについては忘れることができない。[2] 夫の方は自分を赤ワイン用のぶどうの一種であるマルベックの専門家だと自負していたが、その知識のすべてをワイナリーに否定され、妻はといえば、そのワインツアー自体をナンセンスだと言ってのけ、「最近、みんなシャンパンばっかり飲むじゃない。そうでしょ?」と言葉を続けたのだ。なんともすばらしい時間だった。

ワインとはブドウを発酵させてつくるもので、アルコール度数はだいたい八パーセントから一四パーセントまでだ。ただ、アルコール度数を高めた酒精強化ワインの場合、およそ一六パーセントから二二パーセントとなる。

■ワインはどのようにしてつくられるのか？

世界のブドウ園がつくるワインは非常に多彩だ。人為的なものか、自然なものかにかかわらず、そこには多くの要因が絡むからだ。ブドウの種類、気候や天候などの環境条件の違い、生育時期、ブドウの木の手入れや収穫のタイミングなど、すべてが最終的にできるワインに影響を与える。こうした要素がわずかに違うだけで、ワインのアルコール度数、糖度、酸味、風味などが変わりうる。ブドウとその栽培方法については、ここではとても紹介しきれないため、詳しく知りたい人は、ワインを専門的に取り扱った書籍を読むといいだろう。さて、ここではまず、ブドウを収穫するところから見ていこう。

まずは木から収穫したブドウを、品質によって選別する。そして除梗（じょこう）と呼ばれる実をつないでいる茎などの軸の部分を取り除く作業を終えたのちに、実を破砕する。除梗をおこなうのは、ブドウの茎はタンニンが多く、発酵中にそのままにしておくと不快な苦みが出てしまうためだ。ワインにもタンニンは含まれているが、これはおもにブドウの皮によるものだ（とはいえ、タンニンを増やして味を変えたい場合は、あえて茎を残したり、あとから加えたりする場合もある）。昔は、ブドウ園で働く人が靴を脱ぎ、ズボンやスカートをまくり上げて柔らかいブドウを素足で踏みつぶして、皮や果汁をしみ出させるという大変な作業をおこなっていた。最近ではほとんどの場合、プレス機を使ってブドウの果汁を搾り、ワインの製造を開始する。果実が破砕されると、果汁が皮に接触する。すると、タンニンや風味、色が果汁に移り、さらに、皮の表面についていた（あるいは空気中の）酵母と触れあい、発酵がはじまる。そして、ワインが赤になるか白になるかという大きな違いが、この段階で生まれる。白ワインの場合、ブドウの破砕と圧搾を迅速におこなうことで、果汁と皮の接触を最小限に抑え、不要な色やタンニンがしみ出すのを防ぐ。そのため、ブドウを破砕したら、素早く果汁を搾り出して、皮やその他の部分と分離する。逆に赤ワインの場合は、果汁と皮が混じり合うようにして、必要な成分を吸収させる。ロゼワインの場合は短時間だけ皮に触れさせて色を出すが、赤ワインほど深い風味にはならない。ちなみにここまでの説明はすべて、赤ワインにも白ワインにもなる黒ブドウを使った場合の話だ。念のため言っておくが、もとが白ブドウなら、白ワインにしかならない。次に、この果汁と皮の混合物（「マスト」と呼ばれる）を、発酵用の容器に流し込むか、あるいはポンプで送り込む。

このマストをワインにするための発酵は、ブドウを圧搾してから早ければ六時間後にははじまる。これは皮の表面や空気中にあった野生酵母によってはじまる反応だが、このプロセスをコントロールし、発酵を均一にするため、市販の酵母を加える生産者が多い。発酵は、糖がなくなるまで続く（ただし、甘口ワインの場合は、すべての糖がエタノールなどに変換される前に早めに発酵を止める）。発酵には六日から一カ月ほど、あるいはそれ以上の時間がかかる場合もある。白ワインは赤ワインよりも低い温度で発酵させるが、それが、よりフレッシュで芳醇な香りを与えることにつながる。赤ワインの場合、発酵が終わったら、ワインの中にある固形物（すなわち皮）を取り出し圧搾して液体をすべて抽出する。こうしてできるのが「プレスワイン」だ。プレスワインは単独で熟成されるが、その後の工程で、風味と色を加えるために他のワインとブレンドされることもある。白ブドウの場合、圧搾は「破砕のあと、発酵の前」におこなわれる。大半の赤ワインと、シャルドネをはじめとする一部の濃厚な白ワインは、その後さらにマロラクティック発酵（詳しくは「シードル」の項目を参照）を経ることで、さらに芳醇で、ビロードのように柔らかな口当たりの、酸味の薄い風味になる。

　発酵が終わったワインは別の容器（ボトル、ステンレスのタンク、オーク樽など）に移される。その際、死んだ酵母やその他のブドウの残骸からなる沈殿物は元の容器に残される。この作業を「澱引（おりび）き」という。この澱は普通は取り除かれるが、ワインに独特の風味や口当たりを加えるために、微細な粒子はそのままにしておくワイナリーもある（これはとくに白ワインやスパークリングワインに多い。また、粒子を放置する期間もワインによって異なる）。澱は、バターのようにクリーミーな、まるで焼きたてのトーストのような風味をワインに与え、その味をより奥深いものにする。もしラベルに「シュール・リー」と書かれていれば、それはそのワインが、澱引きをせずに「澱の上（シュール・リー）」で熟成されたことを示している。ちなみに澱引きをすることで、ワインがより空気にさらされ、熟成が進みやすくなる。

　ワインはこの段階でボトル詰めされることもあれば、さらに熟成させてからボトル詰めされることもある。多くの場合、木製（オークが一般的）の樽で熟成させるが、これは木がワインの味に影響を与え、トーストやバニラ、コーヒーのようななめらかな香りをつけてくれるからだ。ステンレス製のタンクで熟成させた場合でも、オークのチップをワインに加えれば同様の効果が得られる。最近では、ミネラルが増えるのを期待してセメントや粘土からつくられた容器を使ってワインを熟成させているメーカーもある。さわやかな風味の白ワインには一般的にステンレス製のタンクが用いられる。

また、ワインには清澄（せいちょう）化やろ過といった、濁りを除去する工程もある（これは熟成の前の場合もあれば、ボトル詰めの直前の場合もある）。この工程では、固形物や不要なかすが取り除かれる。ろ過のときは、ワインが明るく透きとおるようになるまで、じょじょにフィルターの目を細かくしていく。ただ、この方法では、ワインの個性が失われてしまうと考えるメーカーもある。そして、清澄化だが、これは多くのワインのラベルにアレルギー注意の表示がある理由でもある。清澄化は、ワインに不要な粒子と結合する物質を添加することで、タンクや樽の底に沈め、ワインの透明度を高める工程だ。これには、渋味を抑え、色を薄くする効果もある。メーカーが使う清澄剤としては、卵白、ゼラチン、アイシングラス（魚の浮袋由来のコラーゲンタンパク質）、カゼイン（牛乳からとれる）、キトサン（甲殻類のキチン質からつくられる）、炭素、ベントナイト（ケイ酸アルミニウムからつくられる粒子の細かい粘土の一種）、シリカゲル（二酸化ケイ素からつくられる）、ポリビニルポリピロリドン（合成ポリマーの一種）などがある。ちなみに「ヴィーガンワイン」という言葉を耳にしたことがある人は、そもそもワインは植物からつくられているのに何がヴィーガンなのかと思ったかもしれないが、これは動物由来の清澄剤を使用していないワインを指す。清澄化が終わったワインは、別の容器に移され、その後、貯蔵庫で寝かせるか瓶詰めされる。

　また、ワインの成分表示に亜硫酸塩という文字を見つけて、気になっている人もいるだろう（亜硫酸塩の健康への影響についてはもうすこしあとで解説しよう）。ワインには亜硫酸塩（二酸化硫黄）が酸化防止剤として使われることがあるが、これは味を悪くする酵母や細菌の繁殖を抑え、ワインを長持ちさせるためだ。二酸化硫黄は発酵の副産物としても発生するが、大半のメーカーはさらに追加で二酸化硫黄を入れている。要するに、ワインの成分表示に「亜硫酸塩を含む」という記載がある場合、それはこの添加された二酸化硫黄を指している。オーガニックワインのように亜硫酸塩を添加していないものもあるが、その場合でも天然の二酸化硫黄が含まれている。また、二酸化硫黄は樽の洗浄にもよく使用されるため、そこからも少量ではあるがワインに混入することがある。

■スパークリングワインのつくり方

　スパークリングワインにはさまざまな製造方法があり、それによって炭酸の量や飲み方が変わってくる。ただ、どんなものでもベースとなるワイン（通常は白）からつくられるのは同じだ。製造方法としては、まずトラディショナル方式（これはシャンパン方式とも呼ばれ、その名の通りシャンパンはこの方式によって製造される）がある。これは通常、もっとも複雑でコストのかかる製造法とされる。トラディショナル方式では、リキュール・ド・ティラージュと呼ばれる液体を加えたワインをボトルのなかで二次発酵させる。リキュール・ド・ティラージュとは砂糖を溶かしたワインと酵母を混ぜたものだ。これをベースとなるワインに加えることで、二次発酵がはじまり、酵母が二酸化炭素の泡を発生させる。二次発酵が進むあいだ、ボトルには一時的に蓋(ふた)がされる。この間、(澱の上で)ワインの熟成が進む。トラディショナル方式の場合はこの熟成に一五カ月から数年を要する。これにより、他のスパークリングワインよりも豊かな風味と口当たりが生まれる。時期が来たら、ボトルを逆さにして澱を注ぎ口側に落とし、ボトルの首の部分を凍らせる。そして蓋を外し、凍って固まった澱でできた「栓」をボトル内の圧力で押し出す。ここで少量のワインが失われるので、砂糖を溶かしたワインで補充し(この工程は「ドサージュ」と呼ばれる)、最後にコルクで栓をする。もともとのワインの残糖量と、さらにこの段階で添加した糖の量によって、シャンパンの種類――辛口の「ブリュット・ナチュール(添加糖なしで、残糖量が少ない)」から最も甘い「ドゥー(残糖量が一リットルあたり五〇グラム以上)」まで――が決まる。シャンパン、カヴァ、クレマンといったスパークリングワインはすべて、こうした製法でつくられている。

シャルマ方式(タンク方式としても知られる)は、スパークリングワインのなかでもイタリアのプロセッコやランブルスコの醸造に用いられる、トラディショナル方式よりも低コストな製法だ。この方式では二次発酵をボトルごとではなく、大きなタンクで一斉におこなう。そしてそのあとワインをろ過して、澱との接触を断ってボトル詰めする。これにより、トラディショナル方式よりも泡立ちが良く、軽くてフレッシュなワインができる。

トランスファー方式はトラディショナル方式とほぼ同じだが、個々のボトルから澱を取り除くのではなく、加圧タンクにワインを移し、澱をろ過してから新しいボトルに入れる。

ほかにも、アンセストラル方式（別名リュラル方式）と呼ばれる、ワインを低温下におくことで発酵を途中で止める方法や、連続製法（別名ロシアン製法）というベースワインを一連のタンクを経由させながら、リキュール・ド・ティラージュを断え間なく加えつづける方法がある。また、安価にスパークリングワインを製造する方法としてたんに炭酸を入れる――つまり、ベースワインをタンクに入れ、そこに二酸化炭素を注入するという炭酸ガス注入方式もある。この方法でつくられたスパークリングワインは、泡が粗くてすぐに消えてしまうことや、ベースとなるワインに安価なバルクワインが用いられることが多いため、品質が劣ると考えられている。

■ワインの銘柄

ご存じの方も多いだろうが、ワインの種類は赤、白、ロゼ、スパークリング以外にもたくさんある。ここまでは、赤、白、ロゼワインの色や味がどのようにして決まるのかについて説明してきた。ブドウの品種は何百種類もあり、そこから多種多様なワインが生み出されるわけだが、ここではなかでもとくに人気の銘柄について紹介しよう。ちなみにワインには、使用されるブドウの品種や、製造される地域の名前が付けられることが多い。これはつまり、同じ種類のワインであっても、産地によって違う名前になることを意味しており、混乱を招く原因となっている。一般的に、新世界ワイン（オーストラリア、ニュージーランド、南アフリカ、アメリカ大陸などでつくられたワイン）にはブドウの品種の名前が付けられ、旧世界ワイン（すなわちヨーロッパでつくられたワイン）には産地の名前が付けられている。たとえば、フランスでは、ブルゴーニュ産のピノ・ワール種の赤ワインはブルゴーニュ・ルージュと呼ばれ、シャルドネ産の白ワインはブルゴーニュ・ブランと呼ばれる。ちなみにワインのなかには、実際には複数のブドウをブレンドしてつくられているものもあり、ラベルには通常、そのなかで占める割合がもっとも多い品種が記載される。

概して、赤ワインは白ワインよりもしっかりとしたコクのある味わいで、常温で飲むことが多い。赤ワインには、カベルネ・ソーヴィニヨンやマルベックのような香ばしいフルボディ（重厚でコクが深いワイン）から、ピノ・ノワールやボジョレーのようなフルーティーなライトボディ（口当たりの軽いさわやかなワイン）まで幅広く、さらにシラー、グルナッシュ、メルロー、モンテプルチアーノ、ジンファンデルなどはその中間に位置する。

白ワインにも、シャルドネやヴィオニエのような辛口で濃厚なものから、リースリングのような軽やかで甘いものまであり、セミヨン、ミュスカデ、ソーヴィニヨン・ブラン、ピノ・グリージョ（ピノ・グリ）などはその中間にあたる。

また、ロゼワインも辛口から甘口まであり、さまざまな品種のブドウからつくられている。グルナッシュ、シラー、ムールヴェードルなどの品種を使ったクラシックな辛口タイプはおもに南フランスを産地としており、一方で、カリフォルニアでつくられるホワイト・ジンファンデルなどの甘口タイプは、新世界ワインによく見られる。

ここまでスパークリングワインの種類についてはある程度説明してきたが、デザートワインと、フォーティファイドワイン（酒精強化ワイン）についても触れる必要があるだろう。デザートワインとは、非常に甘口なワインで、味を引き立てるためにデザートと一緒に出されることが多い。基本的には白ワインだが、一部、赤ワインのものもある。実が熟したあともあえて木に残し、遅摘みにして糖分を凝縮させたブドウからつくられることが多い。メーカーによっては、ボトリティス・シネレアというカビをブドウに寄生させ、糖と酸を濃縮する方法をとっているところもある（日本では貴腐ワインと呼ばれる）。また、アイスワインと呼ばれる珍しいタイプのデザートワインもある。これは、その年の終わりまで萎びたブドウを摘まずにそのまま残しておき、一度厳しい寒波にさらして凍結したあとに収穫してつくる。凍ったブドウをそのまま圧搾すると、凍った水分はブドウにとどまり、濃縮された糖分や酸、香りが抽出されるのだ（私は普段甘口ワインを飲まないのだが、幸運にもカナダのアイスワインを口にする機会があった。とてもおいしいものだった）。ヨーロッパの一部の地域では、ブドウを敷きつめた藁（わら）の上に寝かせて乾燥させ、味を凝縮させてから圧搾することもある。

ブドウの成熟度だけでなく、発酵を早めに止めて、酵母がすべての糖をアルコールに変えるのを防ぐというやり方もある。ポートやシェリーをはじめとするフォーティファイドワインでは[3]、この処理がおこなわれている。発酵を止めるためには、スピリッツ（通常はブドウのブランデー）をワインに加える。これによって、大量の糖がワインに残るうえに、アルコール度数も上昇する。そのため、フォーティファイドワインは他のワインよりも開栓後に保存できる期間が長い。

スピリッツとリキュール

スピリッツとはアルコール度数の高い蒸留酒全般を指す言葉だ。発酵と蒸留を組み合わせてつくられており、発酵させた穀物や果物、野菜などからエタノールを蒸留する。その結果、水分は少なくなり、アルコール度数は高くなる。リキュールはスピリッツに甘みを加えたものであり、フレーバーもついていることが多く、国によってはリキュールをコーディアルと呼ぶこともある。アドヴォカート、アマレット、ベイリーズ・アイリッシュクリーム、カンパリ、コアントロー、グラン・マルニエ、カルーア、リモンチェッロ、ウーゾなどが有名だ。スピリッツとリキュールのアルコール度数はおおむね二〇パーセント以上だが、銘柄によって大きなばらつきがある。たとえば、ウォッカ、ウイスキー、ラム、ジンのアルコール度数は約四〇~六〇パーセント、アブサンは五五パーセントからなんと九〇パーセントにも達する。

スピリッツの銘柄ごとの違いは、ベースとなる原料と製造工程にある。ウイスキー、ジン、ウォッカの主原料は、すべてでんぷん――つまり、穀物やジャガイモだ。ウイスキーは通常、大麦麦芽を原料とするが、小麦やライ麦、トウモロコシを使用することもある。ジンの原料にはあらゆる穀物が使われ、ジュニパーベリー（西洋ねずの実）をはじめとするさまざまなハーブを加えてつくられる。ウォッカは普通、穀物からつくられるが、ジャガイモを使うこともよくある。ブランデー、テキーラ、ラムなどのスピリッツは、フルーツと天然甘味料がベースになっている。ブランデーは果物（とくにブドウがもっともよく使われる）、テキーラはリュウゼツランの果汁、ラムは糖蜜やサトウキビの搾り汁を原料としている。

スピリッツの原料の発酵が完了し、もろみができたら、次に蒸留の工程に移る。ビールのところでも述べたように、アルコールは水よりも低温で蒸発する。蒸留はこの理屈を利用したものだ。まずはもろみに熱を加え、蒸発したエタノールを集めて冷却する。すると、低温で冷却されたエタノールは液体に戻る。蒸留には、銅製またはステンレス製の単式蒸留器（アランビック蒸留器とも呼ばれる）か、あるいは連続式蒸留機が使われ、どれを使うかによってスピリッツの風味やコクが変わってくる。単式蒸留器とは、要はもろみを熱する巨大なやかんだ。蒸発したエタノールは冷却管を通って他の容器に移され、そこで凝縮する。蒸留器のなかの温度は上昇を続けるため、蒸留工程の最初と途中と最後では、凝縮液の組成が変わる。一方、連続式蒸留機の場合、一定の温度で何度も蒸留できるため、より純度が高く、風味の少ない、均一な（逆に言えば個性のない）酒ができる。この方法で使われる連続式蒸留機はふたつの塔からなる。片方が蒸留をおこなうもろみ塔、もう片方が凝縮をおこなう精留塔だ。もろみ塔は穴の開いたプレートによって何段にも仕切られていて、上部からもろみが注入されている。下部は釜になっていて、沸騰した蒸気がそこから上がってきてもろみを温めて、アルコールを蒸発させる。大量生産には連続式蒸留機の方が向いている。単式蒸留器の場合、一回一回初めからやり直す必要があり、しかも定期的に洗浄しなければならないからだ。連続式蒸留機は継続的に働き、一度に複数の塔を使うため、洗浄の必要がなく、効率的にくり返し蒸留することができる。全体として、ウイスキー、ブランデー、ラム、テキーラなどの風味豊かなスピリッツは単式蒸留器で、ジン、ウォッカ、ホワイトラムなどの無色のスピリッツは連続式蒸留機でつくられる場合が多い。

蒸留の工程では、エタノールと一緒にコンジナーと呼ばれる化合物も蒸発することがある。コンジナーとは、たとえばタンニンやエステル類、あるいはメタノールをはじめとするその他のアルコールなどのことで、これらは発酵や蒸留の過程で自然に発生する。コンジナーは、お酒の風味や口当たりに影響を与えるが、そのなかには好ましいものもあれば、そうでないものもある。蒸留を成功させるコツは、エタノールと好ましいコンジナー、風味化合物の適切なバランスをとることだ。不要なコンジナーを分離するには、温度とタイミングの正確なコントロールが必要となる。健康に害を及ぼす有毒なアルコールである「メタノール」の除去は、その典型だ。メタノールの沸点はエタノールの沸点とは異なるため、蒸留の過程で比較的容易に分離することができる。概して、連続式蒸留機の方が単式蒸留器よりも残るコンジナーが少ない。

蒸留が終わったあとの酒は通常、無色で、風味がすこし粗い。そのため、ろ過して精製するか、樽で熟成させて色と味の深みを出す必要がある。ただ、ジン、ウォッカ、ホワイトラム、一部のブランデーやテキーラなどの透明なスピリッツは熟成させず、ろ過して不純物を取り除き、望ましいアルコール度数になるまで水で薄める。ろ過の工程も、酒の全体的な風味や口当たりに影響を与える。ジンのような酒には、蒸留の前に植物成分などからフレーバーを移す。ウイスキーと、ラムやブランデーの大半、一部のテキーラは、通常、木製樽で熟成させることが多く、その期間はしばしば何年にも及ぶ。樽容器に入れることで、スピリッツはまろやかになり、キャラメル、バニラ、オーク、トーストト、タンニンなどの風味が加わる。樽に使われている木材の種類や、新品なのか使い込まれているのか、また、以前に何の酒を入れていたかなどによっても、加わる風味は変わる。蒸留所によっては、シェリー酒やポート酒を入れていた樽を使うことで、残っていたエッセンスを利用する場合もある。スピリッツは熟成期間が長いほど、より豊かで複雑な風味となる。また、アルコールの蒸発や（風味化合物が酸素と反応して変化する）酸化などの要素も、できあがる酒に影響を与える。

ムーンシャインにはご注意を

ムーンシャインの歴史は長い。数世紀前、それは税務署の目を逃れるための非合法な酒（密造酒）を指す言葉だった。実際、いまでも多くの国で、許可なしに個人消費のための酒をつくるのは違法だ。ムーンシャインという言葉の定義はいくつかあるが、現在では、熟成していないウイスキーを指すことが多い。たとえばアメリカなどでは、さまざまな蒸留所が商品の一つとしてあえてムーンシャインをつくっており、ホワイトウイスキー（熟成による色がついていないため）と呼ばれることもある。かつてムーンシャインが法律で禁止されていた理由は、税金逃れを取り締まるだけでなく、スピリッツの市場に質の悪い酒が出回らな

いようにするためでもあった。現在でも、健康に与える影響から、ムーンシャインの製造には厳しい規制が課されている。端的に言えば、間違った方法でつくられたムーンシャインは人を殺しかねない。ずさんな蒸留の結果として、メタノールが含まれている可能性があるからだ。メタノールは、香水や不凍液などの家庭用・工業用薬剤に含まれる有毒なアルコールであり、分解されるとホルムアルデヒドと、ギ酸という毒性を持つ物質になる。メタノールを摂取すると、失明、パーキンソン病のような症状、臓器不全、昏睡、あるいは死亡など、非常に深刻な問題を引き起こす可能性がある。実際、世界中で長年にわたり、自家製のスピリッツによる死者が数多く報告されている。専門知識なしに自らの手で蒸留をおこなうのは非常に危険で、ほとんどロシアンルーレットのようなものだ。

カクテルとアルコポップ

カクテルは飲みやすく（通常、甘味のある材料が使われている）、明るい気持ちになれるうえに（誰かが酒で悲しみを紛らわしている姿ではなく、パーティーやお祝いの絵が思い浮かぶ）、おしゃれなイメージのある（ここでは「セックス・オン・ザ・ビーチ」や「チャンキー・モンキー」ではなく、「ウイスキー・サワー」や「マティーニ」を思い浮かべている）、人気のアルコール飲料だ。カクテルとは基本的に、スピリッツに果汁、炭酸飲料、クリーム、香料などの材料を加えたものだ。さきほど紹介したスピリッツ（ウイスキー、ジン、ウォッカ、ブランデー、テキーラ、ラム）がほとんどのカクテルのベースになっている。カクテルは何世紀にもわたって新しいレシピが生み出され、改良されてきたが、現在私たちになじみのあるクラシックカクテルと呼ばれるものの多くは、一九世紀から二〇世紀にかけて発明されたものだ。

『ドリンクス・インターナショナル』誌は毎年、世界でもっとも売れているカクテルのランキングを発表している。そしてそのときどきのトレンドはあるにせよ、多くのクラシックカクテルがしっかりトップ一〇入りを果たしている。以下に二〇一九年のランキングを載せよう。(4) 気になるものはあるだろうか？(5)

1. オールド・ファッションド——ウイスキーまたはバーボン、アンゴスチュラ・ビターズ、(6) シュガーシロップ、オレンジ
2. ネグローニ——ジン、スイート・ベルモット、カンパリ、オレンジピール
3. ウイスキーサワー——バーボン、レモンジュース、シュガーシロップ、卵白
4. ダイキリ——ホワイトラム、砂糖、ライムジュース
5. マンハッタン——バーボン、スイート・ベルモット、アンゴスチュラ・ビターズ
6. ドライ・マティーニ——ジン、ドライ・ベルモット、レモン・ツイストまたはオリーブ
7. エスプレッソ・マティーニ——ウォッカ、コーヒーリキュール、ダブルエスプレッソ、シュガー

シロップ、コーヒー豆
8. マルガリータ――テキーラ、トリプルセック、ライムジュース
9. アペロール・スプリッツ――アペロール、プロセッコ、炭酸水
10. モスコミュール――ウォッカ、ライムジュース、ジンジャービア

ここ数年間、ジンの人気が復活し、ジンを使ったカクテルも売れていることから、今後はこのランキングも変わってくるかもしれない。すくなくともイギリスでは、ジンは非常に人気があり、消費者は変わった植物をブレンドした高価な銘柄を求めている。二〇〇九年以降、売上げは三倍になり、ジンの蒸留所があちこちにできている状態だ。

カクテルの流行は、映画やテレビなどをはじめとした文化の影響を受けることが多く、数十年のあいだに何度も移り変わってきた。先ほどのランキングでも一位だったオールド・ファッションドは、人気テレビドラマ「マッドメン」の主人公ドン・ドレイパーが愛飲していたこともあってか、近年になってふたたび人気となっている。このドラマのスタイリッシュで洗練された雰囲気によって、カクテルも同じような評価を受けるようになったのだ。ちなみにウォッカ・マティーニも、世界でもっとも有名なスパイであるジェームズ・ボンドのおかげで、同様のイメージを獲得している。コスモポリタンは、『セックス・アンド・ザ・シティ』に出てきたことで、女性に人気の飲みものになった。また、二〇世紀初頭のハリウッドの華やかな雰囲気を背景に、自分の好きなアイドルを真似ようとした

人びとのあいだで、人気の高まったカクテルもある。一九三〇年代にはブロンクスというカクテルが映画『影なき男』で、一九四〇年代にはフレンチ75が『カサブランカ』でとりあげられて人気を博した。さらに『お熱いのがお好き』では水枕のなかでマンハッタンがシェイクされ、ギブソンは『北北西に進路を取れ』に登場しただけでなく、『イヴの総て』でも重要人物が愛飲している。

流行りという意味では、かつてカクテルはいまで言う健康飲料のようなものだったが、なんといま、この二つが合体しようとしている――いわゆるスーパーフード・カクテル（!?）だ。現在のカクテルの世界では、健康飲料と同じく、一風変わった材料を使う傾向がある。たとえば、一部のカクテルには活性炭（ここまで本書を読んできたあなたは、もうこの言葉を聞き飽きているかもしれない）が使われているが、これは黒い色で目を引くとともに、なんとなく健康的で、アルコールを吸収して二日酔いを防いでくれそうだと思わせるためだ。もちろん、そんな効果はないが。ほかにもカクテルに健康的なイメージを出すために、ザクロジュース、コンブチャ、ココナッツウォーターをはじめとするさまざまな材料が使われている。ただ、たとえ緑茶やウコンを一振りしたところで、おそらく体内に取り込まれたアルコールがその微々たる効果を打ち消してしまうのではないだろうか。

シェイクではなく、ステアで？

マティーニカクテルの起源については諸説あるが、そのほとんどは一九世紀のアメリカにさかのぼる。ただし、一八六三年にイタリアのベルモットメーカーが「マティーニ」という名前を使いはじめており、これに関係があるのではないかとも言われている。マティーニには、ジンあるいはウォッカ、もしくはその両方を使ったものなどさまざまなバリエーションがあり、いまでももっとも人気のあるカクテルの一つだ。また、なんとナショナル・マティーニ・デイという記念日まであるほど定番のカクテルだ。ちなみに六月一九日なので、参加したい方はお忘れなきように。

マティーニは、一九五〇年代から六〇年代にかけてとくに人気を博し、ジェームズ・ボンドお気に入りの飲みものとして注目を集めた。ボンドがマティーニを「ステア（スプーンで軽くかき混ぜる）ではなく、シェイク（シェイカーで振り混ぜる）で」飲むのを好むのは有名だが、このつくり方に疑問を呈する人たちもいる。どうやらカクテルをシェイクするとあまり良くないことがいろいろ起きるようだ。第一に、氷が早く溶けて飲みものが薄まってしまうこと。第二に、飲みものが濁ってしまうこと。第三に、シェイクによってアルコールがなんらかの形で「傷つき」、風味に影響が出ることだ。そもそもカクテルをシェイクするのは、氷との接触を増やして、より早く冷やすのが目的であると言われている。ただ、興味深いことに、一九九九年に『ブリティッシュ・メディカル・ジャーナル』に掲載された、マティーニをシェイクしたものとステアしたものを冗談半分で比較した研究では、前者の方が抗酸化物質の量が多いという結果が出た。同研究ではそれをふまえ、００７の健康状態がいいのは、オーダー通りつくってくれるバーテンダーのおかげもあるのかもしれないと結論づけている。ただ実際のバーではマティーニはシェイクではなくステアでつくることが多い。

■フーチ、バカルディ・ブリーザー、スミノフアイス

これらは、若者の飲酒習慣を変えた「アルコポップ」に分類される。アルコポップとは、アルコールとフィジーポップ（甘い炭酸飲料）をくっつけたイギリス生まれの俗称であり、炭酸飲料に似ているがアルコールを含む、市販のアルコール飲料を指す。見た目も良く、ゴクゴクとボトルから直接飲めるアルコポップは、一九九〇年代半ばから二〇〇〇年代初頭にかけて大流行した。アルコール度数は三パーセントから七パーセントとおおむねビールと同じくらいだが、大量に砂糖が入っている。ベースとなる酒はウォッカ、ラム、シュナップス、ウイスキー、ビールなどさまざまだ。さらにここに、炭酸水、砂糖、甘味料、調整剤、香料、着色料、保存料などを加えたものが多い。アルコール飲料は他の食品とは違って、原材料や栄養成分を記載する必要がないため、多くのアルコポップに何が含まれているかを特定するのは難しい。

ただ、若者をターゲットにしていること（カラフルな色合い、目を惹くパッケージ、甘くてアルコールの味がしないことなど）や未成年の飲酒増加の一因になっている事実が活動家により取りざたされたことで、アルコポップの人気には陰りが見えている。その背景には、あくまで若者向けであるというイメージが定着し、それ以外の年齢層の客が離れ、より洗練された商品を求めるようになった

こともある。こうした消費者行動の変化や、政府による課税強化により、アルコポップは廃れつつある。現在でも一部の商品は手に入るが、最盛期に比べて市場は大幅に縮小した。

ミクサー

ミクサーはそれ自体はアルコールではないが、お酒を飲みやすくするためによく加えられる。ミクサーは基本的にソフトドリンクであり、本書では他のカテゴリーで扱っているため、ここでは詳しくはとりあげないが、ジュース、炭酸水、トニックウォーター、ジンジャーエール、ビターレモン、あるいはレモネードやコーラのような甘い炭酸飲料がよく使われる。これらを飲みものに入れることで成分が変化し、アルコール飲料に含まれる化合物が体に与える作用が変わってくる可能性がある。また、トニックウォーターやビターレモンをはじめとする一部のミクサーには、キニーネと呼ばれるものが含まれている。キニーネは熱帯地方に見られるキナノキの樹皮から採れる物質で、何世紀にもわたってとくにマラリアの治療薬として使われてきた。だが、なぜソフトドリンクに入れられるようになったのだろうか？　キニーネには独特の苦みがあり、話は一九世紀の半ば、植民地時代のインドにいたイギリス陸軍の将校たちが、キニーネの薬を飲みやすくするため炭酸水や砂糖を混ぜていたところまでさかのぼる。これが「トニックウォーター」という名前になり、そのあとすぐにジンを混ぜることでさらに飲みやすくなった。こうして、苦いキニーネと、バランスをとるための甘味のある材料という組み合わせが世に知られるようになったのだ。その後は、ご存じのとおりだ。じつはキニーネには、頭痛、発熱、胃の不快感、耳鳴りなどの副作用があるが、幸いにも現代のミクサーに含まれる量はきわめて微量なので、問題になることはまずないだろう。ちなみにビターレモンは、たんにトニックウォーターにレモン果汁を加えたものである。

アルコールと健康

お酒の飲み過ぎは体に良くない、というのはおそらく間違いない。アルコールは、脳や神経系、肝臓や肺、心臓、目、口、皮膚など、体のあらゆる部分に影響を及ぼす。エタノールは、口から胃、そして血流、さらには諸器官へとすみやかに流れていく。そして胃に到達してから数分以内に血流に吸収され、血中アルコール濃度は四五～九〇分後ほどでピークに達する。血中のエタノールは高濃度になると有毒なので、体はこれを分解してすみやかに排出する必要が生じる。エタノールはいくつかの経路を経て分解されるが、なかでももっとも一般的なのはアルコール脱水素酵素（ＡＤＨ）とアルデヒド脱水素酵素（ＡＬＤＨ）の働きによるものだ。これらの酵素はエタノールの分子を分解して、体内で処理しやすくする。まず、アルコール脱水素酵素が肝臓でエタノールの大部分を、有害な副産物として知られるアセトアルデヒドに変換する。ただこの物質はすぐにアルデヒド脱水素酵素によって、毒性の低い酢酸という化合物に変わる。そして最後に酢酸が、二酸化炭素と水に分解され、体外に排出される。ただ、アルコール代謝の一部は、膵臓、脳、消化管など肝臓以外の場所でおこなわれるため、組織や細胞がアセトアルデヒドによるダメージを受ける可能性がある。

人間の体が一時間あたりに分解できるアルコールの量には限界がある。ただ、その量は個人差が大きく、アルコールの影響を受けやすい人と受けにくい人がいる。アルコール代謝における個人差は、遺伝的要因と環境要因の両方によるもので、これはつまり、アルコール摂取によるリスクが高い人がいることを意味する。たとえば、アルコール脱水素酵素とアルデヒド脱水素酵素の働きは人によって異なるため、アルコール脱水素酵素の作用が強い人、アルデヒド脱水素酵素の作用が弱い人、あるいはその両方の性質を持つ人は、体内にアセトアルデヒドが蓄積し、その毒性によるダメージを受けるリスクが高くなる。遺伝的要因以外にも、肝臓の大きさや体格によっても、アルコールへの反応は変わる可能性がある。

とにかく、急性であるか慢性であるかはさておき、アルコールは人体に影響を与える。アルコールの過剰摂取によって長期的には、肝臓病、膵炎、脳卒中、がん、不妊症、インポテンツ、精神疾患、認知症などの健康被害が起こりうることはよく知られている。ただここでは、適度な飲酒による影響と、短期的な副作用に注目してみよう。アルコールの摂取はおよそ六〇種の病気と関連しており、これは乱用した場合に限らない。適度な飲酒であっても、一部の健康障害のリスクの増加と関連づけられている。

一般的には昔から、お酒をすこしずつ飲む習慣がある方が、まったく飲まないよりも健康的だと考えられてきた。たしかに少量のアルコール摂取が心臓や糖尿病の症状に有益な効果を与えることを示唆する研究結果はある。しかし、これらの知見はそれほど明確なものではない。こうした効能は認められず、その他の有害性が潜在的な効能を上回るとする研究もあるためだ。つまり、たとえわずかな効能が認められたとしても、アルコールの摂取はその量に関係なく潜在的な害を及ぼしうるため、蓄積すると有効性が帳消しになる可能性があるということだ。また科学者たちは、少量のアルコールを摂取することが長生きにつながる可能性は低いと判断している。多くの研究をレビューした結果、じつのところ普段からすこしずつ飲酒をしても、まったく飲まない人や、たまに飲む人に比べて、死亡率は改善しないと結論された。くわえて、二〇一八年に『ランセット』に掲載された、アルコール摂取に関する六九四のデータとそのリスクに関する五九二の研究結果を検討した大規模な研究では、「安全なアルコール摂取量などというものは存在しない」と結論している。ただ、これについてはすくなくとも一人の専門家が異議を唱えている。いわく、この研究では、たとえばアメリカやイギリスのような国では一般的とは言えない多くの要因や健康状態も考慮の対象となっているため、世界のアルコール消費量と健康リスクを単純に並べて見るのは誤解を招きかねない、とのことだ。言い換えればこの研究では、全体として健康状態のいい社会に関しては、アルコールの害を過大に見積もってしまった可能性があるようだ。ただ、この意見を差し引いても、アルコールの摂取がその量に関係なく、乳がんや食道がんなどのリスクを高めたり、認知機能を低下させたりといった健康被害をもたらす可能性を示す証拠はたくさんある。証拠は、たとえ少量のアルコールであっても全体としては有益ではなく、それどころか害にもなりうるという可能性を示唆している。そのため、適度な飲酒は体にいいという考えは科学的な見解ではなくなりつつある。

オーケー。おそらく毎日お酒を飲むのはやめた方がいい。ここまでは認めよう。だが、もし飲むとなった場合、種類によって体に良い悪いはあるのだろうか？　ここまで述べてきた内容の多くは、アルコール全体を対象にした大規模な研究結果に基づくものだが、種類ごとの違いについてはどうなのか？　それぞれ、健康への影響が違うのだろうか？　アルコール摂取の影響を評価する研究では、すべてのアルコール飲料を一括りにすることが多いが、これは人びとの実際の飲酒習慣を反映しているとは言いがたい。それは一つには、飲酒の習慣がある人は一種類か二種類の酒だけを飲む場合が多いからだ。ワインを飲む人のリスクは、ウォッカやビールを飲む人のそれと同じなのか？「一日一杯のワインは体に良い」のではなかったのか？　そもそも、この格言はどこからきたのだろう？　こうした問いに答えるには、まずワインやその他のアルコール飲料に含まれるエタノール以外の成分のうち、生理的な作用（それが有益かそうでないかはさておき）を持ちうるものが何であるかを理解する必要がある。

■ワイン

少量を定期的に飲むぶんには、ワインは健康的な飲みものだとされている。ワインを――とくに赤ワインを定期的に飲む人は、心血管疾患のリスクが下がる可能性があるという結果が、数多くの観察研究から得られている。ただこうした研究には、因果関係を立証していないという注意点がある。そのため、本当にワインにこうした心疾患に対する予防効果があるのか。あるとすれば、どのようにしてそうした効果がもたらされるのかについて、研究が続けられている。どちらにせよ、出発点となるのはワインの成分である。このような有益な効果を持つ可能性があるのはどんな成分によるものなのか？

おもな関心は、ワインの製造に使われるブドウの皮に含まれるポリフェノールに向けられている（白ワインに比べて赤ワインの方がはるかにポリフェノールの含有量が多いのは、製造過程で皮と接触する時間が長いからだ）。抗酸化物質であるポリフェノールは、さまざまな効能と関連づけられている（詳しくは「お茶」の項を参照）。人体におけるポリフェノールのバイオアベイラビリティは高くないものの、それでも利用可能なわずかな量のポリフェノールでも有益な生理作用をもたらす。ポリフェノールの一種であるフラボノイドは、心臓への健康効果について研究されてきた。なかでもケルセチンには、強い抗酸化作用があることがわかっている。また、ワインに含まれるポリフェノールのなかでもうひとつ注目を集めているのが、レベステロールだ。実験室での研究では、この化合物には抗炎症、抗酸化、抗がん作用など、さまざまな生物学的効果があるという結果が出ている。ただ、これはあくまで潜在的なものにすぎない。こうした研究ではワインを飲んだり、ブドウを食べたりして摂れる量よりも、はるかに大量のレベステロールが使用されているうえ、臨床試験による人への有益な効果の実証はまだおこなわれていないからだ。個々の化合物に関する研究や、飲酒習慣と健康に関する観察研究をすべて考えあわせても、ワインが心臓にもたらす健康効果が確認されているのは、五五歳以上の高齢の女性に対してだけであり、その場合の摂取量は週にわずか五ユニット——標準的なワイングラス（一七五ミリリットル）二杯分——にすぎない。つまり、そもそも一日に一杯にも満たないのだ。

■ビール

では、ビールについてはどうか？　体にいいのだろうか？　じつはビールの潜在的な健康効果についてはあまり研究が進んでいない。それでも、ワインに比べると少量だがビールにもポリフェノールが含まれているので有益な効果が期待できるし、ホップ自体は漢方として不眠や不安症の治療に用いられている。ただ、こうした成分がビールを飲む人に有益な健康効果をもたらすという研究結果はいまのところない。ビールを飲む習慣のある男性に骨密度の増加が見られたとする研究はあるが、この結果を裏づける調査に問題があるうえに、全員にこの効果が見られたわけでもない。また、この効果がビールによるものなのか、それとも食生活やライフスタイルに起因するものなのかもわからない。少量から中程度のビール摂取が心血管疾患のリスクを下げるという、多くの臨床医や研究者の合意も存在する。だが、その研究はイタリアのビール・麦芽産業協会から資金提供を受けており、前述の医師や研究者が同協会やその他のアルコール飲料関連の団体を通じて請け負った仕事と、この研究に対する利益相反がある——すなわち、この研究は完全に客観的とは言いがたい。話をまとめると、現時点ではビールが体に良いかどうか答えは出ていないが、それでもビールには何百もの化合物が含まれており、その多くが実験室での研究において健康効果が期待されるものであることはたしかだ。そのため、この人気の飲みものを常飲している人に、(「相関が推定される」という以上の)明らかな効果があることが示されるのは時間の問題かもしれない。

■その他のアルコール飲料

ワインとビール以外のアルコール飲料の健康への影響に関する研究は、はるかに少ない。たとえばウイスキーやコニャックのような熟成されたスピリッツには、熟成に用いる樽などの木材に由来すると思われる抗酸化物質のポリフェノールが含まれている。とはいえここでも、それが飲む人にどんな効果があるのか(もしくはないのか)、現時点ではわかっていない。無色のスピリッツは、他のアルコール飲料に比べてコンジナーが少なく、二日酔いになりにくいと考えられている(この点についてはすぐあとでとりあげる)。ジンにはジュニパーベリーが使われているため、感染症への抵抗力向上やむくみの解消、血行促進などの健康効果があるという説があるが、これらの主張を裏づける十分な科学的研究はない。ジュニパーベリー自体に健康に良い成分が含まれていることはたしかだが、ここではさらに以下の問いに答える必要がある。ジュニパーベリーのそうした有効成分は、実際どれくらいジンに含まれているのか？　その効果を得るためには、どのくらいの量を飲めばいいのか？　ジン一杯にどのくらいの有効成分が含まれているのか？　そうした有用な化合物は人間の体内で利用可能なものなのか？　などなど。現在多くのウェブサイトや書籍が謳っているような、ジンの健康効果を正確に主張するには、まだまだ解決すべき疑問が数多く存在する。

■アルコール以外について

各種アルコール飲料に大きな健康上のメリットがあるという証拠はまだ不十分だ。それでもそれぞれの栄養成分の違いは、どれが「より不健康ではないか」を知るうえで役立つだろう。たとえば、カロリーはお酒の種類によって大きく異なる。以下に一部を挙げてみよう。

・ワイン、グラス一杯（一七五ミリリットル）、アルコール度数一二パーセント
——一二六キロカロリー
・ビール、一パイント（五六八ミリリットル）、アルコール度数五パーセント
——二一五キロカロリー
・シードル、一パイント、アルコール度数四・五パーセント
——二七七キロカロリー
・アルコポップ、ボトル一本（三三〇ミリリットル）、アルコール度数五パーセント
——二三七キロカロリー
・スピリッツ、ショット一杯（二五ミリリットル）、アルコール度数四〇パーセント

――六一キロカロリー

摂取カロリーをコントロールしたい人は、それぞれのお酒のカロリーを知っておくと、選ぶ際の参考になるかもしれない。じつのところ、お酒に含まれる栄養素は、成分に若干違いはあるものの、量はそれほど多くない。たとえば糖類については、赤ワインにはほとんど含まれていないが（一〇〇ミリリットルあたり約〇・二グラム）、ビール（アルコール度数四パーセント未満のビターエール）には二・二グラム、白ワイン（アルコール度数八から一三パーセントのミディアムボディ）には三グラム、シードルには（アルコール度数三・五から五パーセントの甘口のシードルで）四・三グラム含まれている。一部のビタミンやミネラルの量も異なり、たとえば、赤ワインに含まれるカリウムの量は、ビターエールの三倍以上だ。もちろん、アルコール飲料のなかには他の飲みものとブレンドされているものもあり（シャンディ、各種カクテル、ラムコーラなど）、それによって栄養成分や有益と思われる化合物の量も影響を受ける。

二日酔いとは何か？

また、誰もがなるわけでもなく、それが起こる本当の理由はまだ解明されていないが、一部の人をひどく苦しめる現象がある。言うまでもなく、二日酔いのことだ。二日酔いとは一般的に、アルコールの過剰摂取による肉体的・精神的な影響と定義される。二日酔いになると、以下のような症状に陥る可能性が高い。頭痛、吐き気、脱水症状、倦怠感、脱力感、めまい、ふるえ、視覚・聴覚過敏、などなど。二日酔いは頻繁に起こりうるうえに、生活に支障をきたす場合もあるというのに、その原因や治療方法、そしてなにより大切な予防方法についての研究は、あまりされていない。

とはいえ研究者たちは、さまざまな因子を調査してこうした症状と相関関係のあるものを見きわめ、二日酔いの背後にある病理を説明しようとしてきた。ただ、各種ホルモン、電解質、遊離脂肪酸、中性脂肪、乳酸、ケトン体、コルチゾール、ブドウ糖、脱水症マーカーを分析したものの、これまでのところ、自己申告による二日酔いの重症度との有意な関連性は認められていない。免疫因子やアルコール代謝の違いが大きな役割を果たしている可能性はあるが、これらとの潜在的な関連性を調べるにはまだまだ多くの調査が必要だ。また、こうした研究から除外されている、睡眠不足や喫煙をはじめとするその他の潜在的な要素も、症状を悪化させる可能性があるとされている。

インターネットには、バナナ、生卵、ベロッカ（複合ビタミン剤）から、熱いお風呂、キャベツ、氷枕などなど、風変わりな二日酔い対策であふれているが（とても一度にはやりきれない！）、残念ながら、どれも確たる科学的根拠はない。みながよく知る、より一般的な対処法もあるが、これらは二日酔いそのものというよりも、特定の症状を改善することを目的したものだ。たとえば、脱水症状には水、頭痛には鎮痛剤、脱力感やふるえには甘いもの、エネルギー補給や胃腸の調子を整えるには薄味のでんぷん質の食べもの、といった具合に。すべての症状に効く万能薬はないが、人によっては特定の方法によって、一部の症状が和らぐことがある。[7] 研究者たちはこの分野の研究を続けており、いつかその答えを見つけた人は大金持ちになることだろう。しかし、二日酔いの病理が完全に解明されない限り、すべての症状を確実かつ完璧に治す方法への道のりは遠い。現在のところ、二日酔いを防ぐもっとも良い方法は、当たり前だがそもそも飲み過ぎないことだ。それ以外にアルコールの影響を最小限に抑えるためにできることは、お酒の合間に水を飲む、アルコールの吸収を遅らせるために胃に食べものを入れておく、寝る前に水を飲んでおくなどだ。とはいえ、どれも確実な方法とは言えない。

また、二日酔いにならなかったらどんなにいいかと思うかもしれないが、じつのところ、それはそれほど良いことでもない。二日酔いは、アルコールの飲み過ぎが良くないことを体に知らせるフィードバック・メカニズムのようなもので、今後のアルコール摂取に対する抑止力にもなる。よって、飲み過ぎによる短期的な苦痛――つまり、二日酔い――を経験しないとなると、人によってはさらに飲み過ぎてしまうかもしれない。一部の研究者は、このせいで特定の人はアルコール使用障害に陥る可能性があると指摘している。だが一方で、この問題ははるかに複雑であり、二日酔いになりやすいかどうかと、アルコール使用障害のリスクにはまったく関係がないとする研究者もいる。

ヘアー・オブ・ザ・ドッグ（迎え酒）

これは、二日酔いを紛らわせるために飲む酒を指す言葉だ。オックスフォード・イングリッシュ・ディクショナリーによると、「a hair of the dog that bites you（あなたを咬んだ犬の毛）」というフレーズを縮めて「hair of the dog」という表現が生まれたという。これは、狂犬病の犬に咬まれた場合、その犬の毛が入った薬を飲めば治るという古い考えに由来する。

では、実際にお酒を飲むと二日酔いは治まるのだろうか？　一言で言えば「ノー」だ。さらにお酒を追加することで、一時的には症状が和らぐかもしれないが、これは避けられない苦しみを先延ばしにしているにすぎない。本当に必要なのは、アルコールにさらされた体を回復させることだ（また、気になってしまった人のために言っておくが、狂犬病の犬の毛にも効果はない。念のため）。

アルコール飲料に含まれるエタノール以外の微量成分や副産物が、二日酔いをはじめとするネガティブな作用の原因とされることもある。だが、その根拠は何なのだろう？　さらにアルコール飲料は、鼻炎、かゆみ、顔のむくみ、頭痛、咳、喘息など、さまざまな短期的アレルギー反応との関連性も指摘されている。また、たとえば赤ワインでは頭痛や偏頭痛、ビールでは胸焼けなど、酒の種類ごとに異なる症状と結びつけられることもある。こうした症状の原因はまだ完全には解明されていないが、すくなくともコンジナーが原因の一つではないかと考えられる。二日酔いやその他の短期的な良くない作用のおもな要因はエタノールだと言えるが、少量しか含まれていないとはいえ潜在的な毒性を持つコンジナーもその一因だと思われるからだ。各種アルコール飲料には、発酵や蒸留によって生じたこの微量の化合物が、それぞれ異なる割合で含まれている。そして、ある研究では、コンジナーの量が少ない酒（ウォッカなど）を飲んだ人よりも、コンジナーの量が多い酒（バーボンなど）を飲んだ人の方が、二日酔いになりやすいことがわかっている。ただ、これに対して、コンジナーは二日酔いを悪化させる可能性はあるが、それ自体は二日酔いを引き起こすものではないと反論する研究者もいる。

ワイン、シードル、ビールなどの製造工程で使用される清澄剤も、健康に悪影響を及ぼす可能性がある。清澄剤の多くは、魚、卵、牛乳などアレルゲンとして知られるものを原料としており、これらに対するアレルギーのある人にとっては明らかなリスクとなる。アレルギーの重い人たちは避けるべき飲食物をよく知っているが、それ以外の多くの人たちがアレルギー反応を起こしても、それがアルコール飲料によるものだとは気づかないかもしれない。酒の場合、アレルゲンを含む可能性がある原料がすべてのラベルに記載されているわけではないため、これは非常に大きな問題になる可能性がある。とはいえ、清澄剤はろ過の過程でほとんど取り除かれるので、消費者の手元に届いた時点で酒のなかに残っている可能性のある量はきわめて少なく、大半の人にとって重大なリスクをもたらすことはほとんどないとしている研究もある。

一部のアルコール飲料には原料である穀物にグルテンが含まれていて、グルテン不耐症あるいはグルテンアレルギーのある人たちにとって問題となることがある。ちなみに、スピリッツの場合、蒸留の過程でグルテン（たとえば、モルトウイスキーの場合なら大麦に含まれるグルテン）が完全に取り除かれるため、これはおもにビールのことを指している。一部のメーカーは、この問題を避けるための特別なビールを製造している。それには、グルテンを含まない原料（米、トウモロコシ、キビ、ソルガムなど）を使用した「グルテンフリー」のビールや、従来通りの原料を使用するが、その後グルテンを除去した「グルテン除去」のビールなどがある。とくに「グルテンフリー」のビールは、広く市販されている。

また、亜硫酸塩によって体調に悪影響が現れる人もいる。これはアルコール飲料の腐敗を防ぎ、消費期限を伸ばし、不要な味、色、香りを減らすために添加される一般的な保存料である。たしかに数例ではあるが、亜硫酸塩に対する感受性は、喘息など呼吸器系の問題と関連づけられている。ただ、亜硫酸塩が頭痛やその他の重篤な症状を引き起こす可能性を示す確たる証拠はない。それに結局のところ、アルコール飲料に含まれる亜硫酸塩の量は、それを含むほかの食品に比べてはるかに少ないため、ほとんどの場合、悪影響のおもな原因にはならないと考えられる。また、オーガニックワインは亜硫酸塩を含まない（あるいは含んでいたとしてもきわめて微量）とされており、亜流塩酸に感受性がある人にとって良い選択肢だと言われている。ただ、そもそも亜硫酸塩が頭痛をはじめとする諸症状につながることを示す確たる証拠がないため、これには議論の余地があるかもしれない。

亜硫酸塩がほとんどの人にとって無害であると思われる一方、アルコール飲料に含まれるヒスタミンは、体調不良の原因になる可能性がある。たとえば、よく見られるものとして、くしゃみ、鼻水、ときには腹痛、喘鳴、頭痛などだ。じつのところ、ヒスタミンをはじめとする発酵の副産物の量が非常に多くなると、致命的になることがある（基本的にアルコール飲料にそこまでの量が含まれることはまずないが）。そして、アルコール飲料に含まれるヒスタミンの量は種類によって大きく異なる（たとえば、赤ワインに含まれる量は白ワインよりも多く、シャンパンにも相当量が含まれている）。しかしながら、アルコール不耐症と自認する人たちを対象とした小規模な試験では、ヒスタミン含有量と不耐症の程度に直接的な相関関係は認められなかった。どういうことだろうか？　研究者によると、アルコールに過敏な人は、チーズ、加工肉、ほうれん草、トマト、イチゴ、柑橘類をはじめとするヒスタミンを含むほかの食品にも過敏である可能性が高いという。ヒスタミンはさまざまな食品に含まれている。そのため、たとえば一日を通じてさまざまな食品からヒスタミンを体内に蓄積したにもかかわらず、夜に飲んだアルコールだけが、その後に起きた症状の原因としてやり玉に挙がるということもあり得るだろう。現在、アルコール飲料メーカー各社は、製法を工夫して亜硫酸塩やヒスタミンの含有量が少ない商品をつくろうと必死に努力している。それが体調不良の報告の減少につながるかどうかは、これから明らかになるだろう。

赤ワインを飲むと頭が痛くなりやすいという人がいたら、それはおそらく、たんにアルコールの飲み過ぎである可能性が高い。赤ワインは白ワインよりもアルコール度数が高いため、敏感な人は少ない量でも悪酔いする可能性がある。また、赤ワインには他の多くの飲みものよりもヒスタミンが多く含まれている。そのため、ヒスタミンを含む食品に敏感な人は、注意が必要だ。(コンジナーの一種に分類されるため)ここではあまり詳しく解説しなかったが、赤ワインにはタンニンも多く含まれており、そのせいで頭痛になると訴える人もいる。さらにこれによってアルコール過敏になるという説もあるが、おそらくそれはないだろう。なぜなら、そう訴える人たちであっても、同じくタンニンが豊富な濃いお茶に耐えられないという話はほとんど聞かないからだ。

最後に、「ブドウと穀物」——つまり、違う種類のお酒をちゃんぽんで飲むと、ひどい二日酔いになるので絶対に避けるべきだという昔から信じられている説についてはどうだろう。じつのところ、これを裏づける科学的根拠はない。研究者たちは、一度にいろいろな種類の酒を飲んでいる場合、人びとは摂取したアルコールの量を過小評価する可能性があり、結果としてアルコール摂取量が増え、翌朝の二日酔いにつながりやすいのではないか、という仮説を立てている。

アルコールがこわい?

信じられないかもしれないが(なかには共感する人もいるかも)、世の中にはアルコールにまつわる恐怖症を持つ人たちがいる。ほかの人には理解されなくても、当事者は不安やパニックによって、日々の生活や人間関係に大きな影響が出ることもある。

メチフォビア、またはポトフォビア（それぞれ、ギリシャ語の「メチ（アルコール）」、ラテン語の「ポト（飲む）」に由来する）とは、アルコールに対する恐怖であり、そうした人は自分がアルコールを飲むことも、あるいはアルコールを飲んでいる人のことも避けるようになる。これはおもに、アルコールの生理的な影響に対する恐怖によるものである場合が多い。ディプソフォビア（ギリシャ語の「ディプソ（喉の渇き）」に由来する）は、飲酒に対する恐怖症だ。これは、飲酒がおこなわれる社交的な集まりや催しなど状況を避ける傾向につながる可能性がある。ザイソフォビア（ギリシャ語の「ザイソ（ビール）」に由来する）はビール恐怖症だ。これは、ビールのアルコールによる影響を恐れたり、あるいは、ビールに含まれる生きた酵母が体内に寄生するのではないかと考えたりすることが原因となりうる。オイノフォビア（ギリシャ語の「オイノ（ワイン）」に由来する）はワイン恐怖症。ワイン自体を嫌ったり、あるいはワインに酔って不愉快な振る舞いをする人たちを避けたりする。

エピローグ　食後酒

私たちはいかに踊らされているか（マーケティングの威力）

みなさんはここまでで飲みものの「実情」を知り、そのなかには栄養学的に疑わしかったり、まったく無意味であったりするものがあることもわかったはずだ。だが、それでもそうした商品を買ってしまうことがあるのはなぜだろう？　もちろん、ただ水を飲むだけでは物足りないときも、もっとガツンとくる飲みものが欲しくなるときもあるだろうが、もう一つの強力な要因は飲料の背後にある巨大な「マーケティングマシン」だ。つまり規模が大きく、資金のある影響力の強い業界のことで、彼らは売りたいものを私たちに飲ませるため、大金をつぎ込むことができる。

飲みものを流行らせるには、それが入手必須のアクセサリーのようなものだと思わせる必要がある。セレブがモーニングコーヒーを手にお抱えの運転手付きの車に乗り込んだり、スポーツドリンクを持ってジムから出てくる姿を想像してほしい。有名人のお墨付きには大きなインパクトがあり、それを得ることがブランドの信頼性と知名度を向上させる、もっとも簡単で即効性のある方法の一つだ。

憧れの有名人と特定のブランド・商品のつながりを見た消費者は、意識的にか無意識にかはさておき、自分でもその商品を買いたくなる。ある調査によれば、有名人との契約を発表した直後に、その商品の売上げが平均で四パーセント増加するという。その有名人は実際にはまだ何もしていないというのにだ。

ただ、製品の広告塔にするのはどんな有名人でもいいわけではなく、メーカーはターゲットとなる消費者層を惹きつけ、自社製品と結びつけたいイメージを持った人を選ぶ。たとえば、二〇一六年にアメリカの小児科専門誌である『ペディアトリクス』に掲載されたある研究では、一〇代の若者に人気のあるミュージシャンが、高カロリーだが栄養価の低いソフトドリンクの広告塔になりがちであるとしている。これは、ティーンエイジャーこそがこの種の飲料（コーラやエナジードリンクなど）のおもな消費者層だからだ。また、多くのスポーツドリンクでは、有名なスポーツ選手が起用されているし、健康飲料の場合、健康的なライフスタイルを送っていることで知られる（あるいはすくなくともはつらつとしたイメージのある）有名人と結びついている。また、独自の成分や健康効果を謳う新奇な製品なら、新しいトレンドをつくるために、ネットのインフルエンサーや流行の先端をいく人物との組み合わせが多い。メーカーの発信するメッセージは単純だ。この飲みものを飲めば、あなたも美しくなれる（ジムビームバーボンのミラ・クニス、ヘイグクラブウイスキーのデビッド・ベッカムのように）、強くなれる（アーノルド・アイアン・ホエイプロテインドリンクのアーノルド・シュワルツェネッガーのように）、かっこよくなれる（ジョニーウォーカーウイスキーのジュード・ロウのように）、渋い大人になれる（ネスプレッソコーヒーのジョージ・クルーニー、ユーラ社コーヒーメーカーのロジャー・フェデラーのように）、流行に乗れる（ダイエットコークのテイラー・スウィフトのように）、などなど。有名人による商品のプロモーションやお墨付きは、消費者に、その飲みものが、十分に検証され、謳われているとおりの効果があるすばらしいものだと思わせる。しかし結局のところ、セレブたちがそこにいるのは契約金や自らの知名度アップのためであり、消費者の健康のためではない。

ゴルファーのタイガー・ウッズとゲータレード、サッカー選手のガレス・ベイルとルコゼードスポーツ、さらにポップミュージック界の大物である、ビヨンセ、ブリトニー・スピアーズ、ウィル・アイ・アム、ジャスティン・ティンバーレイクとペプシなど、有名人がソフトドリンクの広告塔になる例は数え切れない。また、メーカーはより多くの人を惹きつけるため、チームやイベントのスポンサーになっている（レッドブルとF1の関係を考えてみてほしい）。飲料業界には飲みものを宣伝するために大金を払ってビッグネームを確保する余裕があり、その見返りはきわめて大きい。有名人たちのぶ厚いファン層が商品にとって大きな市場となり、彼らのお墨付きは売上げだけでなく、最終的には消費者のブランドへの忠誠心にも貢献する。ただ、これは有名人が個人的におすすめしているという単純な話ではない。多くの有名人は自らが宣伝する飲みものに多額の投資をしているし、もちろんそれは偶然ではない。こうしたつながりはハリウッドの「ブランドファーザー」と呼ばれるロハン・オザのような、商業ブランドと大スターのブランド力を結びつけることを生業とする人物が、狙って組み合わせた結果である場合が多いのだ。

たとえば、年齢を感じさせない見た目と、ヨガや健康法を実践していることで知られるポップアイコンのマドンナは、自ら進んでビタココ・ココナッツウォーターの宣伝をしている。それもそのはずで、彼女はデミ・ムーアやマシュー・マコノヒーといったほかの有名人と一緒に、このブランドに出資していたのだ。同じくポップアイコンであり、若者に大きな影響力を持つリアーナもビタココの顔となっている。こうした有名人によるおすすめが商品に与える付加価値は大きく、その効果は数百万ドルに相当する。アメリカのボディーアーマーというスポーツドリンクは、バスケットボール界のレジェンドであるコービー・ブライアントから出資を受け、価値を急上昇させた。するとその後、スポーツ界の多くのスターが次々とこの飲みものをおすすめしはじめた。彼らには数百万人にものぼるファンがいることを考えれば、こうした行動が消費者の飲みものの選び方にいかに大きな影響を与えているかがわかるだろう。また、スマートウォーターを支持しているジェニファー・アニストンも、ソフトドリンクへの投資で知られている。健康的なライフスタイルを送っていることで知られる、いつまでも若々しいこの有名女優は、長年にわたってこの会社に投資しており、幅広い消費者にアピールすることで、この飲料のマーケティングを強力にバックアップしている。ヒップホップアーティストの50セント社は、グラソー社〔のちにコカ・コーラ社に買収される〕のビタミンウォーターのCMに何度か出演し、ギャラのかわりに株を受け取った。同社は、彼の名にちなんだ「ビタミンウォーター・フォーミュラ50」という飲みものまで出している。50セントの巨大な若いファン層は、この商品にとって魅力的なターゲットであり、彼は同社の株をコカ・コーラ社に売却したあともビタミンウォーターとの関係を継続していて、おそらく双方に利益をもたらしている。

また、ジョージ・クルーニーのカーサミーゴス・テキーラ、ジェイ・Zのアルマン・ド・ブリニャック・シャンパン、ダン・エイクロイドのクリスタルヘッド・ウォッカなど、自ら飲料品を発売する有名人は年々増えていて、マドンナ、ドリュー・バリモア、グラハム・ノートン、サー・イアン・ボサムのように自分の名を冠したワインを出している人もいる。さらに、ケルシー・グラマーはビールの醸造所を、スティングはワイナリーを所有している。テネシー州にあるテイラー・スウィフトのレコード会社は、自社製のウォッカを発売した。ただこのレコード会社に有名なアーティストが所属しているというだけで、彼らが公式に宣伝していないにもかかわらず、このお酒の知名度がたちまち上がったことを考えると、これは賢明なやり方だったと言えるだろう。

それほど「イノセント」ではない？

有名人だけでなく、飲料業界も、自分たちの商品のイメージを良いものにしようと必死になっている。糖分の多いソフトドリンクなど、あまり体に良くない飲みものを連想させる大手企業が、市場の拡大を目指して、健康志向の消費者にアピールする飲料を製造するケースが増えている。だがここで問題になるのは、こうした会社のブランドがすでに定番商品（例：ペプシ・コーラ、コカ・コーラ）

のせいであまりにも有名であることだ。そのため、健康志向の商品には、消費者の疑いの目を逸らす、別の「看板」が用意される。すると結果として、商品を本当に所有している企業がどこなのか、わかりにくくなる。たとえば、「健康に長生きするための、自然でおいしい、ヘルシーな飲みもの[1]」というキャッチフレーズと親しみやすいブランドイメージで知られる、スムージーの人気商品「イノセント」が、じつはあの甘い炭酸飲料で有名なコカ・コーラ社が所有している製品であることを知ったら、あなたは驚くのではないだろうか。同社は、ローズ・ライムジュース・コーディアル、オネストコーヒー、ボトル入り飲料水のアビーウェル、ダサニをはじめとした、約五〇〇のブランドを所有している。これと同じく、チョコレート製品で有名なマース社がアルテラコーヒーロースターズを所有していたり、ペプシコ社がミネラルウォーターのアクアフィーナを発売していたりと、健康に対して良くないイメージを持つ企業が、あなたの気づかないうちによりヘルシーな商品を市場に投入している。コカ・コーラ社とペプシコ社はあわせて、世界のノンアルコール飲料市場の約六〇パーセントを占めているが、よりヘルシーな商品を製造するメーカーとの競争激化を受け、独自の健康飲料を開発したり、小さな飲料メーカーを買収したりしている。

こうした企業の規模や影響力の大きさの参考として言えば、コカ・コーラ社の一七のブランドは、年間およそ一〇億ドルの利益を挙げている。同社の広告費は膨大で、二〇一七年には三九億六〇〇〇万ドルと推定され、おもな競合他社であるペプシコ社やドクターペッパー社を上回っている。しかし、多くの先進国で消費者が定番の炭酸飲料を好まなくなりつつあるため、コカ・コーラ社やペプシコ社などの企業は現在、低所得の国に投資している。そうした国では、子ども向けの広告に関する規定が緩いうえに、公衆衛生に関する重要な諸問題に時間と労力をとられて、糖分の多い食品に対する規制は後回しになっていることが多い。

また、飲料業界はマーケティングだけではなく、ロビー活動や研究費の提供もおこなっている。そうすることで、政府の最高レベルの意思決定を、自社にとって有利な方向に変えようとしているのだ。ソフトドリンクのメーカーは、イギリスでの砂糖税導入に猛烈に反対し、肥満の解消にはつながらないと主張した。サンフランシスコでは、アメリカ飲料協会が「コアリション・フォー・アン・アフォーダブル・シティ（生活費の安い都市のための連合）」を設立した。同協会は地域の問題を解決するために設立されたコミュニティグループであったはずなのに、実際には炭酸飲料への課税（ソーダ税）への反対キャンペーンをおこなっただけだった。ABCニュースのナイトラインという報道番組が調査したところ、この団体の反対キャンペーン参加者たちは、実際には募集によって集められ、賃金をもらって抗議活動をしていたという証拠が見つかった。さらに、キャンペーンのサポーターとしてクレジットされていた地元企業も、自社が関与している事実を知らなかったという[2]。

コカ・コーラ社のようなソフトドリンクメーカーは、自前の研究機関（「ビバレッジ・インスティテュート・フォー・ヘルス・アンド・ウェルネス」や「ヨーロピアン・ハイドレーション・インスティテュート」など）を運営したり、他の研究プロジェクトを支援したりしている。その目的は、自社飲料についての有益性を示すエビデンスを集め、あらゆる有害性に疑問を差しはさみ、健康改善のためのより効果的な戦略として、（ソフトドリンクの消費量を減らす以外の）別のアプローチを推進することにある。こうした研究では、論点をカロリーや砂糖の摂取から運動へと移しているようだ。この分野で論文を発表している研究者の多くには、利益相反（すなわち、飲料業界とのつながり）の疑いがある（この点については、第4章「コールドドリンク」の「スポーツドリンクとは何か？」を参照）。二〇一七年に『ブリティッシュ・メディカル・ジャーナル』に掲載された調査によると、ソフトドリンクメーカーが自社に有利な報道をさせるため、肥満対策については砂糖の摂取量よりも運動不足の方が大きな問題だというメッセージを、ジャーナリストたちに気づかれることなく浸透させている証拠もあるという。そしてこの戦略は十分機能している。要はこれは、みなの心に「妥当な疑い」を抱かせようという試みにほかならない。

これと同様に、イギリスのアルコール飲料業界は、アルコール飲料への最低価格導入計画についての意見を表明している。すでに最低価格が導入済みのスコットランドでは（とくにスコッチウイスキー協会を中心に）、アルコール業界がこれを覆すべく最高裁で争っている。イングランドでは、アルコール飲料への最低価格導入計画が中止される前に、業界関係者が政府高官と数え切れないほど会合をおこなっていたことが明らかになり、健康の専門家たちからは「嘆かわしい」と非難の声が上がっている。この方針転換は、最低価格の導入によって毎年数百人の命が救われ、数万件の犯罪を防げるというエビデンスに逆行するものであり、多くの人が、政府は国民の健康よりもビジネスを優先させたと感じている。『ブリティッシュ・メディカル・ジャーナル』の調査によれば、ヨーロッパにおけるアルコール関連政策に影響を与えるために、業界は同様の戦略を用いているという。アルコール飲料への最低価格導入は複雑な問題であり、賛否両論あるのはたしかだが、ここで問題視されているのは飲料業界のやり口だ。

飲料業界の関係者は、公務員、閣僚、国会議員と広く接触し、政府とのコネクションを強化するために大量の資金と労力を投じている。ロンドン大学衛生熱帯医学大学院とヨーク大学が発表した研究論文では、業界がアルコール関連の政策決定に干渉しようと立案者のために問題の枠組みや議題の設定をし、その流れに影響を及ぼそうと試みた証拠があがっている。同研究によれば、業界関係者は、アルコールは（たとえば雇用や税収、あるいはレクリエーションといった形で）社会に実質的な利益をもたらすと主張し、自分たちに有利な研究のスポンサーとなり、自説に反する情報を隠蔽しているという。さらに、このようなやり方に影響を受けているのは、イギリスの政策決定者にとどまらないだろうともしている。

これはどうやら、自分の製品について良いことが言えないのであれば、相手方の主張に欠陥があるように見せるか、あるいは人びとの注目をまったく別の問題に逸らそうという戦略のようだ（要するに、「はい。問題があることは認めます。でも、それを解決するうえで私たちを責めるのは筋違いですし、そんなことをしても意味がありません。それより、あちらにある別の問題に目を向けてください」というわけだ）。このようなやり方で、飲料業界は大きな影響力をふるっている。アメリカでは、いわゆる「ビッグ・ソーダ」〔メディアなどがソフトドリンク業界全体を指して使う言葉〕は、数十年前にタバコ業界がやったのと同じパターンを踏襲していると言われている。(3) つまり、自社の製品が健康に悪いことを否定し、既存の科学的な知見に疑問を投げかけるような研究に資金を提供しつつ、一方で政策立案者にはたらきかけ、飲料業界への課税や規制に抵抗する。この図式は、おそらく他の国でも変わらないだろう。

ただ、飲料業界がビジネスの利益を守るため、自分たちが影響を受けそうな政策決定に自分たちの意志を反映させようとするのは当然だ。これはごく普通のビジネス慣行であり、他の業界でも同様のことはおこなわれている。問題となるのは、ビジネスで利益を得るために国民の健康が犠牲になり、事実がゆがめられたり隠されたり操作されたりする場合だ。ここで重要なのは、あるものごとについて語る方法はいくつもあるが、耳当たりのいい物語によって厳然たる事実が見えなくなってしまわないように注意することだ。では、疑わしい研究と偏った解釈をこれでもかと詰め込まれてしまうようなリスクを、どうしたら避けることができるのだろうか？　私たちは、つねに専門家のごとく、何が真実なのかを見分けられるわけではない。でも、健康に悪いイメージの飲みものが「じつは体に良かった」とか、「体に悪影響はなかった」ことを示す新しい研究結果を次に耳にしたときには、その研究はどこが発表したものなのか、誰がその研究をして、誰がその研究にお金を出したのかを確認してみてほしい。しごくまっとうに思える公衆衛生政策が撤回されたり、通らなかったりしたときは、なぜそうなったのか、それによって誰が利益を得ることになるのかを考えてみよう。

健康に年を重ねる秘訣？（おそらくうそ）

商品が売れるのは、有名人による推薦やアピールがあるからだけではなく、そのストーリーを織りなす糸にもマジックがある。つまり、飲みものに何が入っていて、それにどんな効果があるのかというメッセージが、私たちにお金を出させているのだ。現在の飲料のマーケティングにおけるトレンドは、「本物」あるいは「天然」の成分――なかでもとくに健康に良いとされる成分――を使っていると宣伝することだ。わずかな基礎研究といくつかの個人的な体験談だけを根拠にした、（たとえば）健康飲料の効能をめぐる考えが、口コミで広がったり、尾ひれがついたりする。そうなれば、難解な科学用語をちりばめた宣伝文句と有名人のおすすめによって、そうした飲みものが、何かしらの根拠に裏打ちされたものとして世間に浸透していくのに、そう時間はかからない。

毎週のように、新しい（あるいは再発見された古来の）画期的な成分が、不老長寿を約束する最新の商品として宣伝されている。そこではがん予防、心臓への健康効果、認知機能の向上、滋養強壮、ストレスへの抵抗力、そしてお決まりのデトックス効果などが謳われる。ここまでこの本を読んできたあなたは、こうした謳い文句にはほとんど根拠がないことがわかっているだろうが、大半の消費者はそうではない。たとえ根拠が不確かだろうと、手っ取り早く問題を解決してくれる可能性がわずかでもあり、さらに比較的リスクが少ない（おもにお金が減るだけ）のであれば、とりあえず試してみようと思うものだ。ただ、急に注目を集める成分がある一方で、人気がなくなって忘れられたり、場合によっては完全にこき下ろされる成分もある。ある種の崇拝の対象になっていたり、逆に、悪者扱いされていたりする成分は数多い。こうなるとちょっとしたカルトのような感じすらしてくるが、じつのところ、ある意味では本当にそうだとも言える。一般にカルトには次のような共通点がある。（a）カリスマ的なリーダーがいて、信者を惹きつける（特定の飲みものを推奨する人気のソーシャルメディア・インフルエンサーには膨大な数の熱心な「フォロワー」がいる）。（b）自分たちの信念について説得力のあるメッセージを拡散し、信者に信じ込ませる（ソーシャルメディアのフォロワーたちはインフルエンサーの発信する情報をそのまま受け入れ、自らすすんで支持する）。（c）信者を利用して利益を得る（フォロワーはインフルエンサーのようになりたいと思っているため、おすすめされた商品を購入する）。

私はなにも、こうした成分が、全部が全部まったく役に立たないと言っているわけではない。たんにほとんどの場合、われわれが摂取する量において、人体に確実かつ測定可能な効果があることを裏づける確たる証拠が、十分ではないというだけだ。要するに、こうした商品が謳う効果はまだ証明されていないのである。将来的には、いま流行っている成分の一部が、本当に健康に良いことが判明するかもしれない。ただ、そのときがくるまでは、宣伝を鵜呑(うの)みにせず、健全な懐疑心を持っておいた方が賢明だろう。

結局のところ、「スーパードリンク」はあるのか？

「スーパードリンク」として売り出されている健康飲料は数多いが、つまるところそのようなものは存在しない。そうした商品の宣伝文句はほとんどがでたらめで、たんなる仮説にすぎない。仮にスーパードリンクに一番近いものを挙げるとすれば、つまらないと思うかもしれないが、答えはおそらく水と哺乳類のミルクだろう。[4] なにせその二つが地球上のすべての命を支えているのだから、特別な存在と言えるだろう。あなたもそう思いませんか？

ここまで本書では多くのことを語ってきた。とはいえ、もしあなたが普段からある飲みものを愛飲していて、すこし高かったとしてもその値段を払ってもいいと思っていて、その飲みものに効果を感じていたり、味が好きだったりするのであれば、それはすばらしいことだし、飲むのをやめる必要はない。あなたが選ぶものがなんであれ、おいしい一杯を楽しんでほしい。チアーズ！　チンチン！　スロンチャ！　サンテ！　サルート！　プロースト！　カンパイ！　あなたの健康を祈ります！

謝辞

まずは、本書でとりあげたアイディアや疑問の着想をくれた、友人と家族に感謝したい。普段の何気ない会話がなければ、結局は水やお茶、ワインについての平凡な本を書くことになってしまったかもしれない。発酵して丸みを帯びた、フルボディの本ができたのはあなたたちのおかげだ。変わらぬ熱意とサポートに（あるいはすくなくとも興味を持っているふりをしてくれたことに）深く感謝する。

また、私にふたたび本を書くチャンスをくれた、ロビンソン社の面々にもお礼を申し上げたい。当然だが、本書の記述に不正確な点があれば、それはすべて私の責任である。ご容赦いただきたい。

訳者あとがき

本書は、ケンブリッジ大学で博士号を取得した人間生物学（ヒューマンバイオロジー）の専門家であり、サイエンスコミュニケーターとして情報を発信しているアレクシス・ウィレット博士、初の単著だ。

原題は「Drinkology」。Drinkと、「〜学」「〜の科学」を意味する接尾辞であるlogyを組み合わせた造語で、直訳すれば「飲みもの学」あるいは「飲みものの科学」となるだろうか。

タイトルが示すように、広く飲みもの全般をテーマに、科学的なエビデンスにもとづいた最新の知見を紹介することで、（本人の言葉を借りれば）「飲みものがどのようにつくられ、実際に何が入っていて、体にどのような影響を与えるかについて、本質をつかめるようになっている」。

「本質をつかめる」という言葉通り、章立てからして非常に骨太だ。

まずはすべての飲みもののおもな構成要素であるという理由で「水」からスタートし、次に人間が生まれてはじめて口にする飲みものである「ミルク」（ここには牛乳だけではなく人間の母乳も含まれている）、そして「ホットドリンク」「コールドドリンク」「アルコール飲料」と続く。ここには、飲みものの主要なカテゴリーを「人間にとっての重要度」の順に整理し、さらに個々の飲みものの情報をただ並べるのではなく、飲みものについて体系的な知識を読者に与えようという著者の意図がうかがえる。

また、全体を通して、あくまでエビデンスにもとづいた客観的な視点が貫かれているのも本書の大きな特徴だ。

本文でも何度も指摘されているように、たとえば健康飲料に関して世の中に流布されている（一見科学的な）説明の多くが、じつはほとんど根拠のない無責任な売り文句にすぎなかったり、あるいはエビデンスがあるとされている場合でも、その大元となる実験そのものが飲料メーカーがスポンサーをする中立性の疑わしいものだったりする。

つまり、飲みものについて世の中を流れている〝科学的〟情報というのは玉石混交であり、現状、かなりグレーな状態なのだ。

そんななか、ウィレット博士は本物の科学者としての矜持を貫き、徹底して客観的な視点から、人気の飲みものの正体を白日の下にさらしていく。

酸素水については「人間は酸素を肺から吸収するのであって、胃や腸に入れても意味がない」、活性炭配合のデトックス飲料については「活性炭が有毒物質を吸収するのはたしかだが、有益な物質をも吸収してしまう」など、世の中にあふれる〝健康飲料〟の欺瞞をズバズバと突いていく。そしてついには自分のお気に入りであるルイボスティーまでも、「（健康効果があるかは疑わしいので）本当はお湯でも飲んでおけばいいのかもしれない」とまで言い切ってしまう。まさに一切の忖度なし。

ただ、ひとこと断っておくと、本書は、これを飲んでおけば安心、とか、これは間違いなく体にいいとか、これこそがスーパードリンクだ、などという安易な答えを提供してはくれない（博士は強いて言えば、スーパードリンクに近いのは、水とミルクだと言っている）。それに全体として、「この飲みものに入っている●●という成分が体に良いという証拠はない」とか「たしかに××という体に良い成分が入ってはいるが、それは人体に実際に影響を及ぼすほどの分量ではないかもしれない」とか「この効果があると証明するには追加の実験が必要である」など、なかなか物事を断定してくれない。

これを見て、なんだか歯切れが悪いな、と思う読者もいるかもしれない。だが、信頼のおける専門家ほど、そうそう断定的な言い方はしないものだ。「ここまではわかっているけど、ここから先は今後の研究課題」という物言いは、科学者としての誠実さの表れだと言えるし、なにより、「何がわかっていないのか」を把握しておくことこそ、賢明な消費者になるための第一歩だろう。

また、さきほど言ったように本書はかなり骨太な構成になっているため、通読はなかなか骨が折れるかもしれない。それでも一度読み通せば、現在飲みものについて、「何がわかっていて何がわかっていないか」の概略がつかめるはずだ。時間がない人はまずは興味のあるところだけを拾い読みするのもいいと思う。どちらにしても、読めば読むほど、慣れ親しんだ飲みものについて新たな発見があったり、試しに飲んでみようと思えるものが見つかったり、あるいはこれからはあの飲みものはやめておこうと思わされたりといった変化が起きるだろう。

ちなみに私も本書をきっかけに、コンビニやスーパーでペットボトルの水を買うのをやめ、「タップウォーター」——ようはただの水道水——を飲むことにした。

あなたの飲みものの選び方を変えるような情報も、きっと見つかるはずだ。

最後に、本書の翻訳にあたって大変お世話になった、白揚社のみなさま、とくに担当編集者の萩原修平さんに特別の感謝を捧げます。ありがとうございました。

参考文献

※ 2022 年 6 月に URL のアクセス確認

プロローグ　食前酒

British Nutrition Foundation. 'Healthy hydration guide.' https://www.nutrition.org.uk/healthyliving/hydration/healthy-hydration-guide August 2018

British Nutrition Foundation. 'Liquids: Water.' https://www.nutrition.org.uk/nutritionscience/nutrients-food-and-ingredients/liquids.html?limit=1&start=1 July 2009

Jequier, E. & Constant, F., 'Water as an essential nutrient: the physiological basis of hydration.' *Eur J Clin Nutr*. 2010; 64: 115-123.

第 1 章　水

ANSES. Opinion of the French Agency for Food, Environmental and Occupational Health & Safety on the assessment of the safety and effectiveness of water filter jugs. 19 October 2016

Bach, C., Dauchy, X., Severin, I., Munoz, J. F., Etienne, S. & Chagnon, M.C., 'Effect of sunlight exposure on the release of intentionally and / or non-intentionally added substances from polyethylene terephthalate（PET）bottles into water: chemical analysis and in vitro toxicity.' *Food Chem*. 1 November 2014; 162: 63-71.

Bach, C., Dauchy, X., Severin, I., Munoz, J. F., Etienne, S. & Chagnon, M.C., 'Effect of temperature on the release of intentionally and non - intentionally added substances from polyethylene terephthalate（PET）bottles into water: chemical analysis and potential toxicity.' *Food Chem*. 15 August 2013; 139（1-4）: 672-680.

BBC. 'Plastic particles found in bottled water.' http://www.bbc.co.uk/news/science-environment-4338887015March2018

BBC *Two Trust Me I'm A Doctor*. 'Can fizzy drinks make you eat more?' http://www.bbc.co.uk/programmes/articles/29tx4RFjTKZnBsPv9R4W3DV/can-fizzy-drinks-make-you-eat-more

Beverage Marketing Corporation. 'Press Release: Bottled Water Becomes Number-One Beverage in the US.' https://www.beveragemarketing.com/news-detail.asp?id=438 10 March 2017

British Fluoridation Society. 'The extent of water fluoridation.' https://docs.wixstatic.com/ugd/014a47_0776b576cf1c49308666cef7caae934e.pdf

Brown, C. M., Dulloo, A. G. & Montani, J.-P., 'Water-Induced Thermogenesis Reconsidered: The Effects of Osmolality and Water Temperature on Energy Expenditure after Drinking.' *J Clin Endocrinol Metab*, September 2006; 91（9）: 3598-3602.

Cancer Research UK. 'Do plastic bottles or food containers cause cancer?' http://www.cancerresearchuk.org/about-cancer/causes-of-cancer/cancer-controversies/plastic-bottles-

and-cling-film 31 July 2018

Center For Science in The Public Interest. 'Vitaminwater Settlement Approved by Court.' https://cspinet.org/news/vitaminwater-settlement-approved-court-20160408 8 April 2016

Cheung, S. & Tai, J. 'Anti-proliferative and antioxidant properties of rosemary Rosmarinus officinalis.' *Oncol Rep.* June 2007; 17 (6) : 1525-1531.

Chiang, C. T., Chiu, T. W., Jong, Y. S., Chen, G. Y. & Kuo, C. D., 'The effect of ice water ingestion on autonomic modulation in healthy subjects.' *Clin Auton Res*. December 2010; 20 (6) : 375-380.

Coca-Cola. 'GLACEAU Smartwater.' http://www.coca-cola.co.uk/drinks/glaceau-smartwater/glaceau-smartwater

Collier, R., 'Swallowing the pharmaceutical waters.' *CMAJ*. 2012; 184 (2) : 163-164.

Community Preventive Services Task Force. 'Oral Health: Preventing Dental Caries, Community Water Fluoridation.' 23 January 2017

Cuomo, R., Grasso, R., Sarnelli, G., Capuano, G., Nicolai, E., Nardone, G., Pomponi, D., Budillon, G. & Ierardi, E., 'Effects of carbonated water on functional dyspepsia and constipation.' *Eur J Gastroenterol Hepatol*. September 2002; 14 (9) : 991-999.

Drink Water. 'Drink water is an idea.' https://www.wedrinkwater.com/pages/reason

Drinking Water Inspectorate. 'Assessment of the Effects of Jug Water Filters on the Quality of Public Water Supplies.' DWI0826 January 2003

Drinking Water Inspectorate. 'Treatment guide. Water treatment processes.' https://www.dwi.gov.uk/private-water-supplies/pws-installations/treatment-guide/

Drinking Water Inspectorate. 'Water filters and other home treatment units.' https://cdn.dwi.gov.uk/wp-content/uploads/2021/05/27112824/filters_v2.pdf January 2010

Epicurious. 'The Bizarre but True Story of America's Obsession with Ice Cubes.'https://www.epicurious.com/expert-advice/why-ice-cubes-are-popular-in-america-history-freezer-frozen-tv-dinners-article 26 September 2016

EurekAlert. 'Compound found in rosemary protects against macular degeneration in laboratory model.' https://www.eurekalert.org/pub_releases/2012-11/smri-cfi112712.php 27 November 2012

Euronext. 'Naturex welcomes Rosemary extracts approval as antioxidants by the EU.' https://www.naturex.com/Media2/Press-releases/Naturex-welcomes-Rosemary-extracts-approval-as-antioxidants-by-the-EU 3 November 2010

European Federation of Bottled Waters. 'About EFBW.' http://www.efbw.org/index.php?id=24

European Food Safety Authority. 'Scientific opinion on Bisphenol A (2015).' http://www.efsa.europa.eu/sites/default/files/corporate_publications/files/factsheetbpa150121.pdf

Fenton, T. R. & Huang, T., 'Systematic review of the association between dietary acid load, alkaline water and cancer.' *BMJ Open*. 2016; 6:e010438

Food Standards Agency. 'The natural mineral water, spring water and bottled drinking water (England) regulations 2007 (As amended).' July 2010

Food Safety Magazine. 'The Sanitation of ice-Making Equipment.' https://www.foodsafetymagazine.com/magazine-archive1/augustseptember-2013/the-sanitation-ofice-making-equipment/ August/September 2013

Fortune. 'Coca-Cola Can't Keep Saying That VitaminWater Is Healthy.' http://fortune.com/2016/04/11/coca-cola-vitaminwater/11 April 2016

Francesca, N., Gaglio, R., Stucchi, C., De Martino, S., Moschetti, G. & Settanni, L., 'Yeasts and moulds contaminants of food ice cubes and their survival in different drinks.' *J Appl Microbiol.* January 2018; 124 (1) : 188-196.

Gaglio, R., Francesca, N., Di Gerlando, R., Mahony, J., De Martino, S., Stucchi, C., Moschetti, G. & Settanni, L., 'Enteric bacteria of food ice and their survival in alcoholic beverages and soft drinks.' *Food Microbiol.* October 2017; 67: 17-22.

Geology.com. 'Where does bottled water come from?' https://geology.com/articles/bottled-water.shtml

Gerokomou, V., Voidarou, C., Vatopoulos, A., Velonakis, E., Rozos, G., Alexopoulos, A., Plessas, S., Stavropoulou, E., Bezirtzoglou, E., Demertzis, P. G. & Akrida-Demertzi, K., 'Physical, chemical and microbiological quality of ice used to cool drinks and foods in Greece and its public health implications.' *Anaerobe.* December 2011; 17 (6) : 351-353.

Habtemariam, S., 'Molecular Pharmacology of Rosmarinic and Salvianolic Acids: Potential Seeds for Alzheimer's and Vascular Dementia Drugs.' *Int J Mol Sci.* February 2018; 19 (2) : 458.

Habtemariam, S., 'The Therapeutic Potential of Rosemary (*Rosmarinus officinalis*) Diterpenes for Alzheimer's Disease.' *Evid Based Complement Alternat Med.* 2016; 2016: 2680409.

Hampikyan, H., Bingol, E. B., Cetin, O. & Colak, H., 'Microbiological quality of ice and ice machines used in food establishments.' *J Water Health.* June 2017; 15 (3) : 410-417.

Harvard Health Publishing. 'What causes ice cream headache?' https://www.health.harvard.edu/pain/what-causes-ice-cream-headache 4 August 2017

Heilpflanzen-Welt Bibliothek. Commission E Monographs. 'Rosemary leaf (*Rosmarini folium*).' https://buecher.heilpflanzen-welt.de/BGA-Commission-E-Monographs/0319.htm 13 March 1990

HelpGuide. 'Vitamins and minerals. Are you getting what you need?' A Harvard Health article. https://www.helpguide.org/harvard/vitamins-and-minerals.htm

Hertin, K. J., 'A comparative study of indicator bacteria present in ice and soda from Las Vegas food establishments.' *UNLV Theses, Dissertations, Professional Papers, and Capstones.* https://digitalscholarship.unlv.edu/thesesdissertations/1282/ 2011

Huck. 'Drink Water: No Fizz.' https://www.huckmag.com/perspectives/opinion-perspectives/drink-water/ 18 March 2012

Iheozor-Ejiofor, Z., Worthington, H. V., Walsh, T., O'Malley, L., Clarkson, J. E., Macey, R., Alam, R., Tugwell, P., Welch, V. & Glenny, A. M., 'Water fluoridation for the prevention of dental caries.' *Cochrane Database of Systematic Reviews.* 2015, Issue 6. Art. No.: CD010856.

Independent. 'Coca-Cola's Vitamin Drink Ad Misleading.' https://www.independent.co.uk/life-style/health-and-families/health-news/coca-colas-vitamin-drink-ad-misleading-1798719.html April 2016

John Hopkins Medicine. 'Healthy Aging. Is There Really Any Benefit to Multivitamins?' https://www.hopkinsmedicine.org/health/healthy_aging/healthy_body/is-there-really-any-

benefit-to-multivitamins

Kamangar, F. & Emadi, A., 'Vitamin and mineral supplements: do we really need them?.'*Int J Prev Med*. 2012; 3（3）: 221-226.

Kanduti, D., Sterbenk, P. & Artnik, B., 'Fluoride: A review of use and effects on health. *Mater Sociomed*. 2016; 28（2）:133-137

Live Spring Water. 'FAQs.' https://livespringwater.com/pages/frequently-asked-questions〔リンク切れ〕

Mages, S., Hensel, O., Zierz, A. M., Kraya, T. & Zierz, S., 'Experimental provocation of "ice-cream headache" by ice cubes and ice water.' *Cephalalgia*. April 2017; 37（5）: 464-469.

Marthaler, T. M. & Petersen, P. E., 'Salt fluoridation - an alternative in automatic prevention of dental caries.' *International Dental Journal*. 2005; 55: 351-358.

Mattsson, P., 'Headache caused by drinking cold water is common and related to active migraine.' *Cephalalgia*. April 2001; 21（3）: 230-235.

Mayo Clinic. 'What is BPA, and what are the concerns about BPA?' https://www.mayoclinic.org/healthy-lifestyle/nutrition-and-healthy-eating/expert-answers/bpa/faq-20058331 11 March 2016

McArdle, W. M., Katch, F. I. & Katch, V. L., *Exercise Physiology: Nutrition, Energy, and Human Performance. Section 4: Enhancement of Energy Transfer Capacity*. Wolters Kluwer Health. 2015: 570.

Medical News Today. 'Everything you need to know about rosemary.' https://www.medicalnewstoday.com/articles/266370.php 13 December 2017

Moss, M. & Oliver, L. 'Plasma 1,8-cineole correlates with cognitive performance following exposure to rosemary essential oil aroma.' *Therapeutic Advances in Psychopharmacology*. 2012: 103-113.

Moss, M., Smith, E., Milner, M., McCreedy, J. 'Acute ingestion of rosemary water: Evidence of cognitive and cerebrovascular effects in healthy adults.' *Journal of Psychopharmacology*. 2008; 32（12）: 1319-1329.

Mun, J. H. & Jun, S. S., 'Effects of carbonated water intake on constipation in elderly patients following a cerebrovascular accident.' *J Korean Acad Nurs*. April 2011; 41（2）: 269-275. [Abstract only]

Naimi, M., Vlavcheski, F., Shamshoum, H. & Tsiani, E., 'Rosemary Extract as a Potential Anti-Hyperglycemic Agent: Current Evidence and Future Perspectives.' *Nutrients*. 2017; 9（9）: 968.

National Health and Medical Research Council. Water Fluoridation and Human Health in Australia. NHMRC Public Statement 2017.

National Institute of Dental and Craniofacial Research. 'The Story of Fluoridation'. https://www.nidcr.nih.gov/OralHealth/Topics/Fluoride/TheStoryofFluoridation.htm July 2018

Natural Hydration Council. 'Bottled water information and FAQs.' http://www.naturalhydrationcouncil.org.uk/faqs-on-bottled-water/〔リンク切れ〕

NHS. 'Do I need vitamin supplements?' https://www.nhs.uk/chq/Pages/1122.aspx?CategoryID=51&SubCategoryID=168 10 October 2016

NHS Centre for Reviews and Dissemination. A Systematic Review of Water Fluoridation.

Report 18. September 2000.
Nichols, G., Gillespie, I. & de Louvois, J., 'The microbiological quality ofice used to cool drinks and ready-to-eat food from retail and catering premises in the United Kingdom.' *J Food Prot.* January 2000; 63（1）: 78-82.
No. 1 Rosemary Water. 'Home.' https://rosemarywater.comNRDC.'TheTruthAboutTap.'https://www.nrdc.org/stories/truth-about-tap〔リンク切れ〕5 January 2016
Office of the Prime Minister's Chief Science Advisor and The Royal Society of New Zealand. 'Health effects of water fluoridation: A review of the scientific evidence. A report on behalf of the Royal Society of New Zealand and the Office of the Prime Minister's Chief Science Advisor.' August 2014
de Oliveira, D. A. & Valenca, M. M., 'The characteristics of head pain in response to an experimental cold stimulus to the palate: An observational study of 414 volunteers.' *Cephalalgia.* November 2012; 32（15）: 1123-1130.
Onitsuka, S., Zheng, X. & Hasegawa, H., 'Ice slurry ingestion reduces both core and facial skin temperatures in a warm environment.' *J Therm Biol.* July 2015; 51: 105-109.
Ozarowski, M., Mikolajczak, P. L., Bogacz, A., et al., '*Rosmarinus officinalis L.* leaf extract improves memory impairment and affects acetylcholinesterase and butyrylcholinesterase activities in rat brain.' *Fitoterapia.* December 2013; 91: 261-271.
Peng, C. H., Su, J. D., Chyau, C. C., Sung, T. Y., Ho, S. S., Peng, C. C. & Peng, R. Y., 'Supercritical fluid extracts of rosemary leaves exhibit potent anti-inflammation and anti-tumor effects.' *Biosci Biotechnol Biochem.* September 2007; 71（9）: 2223-2232.
Perry, N. S. L., Menzies, R., Hodgson, F., Wedgewood, P., Howes, M. R., Brooker, H. J., Wesnes, K. A. & Perry, E. K., 'A randomised double-blind placebo-controlled pilot trial of a combined extract of sage, rosemary and melissa, traditional herbal medicines, on the enhancement of memory in normal healthy subjects, including Influence of age.'*Phytomedicine.* 15 January 2018; 39: 42-48.
Piantadosi, C. A., ' "Oxygenated" water and athletic performance.' *Br J Sports Med.* 2006; 40（9）: 740-741.
Public Health England. 'Water fluoridation: Health monitoring report for England 2014.' March 2014
Public Health England. 'Water fluoridation: Health monitoring report for England 2018.' March 2018
Rylander, R., 'Drinking water constituents and disease.' *J Nutr.* February 2008; 138（2）: 423S-425S.
RxList. 'Rosemary.' https://www.rxlist.com/consumer_rosemary/drugs-condition.htm
Schoppen, S., Perez-Granados, A. M., Carbajal, A., de la Piedra, C. & Pilar Vaquero, M. 'Bone remodelling is not affected by consumption of a sodium-rich carbonated mineral water in healthy postmenopausal women.' *Br J Nutr.* March 2005; 93（3）: 339-344.
Sengupta, P., 'Potential health impacts of hard water.' *Int J Prev Med.* 2013; 4（8）: 866-875.
Slate. 'The Best Water Filters.' https://slate.com/human-interest/2018/02/the-best-water-filter-pitchers-if-youre-worried-about-lead-or-fluoride.html 20 February 2018
Snopes. 'Does "Raw Water" Provide Probiotic Benefits?' https://www.snopes.com/raw-water-

provide-probiotic-health-benefits/ 11 January 2018
Spector, T., *The Diet Myth: The Real Science Behind What We Eat*. Weidenfeld & Nicolson.（『ダイエットの科学』白揚社、2017）May 2015.
Statista. 'Bottled water consumption worldwide from 2007 to 2017 (in billion liters).' https://www.statista.com/statistics/387255/global-bottled-water-consumption/
Statista. 'Per capita consumption of bottled water worldwide in 2017, by leading countries (in gallons).' https://www.statista.com/statistics/183388/per-capita-consumption-of-bottled-water-worldwide-in-2009/
Summit Spring. 'Water Quality.' http://www.summitspring.com/water-quality/
The Atlantic. 'The Stubborn American Who Brought Ice to the World.' https://www.epicurious.com/expert-advice/why-ice-cubes-are-popular-in-america-history-freezer-frozen-tv-dinners-article 5 February 2013
The Chart. 'Can you explain Vitamin Water to me?' http://thechart.blogs.cnn.com/2011/04/01/can-you-explain-vitamin-water-to-me/ 1 April 2011
The Guardian. 'No ice please, we're British.' https://www.theguardian.com/lifeandstyle/2015/feb/13/iced-drinks-british-americans-ice 13 February 2015
The Mineral Calculator. 'How many minerals are in your mineral water? It's time to compare.' http://www.mineral-calculator.com/all-waters.html
The New York Times. 'Unfiltered Fervour. The Rush to Get Off the Water Grid.' https://www.nytimes.com/2017/12/29/dining/raw-water-unfiltered.html 29 December 2017
The Telegraph. 'What is raw water - and is there any sense behind Silicon Valley's latest health fad?' http://www.telegraph.co.uk/health-fitness/body/raw-water-sense-behind-silicon-valleys-latest-health-fad/ 5 January 2018
Tourmaline Spring. 'Tourmaline Spring. Sacred Living Water.' https://tourmalinespring.com/#home
Tucker, K. L., Morita, K., Qiao, N., Hannan, M. T., Cupples, L. A. & Kiel, D. P., 'Colas, but not other carbonated beverages, are associated with low bone mineral density in older women: The Framingham Osteoporosis Study.' *Am J Clin Nutr.* October 2006; 84 (4) : 936-942.
Vice Sports. 'A Solution to Snowboarding's Energy Drink Problem.' https://sports.vice.com/en_us/article/yp78qy/a-solution-to-snowboardings-energy-drink-problem 15 July 2015
Wakisaka, S., Nagai, H., Mura, E., Matsumoto, T., Moritani, T. & Nagai, N., 'The effects of carbonated water upon gastric and cardiac activities and fullness in healthy young women.' *J Nutr Sci Vitaminol* (Tokyo). 2012; 58 (5) : 333-338.
WebMD. 'Rosemary.' https://www.webmd.com/vitamins-supplements/ingredientmono-154-rosemary.aspx?activeingredientid=154&activeingredientname=rosemary〔リンク切れ〕
Wikipedia on IPFS. 'Fluoridation by country.' https://ipfs.io/ipfs/QmXoypizjW3WknFiJnKLwHCnL72vedxjQkDDP1mXWo6uco/wiki/Fluoridation_by_country.html
Wired. Big Question: 'Why does tap water go stale overnight?' https://www.wired.com/2015/08/big-question-tap-water-go-stale-overnight/ 18 August 2015
World Health Organisation. 'Drinking-water.' http://www.who.int/mediacentre/factsheets/fs391/en/ 7 February 2018
World Health Organisation. 'Hardness in drinking-water. Background document for

development of WHO Guidelines for Drinking-water Quality.' 2011
World Health Organisation. 'Information sheet: Pharmaceuticals in drinking-water.' http://www.who.int/water_sanitation_health/diseases-risks/risks/info_sheet_pharmaceuticals/en/〔リンク切れ〕
Yeo, Z. W., Fan, P. W., Nio, A. Q., Byrne, C. & Lee, J. K., 'Ice slurry on outdoor running performance in heat.' *Int J Sports Med.* November 2012; 33 (11) : 859-866.
Zierz, A. M., Mehl, T., Kraya, T., Wienke, A. & Zierz, S., 'Ice cream headache in students and family history of headache: a cross-sectional epidemiological study.' *J Neurol.* June 2016; 263 (6) : 1106-1110.

第2章　ミルク

Afshin, A., Micha, R., Khatibzadeh, S. & Mozaffarian, D., 'Consumption of nuts and legumes and risk of incident ischemic heart disease, stroke, and diabetes: a systematic review and meta-analysis.' *Am J Clin Nutr*. 2014; 100 (1) : 278-288.
Alexander, D., Bylsma, L., Vargas, A. et al. 'Dairy consumption and CVD: A systematic review and meta-analysis.' *Br J Nutr*. 2016; 115 (4) : 737-750.
American Society for Clinical Nutrition. 'Chapter 3. Lactose content of milk and milk products.' *Am J Clin Nutr*. 1998; 48 (4) : 1099-1104.
ANSC Lactation Biology Website. 'Milk composition - species table.' http://ansci.illinois.edu/static/ansc438/Milkcompsynth/milkcomp_table.html〔リンク切れ〕(Data adapted from: Robert D. Bremel, University of Wisconsin and from *Handbook of Milk Composition*, by R. G. Jensen, Academic Press, 1995.)
Angulo, F. J., LeJeune, J. T. & Rajala-Schultz, P. J., 'Unpasteurized Milk: A Continued Public Health Threat.' *Clinical Infectious Diseases*. 2009; 48 (1) : 93-100.
Atkins, P., 'School milk in Britain, 1900-1934.' *Journal of Policy History*. 2007; 19 (4) : 395-427.
Atkins, P., 'The milk in schools scheme, 1934-45: "nationalization" and resistance.' *History of Education.* 2001; 34: 1, 1-21.
Battelli, M. G., Polito, L. & Bolognesi, A., 'Xanthine oxidoreductase in atherosclerosis pathogenesis: Not only oxidative stress.' *Atherosclerosis.* 2014; 237 (2) : 562-567.
Ballard, O. & Morrow, A. L., 'Human milk composition: nutrients and bioactive factors.' *Pediatr Clin North Am.* 2013; 60 (1) : 49-74.
Bath, S., Button, S. & Rayman, M., 'Iodine concentration of organic and conventional milk: Implications for iodine intake.' *Br J Nutr*. 2011; 107: 935-940.
Bath, S., Hill, S., Infante, H. G., Elghul, S., Nezianya, C. J. & Rayman, M. 'Iodine concentration of milk-alternative drinks available in the UK in comparison to cows' milk.' *Br J Nutr*. 2017; 118 (7) : 525-532.
Barłowska, J., Szwajkowska, M., Litwińczuk, Z. & Krol, J., 'Nutritional Value and Technological Suitability of Milk from Various Animal Species Used for Dairy Production.' *Comprehensive Reviews in Food Science and Food Safety*. 2011; 10: 291-302.
BBC. 'Climate change: Which vegan milk is best?' https://www.bbc.com/news/science-

environment-46654042 22 February 2019
BBC. 'The milk that lasts for months.' http://www.bbc.com/future/story/20170327-the-milk-that-lasts-forever 27 March 2017
BBC. 'Why is free milk for children such a hot topic?' https://www.bbc.co.uk/news/uk-15809645 20 November 2011
BDA. 'Food Fact Sheet: Iodine'. https://www.bda.uk.com/foodfacts/Iodine.pdf〔リンク切れ〕May 2016
Bee International. 'How homogenization benefits emulsions in the food industry.' http://www.beei.com/blog/how-homogenization-benefits-emulsions-in-the-food-industry 16 September 2016
Bell, S. J., Grochoski, G. T. & Clarke, A. J., 'Health Implications of Milk Containing β-Casein with the A2 Genetic Variant.' *Critical Reviews in Food Science and Nutrition*. 2006; 46:1, 93-100.
Berkeley Wellness. 'Homogenized milk myths busted.' http://www.berkeleywellness.com/healthy-eating/food/article/homogenized-milk-myths-busted 13 February 2013
Berkeley Wellness. 'Probiotics pros and cons.' http://www.berkeleywellness.com/supplements/other-supplements/article/probiotics-pros-and-cons 28 September 2018
BHF. 'Heart Matters. What you really need to know about milk.' https: / / www.bhf.org.uk / informationsupport / heart-matters-magazine / nutrition / milk
Bourrie, B. C., Willing, B. P. & Cotter, P. D. 'The Microbiota and Health Promoting Characteristics of the Fermented Beverage Kefir.' *Front Microbiol*. 2016; 7: 647.
Braun-Fahrlander, C. & von Mutius, E., 'Can farm milk consumption prevent allergic diseases?' *Clin Exp Allergy*. 2011; 41 (1) : 29-35.
British Nutrition Foundation. 'Arsenic in rice - is it a cause for concern?' https://www.nutrition.org.uk/nutritioninthenews/headlines/arsenicinrice.html 22 February 2017
British Nutrition Foundation. 'Dietary Fibre.' https://www.nutrition.org.uk/healthyliving/basics/fibre.html January 2018
British Nutrition Foundation. 'Saturated fat: good, bad or complex?' https://www.nutrition.org.uk/nutritioninthenews/headlines/satfat.html 25 April 2017
Brooke-Taylor, S., Dwyer, K., Woodford, K. & Kost, N., 'Systematic Review of the Gastrointestinal Effects of A1 Compared with A2 β-Casein.' *Advances in Nutrition*. September 2017; 8 (5) : 739-748.
Centers for Disease Control and Prevention. 'Alcohol. Is it safe for mothers to breastfeed their infant if they have consumed alcohol?' https://www.cdc.gov/breastfeeding/breastfeeding-special-circumstances/vaccinations-medications-drugs/alcohol.html 24 January 2018
Centers for Disease Control and Prevention. 'Prescription Medication Use. Is it safe for mothers to use prescription medications while breastfeeding?' https://www.cdc.gov/breastfeeding/breastfeeding-special-circumstances/vaccinations-medications-drugs/prescription-medication-use.html 24 January 2018
Centers for Disease Control and Prevention. 'Raw milk questions and answers.' https://www.cdc.gov/foodsafety/rawmilk/raw-milk-questions-and-answers.html 15 June 2017
Clemens, R. A., Hernell, O. & Michaelsen, K. F. (eds). 'Milk and Milk Products in Human

Nutrition.' *Nestle Nutr Inst Workshop Ser Pediatr Program*. 2011; 67: 187-195. Nestec Ltd., Vevey / S. Karger AG, Basel.

Clifton, P. M. et al. 'A systematic review of the effect of dietary saturated and polyunsaturated fat on heart disease. *Nutrition, Metabolism and Cardiovascular Diseases*. 2017; 27 (12) : 1060-1080.

CNN. 'Non-diary beverages like soy and almond milk may not be "milk", FDA suggests.' https://edition.cnn.com/2018/07/19/health/fda-soy-almond-milk-trnd/index.html19 July 2018

Choice. 'How to buy the best milk.' https://www.choice.com.au/food-and-drink/dairy/milk/buying-guides/milk 27 April 2017

Clifford, A. J. & Swenerton, H., 'Homogenized bovine milk xanthine oxidase: A critique of the hypothesis relating to plasmalogen depletion and cardiovascular disease.' *Am J Clin Nutr*. 1983; 38 (2) : 327-332.

Cohen, S. M. & Ito, N., 'A Critical Review of the Toxicological Effects of Carrageenan and Processed Eucheuma Seaweed on the Gastrointestinal Tract.' *Critical Reviews in Toxicology*. 2002; 32 (5) : 413-444.

Dairy Council of California. 'Types of milk.' https://www.healthyeating.org/Milk-Dairy/Dairy-Facts/Types-of-Milk

DairyGood. 'Lactose-free milk: what is it and how is it made?' https://dairygood.org/content/2014/what-is-lactose-free-milk

Dairy Processing Handbook. 'Chapter 2: The chemistry of milk.' http://dairyprocessinghandbook.com/chapter/chemistry-milk 2015

Dairy Processing Handbook. 'Chapter 6.3: Homogenizers.' http://dairyprocessinghandbook.com/chapter/homogenizers 2015

Dairy Processing Handbook. 'Chapter 11: Fermented milk.' http://dairyprocessinghandbook.com/chapter/fermented-milk-products 2015

Dairy UK. 'Our products. Milk.' https://www.dairyuk.org/our-dairy-products/

Davis, B. J. K., Li, C. X. & Nachman, K. E., 'A Literature Review of the Risks and Benefits of Consuming Raw and Pasteurized Cow's Milk. A response to the request from The Maryland House of Delegates' Health and Government Operations Committee.' 8 December 2014

Dong, T. S. & Gupta, A., 'Influence of Early Life, Diet, and the Environment on the Microbiome.' *Clin Gastroenterol Hepatol*. 2018; 17 (2) : 231-242.

Eales, J., Gibson, P., Whorwell, P., et al. 'Systematic review and meta-analysis: the effects of fermented milk with Bifidobacterium lactis CNCM I-2494 and lactic acid bacteria on gastrointestinal discomfort in the general adult population.' *Therap Adv Gastroenterol*. 2016; 10 (1) : 74-88.

EFSA Panel on Dietetic Products, Nutrition and Allergies (NDA). 'Scientific Opinion on the substantiation of health claims related to whey protein and increase in satiety leading to a reduction in energy intake (ID 425), contribution to the maintenance or achievement of a normal body weight (ID 1683), growth and maintenance of muscle mass (ID 418, 419, 423, 426, 427, 429, 4307), increase in lean body mass during energy restriction and

resistance training (ID 421), reduction of body fat mass during energy restriction and resistance training (ID 420, 421), increase in muscle strength (ID 422, 429), increase in endurance capacity during the subsequent exercise bout after strenuous exercise (ID 428), skeletal muscle tissue repair (ID 428) and faster recovery from muscle fatigue after exercise (ID 423, 428, 431), pursuant to Article 13 (1) of Regulation (EC) No 1924 / 2006.' *EFSA Journal*. 2010; 8 (10) : 1818.

Evidently Cochrane. 'New Lancet Breastfeeding Series is a Call to Action.' http://www.evidentlycochrane.net/lancet-breastfeeding-series/ 29 January 2016

Financial Times. 'Dairy shows intolerance to plant-based competitors.' https://www.ft.com/content/73b37e7a-67a3-11e7-8526-7b38dcaef614 14 July 2017

Financial Times. 'Big business identifies appetite for plant-based milk.' https://www.ft.com/content/7df72c04-491a-11e6-8d68-72e9211e86ab 15 July 2016

Finglas, P.M. et al. *McCance and Widdowson's the Composition of Foods*, Seventh summary edition. Cambridge: Royal Society of Chemistry. 2015.

Food and Agriculture Organization of the United Nations. 'Dietary protein quality evaluation in human nutrition. FAO Food and Nutrition Paper 92.' 2013.

Food and Agriculture Organization of the United Nations. 'Health hazards.' http://www.fao.org/dairy-production-products/products/health-hazards/en/

Food and Agriculture Organization of the United Nations. 'Milk and milk products.' http://www.fao.org/dairy-production-products/products/en/

Food and Agriculture Organization of the United Nations. 'Milk composition.' http://www.fao.org/dairy-production-products/products/milk-composition/en/

Food and Agriculture Organization of the United Nations. 'World Milk Day: 1 June 2019.' http://www.fao.org/economic/est/est-commodities/dairy/school-milk/15th-world-milk-day/en/

Food Navigator. 'Experts make the case for European vitamin D fortification strategy.' https://www.foodnavigator.com/Article/2017/02/24/Experts-make-the-case-for-European-vitamin-D-fortification-strategy 3 April 2018

Food Navigator USA. 'Why do consumers buy plant-based dairy alternatives? And what do they think formulators need to work on?' https://www.foodnavigator-usa.com/Article/2018/02/08/Significant-percentage-of-consumers-buy-plant-based-dairy-alternatives-because-they-think-they-are-healthier-reveals-Comax-study 8 February 2018

Food Standards Agency. 'Arsenic in rice.' https://www.food.gov.uk/safety-hygiene/arsenic-in-rice 18 September 2018

Food Standards Agency. 'Raw drinking milk.' https://www.food.gov.uk/safety-hygiene/raw-drinking-milk 25 September 2018

Food Science Matters. 'What is Carrageenan?' http://www.foodsciencematters.com/carrageenan/

GOV.UK. 'Beef cattle and dairy cows: health regulations.' https://www.gov.uk/guidance/cattle-health#hormonal-treatments-and-antibiotics-for-cattle 29 August 2012

Guasch-Ferre, M., Liu, X., Malik, V. S., et al. 'Nut Consumption and Risk of Cardiovascular Disease.' *J Am Coll Cardiol*. 2017; 70 (20) : 2519-2532.

Guinness World Records. 'Greatest distance walked with a milk bottle balanced on the head.'http://www.guinnessworldrecords.com/world-records/greatest-distance-walked-with-a-milk-bottle-balanced-on-the-head

Guinness World Records. 'New York restaurant serves the most expensive milkshake in a glass covered with Swarovski crystals.' http://www.guinnessworldrecords.com/news/2018/6/new-york-restaurant-serves-most-expensive-milkshake-in-a-glass-covered-with-swaro-530194 20 June 2018

Hajeebhoy, N., 'Why invest, and what it will take to improve breastfeeding practices?' The Lancet Breastfeeding Series. Baby Friendly Hospital Initiative Congress. [slide set] http://www.who.int/nutrition/events/2016_bfhi_congress_presentation_latestscience_nemat.pdf 24 October 2016

Harrison, R., 'Milk Xanthine Oxidase: Hazard or Benefit?' *Journal of Nutritional & Environmental Medicine*. 2002; 12（3）: 231 - 238.

Harvard Health. 'An update on soy: It's just so-so.' https://www.health.harvard.edu/newsletter_article/an-update-on-soy-its-just-so-so June 2010

Harvard Health. 'The hidden dangers of protein powders.' https://www.health.harvard.edu/staying-healthy/the-hidden-dangers-of-protein-powders September 2018

Harvard T. H. Chan School of Public Health. 'Straight talk about soy.' https://www.hsph.harvard.edu/nutritionsource/soy/

Heine, R. G., AlRefaee, F., Bachina, P., et al. 'Lactose intolerance and gastrointestinal cow's milk allergy in infants and children - common misconceptions revisited.' *World Allergy Organ J*. 2017; 10（1）: 41.

Hill, D., Sugrue, I., Arendt, E., Hill, C., Stanton, C. & Ross, R. P., 'Recent advances in microbial fermentation for dairy and health.' *F1000Res*. 2017; 6: 751.

Ho, J., Maradiaga, I., Martin, J., Nguyen, H. & Trinh, L., 'Almond milk vs. cow milk life cycle assessment.' http://www.environment.ucla.edu/perch/resources/images/cow-vs-almond-milk-1.pdf 2 June 2016

Infant Nutrition Council, Australia & New Zealand. 'Breastmilk Information.' http://www.infantnutritioncouncil.com/resources/breastmilk-information/

Institute of Medicine（US）Committee on the Evaluation of the Addition of Ingredients New to Infant Formula. *Infant Formula: Evaluating the Safety of New Ingredients*. Washington（DC）: National Academies Press（US）; 2004. 3, Comparing Infant Formulas with Human Milk. https://www.ncbi.nlm.nih.gov/books/NBK215837/

Jenness, R., 'The composition of human milk.' *Semin Perinatol*. July 1979; 3（3）: 225-239.

Kroger, M., Kurmann, J. A. & Rasic, J. L., 'Fermented milks: past, present, and future.' *Food Technology*. 1989: 43: 92-99.

Kwok, T. C., Ojha, S. & Dorling, J., 'Feed thickeners in gastro-oesophageal reflux in infants.' *BMJ Paediatrics Open*. 2018; 2: e000262.

Lacroix, M., Bon, C., Bos, C., Le onil, J., Benamouzig, R., Luengo, C., Fauquant, J., Tome , D. & Gaudichon, C., 'Ultra High Temperature Treatment, but Not Pasteurization, Affects the Postprandial Kinetics of Milk Proteins in Humans.' *The Journal of Nutrition*. 2008; 138（12）: 2342-2347.

Lawrance, P., 'An Evaluation of Procedures for the Determination of Folic acid in Food by HPLC. A Government Chemist Programme Report [No. LGC / R / 2011 / 180].' September 2011.

Li, X., Meng, X., Gao, X., et al. 'Elevated Serum Xanthine Oxidase Activity Is Associated With the Development of Type 2 Diabetes: A Prospective Cohort Study.' *Diabetes Care Apr.* 2018; 41 (4) : 884-890.

Lordan, R., Tsoupras, A., Mitra, B. & Zabetakis, I., 'Dairy Fats and Cardiovascular Disease: Do We Really Need to be Concerned?' *Foods.* 2018;7 (3) : 29.

Lucey, J. A., 'Raw Milk Consumption: Risks and Benefits.' *Nutr Today.* 2015; 50 (4) : 189-193.

Macdonald, L. E., Brett, J., Kelton, D., Majowicz, S. E., Snedeker, K. & Sargeant, J. M., 'A systematic review and meta-analysis of the effects of pasteurization on milk vitamins, and evidence for raw milk consumption and other health-related outcomes.' *J Food Prot.* 2011; 74 (11) : 1814-1832.

Makinen, O. E., Wanhalinna, V., Zannini, E. & Arendt, E. K., 'Foods for Special Dietary Needs: Non-dairy Plant-based Milk Substitutes and Fermented Dairy-type Products.' *Critical Reviews in Food Science and Nutrition*. 2016; 56:3, 339-349.

Manners, J. & Craven, H., 'Milk: Processing of Liquid Milk.' *Encyclopedia of Food Sciences and Nutrition* (Second Edition). 2003.

Marangoni, F., Pellegrino, L., Verduci, E. et al. 'Cow's Milk Consumption and Health: A Health Professional's Guide.' *J Am Coll Nutr*. March-April 2019; 38 (3) : 197-208.

Market Screener. 'A2 Milk: Controversial New Milk Shakes Up Big Dairy.' https://www.marketscreener.com/A2-MILK-COMPANY-LTD-21453329/news/A2-Milk-Controversial-New-Milk-Shakes-Up-Big-Dairy-26416832/ 24 April 2018

Martin, C. R., Ling, P. R. & Blackburn, G. L., 'Review of Infant Feeding: Key Features of Breast Milk and Infant Formula.' *Nutrients.* 2016; 8 (5) : 279.

Mayo Clinic. 'Milk allergy.' https://www.mayoclinic.org/diseases-conditions/milk-allergy/symptoms-causes/syc-20375101 6 June 2016

McGill. 'Battle of the milks: Are plant-based milks appropriate for children?' https://www.mcgill.ca/oss/article/health-and-nutrition/battle-milks-are-plant-based-milks-appropriate-children 16 November 2017

McKevith, B. & Shortt, C., 'Fermented Milks: Other Relevant Products.' *Encyclopedia of Food Sciences and Nutrition* (Second Edition). 2003: 2383-2389.

Meharg, A. A., Deacon, C., Campbell, R. C. J., Carey, A. M., Williams, P. N., Feldmann, J. & Raab, A., 'Inorganic arsenic levels in rice milk exceed EU and US drinking water standards.' *J. Environ. Monit*. 2008; 10: 428-431.

Melendez-Illanes, L., Gonzalez-Diaz, C., Chilet-Rosell, E. & Alvarez-Dardet, C., 'Does the scientific evidence support the advertising claims made for products containing *Lactobacillus casei* and *Bifi dobacterium lactis*? A systematic review.' *Journal of Public Health*. 2016; 38 (3) : e375-e383.

Michalski, M. C., 'On the supposed Influence of milk homogenization on the risk of CVD, diabetes and allergy.' *Br J Nutr*. 2007; 97 (4) : 598-610.

Mills Oakley. 'Hemp-based foods.' https://www.millsoakley.com.au/hemp-based-foods-to-be-legalised-in-australia/ May 2017

Mintel. 'US non-dairy milk sales grow 61% over the last five years.' http://www.mintel.com/press-centre/food-and-drink/us-non-dairy-milk-sales-grow-61-over-the-last-five-years 4 January 2018

Morton, R. W., Murphy, K. T., McKellar, S. R., et al. 'A systematic review, meta-analysis and meta-regression of the effect of protein supplementation on resistance training-induced gains in muscle mass and strength in healthy adults.' *Br J Sports Med.* 2017; 52（6）: 376-384.

National Dairy Council. 'Understanding the science behind A2 milk.' https://www.nationaldairycouncil.org/content/2015/understanding-the-science-behind-a2-milk 8 February 2017

National Institute on Alcohol Abuse and Alcoholism. 'Alcohol's Effect on Lactation.' https://pubs.niaaa.nih.gov/publications/arh25-3/230-234.htm

Nature. 'Archaeology: The milk revolution.' https://www.nature.com/news/archaeology-the-milk-revolution-1.13471 31 July 2013

NCT. 'Formula feeding: what's in infant formula milk?' https://www.nct.org.uk/baby-toddler/feeding/early-days/formula-feeding-whats-infant-formula-milk

New Scientist. 'Probiotics are mostly useless and can actually hurt you.' https://www.newscientist.com/article/2178860-probiotics-are-mostly-useless-and-can-actually-hurt-you/ 6 September 2018

Newcastle University. 'Study finds clear differences between organic and non-organic products.' https://www.ncl.ac.uk/press/articles/archive/2016/02/organicandnon-organicmilkandmeat/ 16 February 2016

NICE. 'Postnatal care. Quality statement 6: Formula feeding. Quality standard [QS37].' Published date: July 2013. Last updated: June 2015.

NICE Clinical Knowledge Summaries. 'GORD in children.' https://cks.nice.org.uk/gord-in-children March 2015

Nieminen, M. T., Novak-Frazer, L., Collins, R., et al. 'Alcohol and acetaldehyde in African fermented milk mursik - a possible etiologic factor for high incidence of esophageal cancer in western Kenya.' *Cancer Epidemiol Biomarkers Prev.* 2012; 22（1）: 69-75.

NIH Genetics Home Reference. 'Lactose intolerance.' https://ghr.nlm.nih.gov/condition/lactose-intolerance#statistics

NHS. 'Lactose intolerance. Causes.' https://www.nhs.uk/conditions/lactose-intolerance/causes/25February2019

NHS. 'What should I do if I think my baby is allergic or intolerant to cows' milk?' https://www.nhs.uk/common-health-questions/childrens-health/what-should-i-do-if-i-think-my-baby-is-allergic-or-intolerant-to-cows-milk/ 13 July 2019

Ocado. 'Essential Waitrose Longlife Unsweetened Soya Drink 1Ltr.' https://www.ocado.com/webshop/product/Essential-Waitrose-Longlife-Unsweetened-Soya-Drink/14031011

OECD iLibrary. 'OECD-FAO Agricultural Outlook 2017-2026.' https://www.oecd-ilibrary.org/docserver/agr_outlook-2017-en.pdf? 10 July 2017

Ojo-Okunola, A., Nicol, M. & Du Toit, E., 'Human Breast Milk Bacteriome in Health and Disease.' *Nutrients*. 2018; 10: 1643.

Oliver, S. P., Boor, K. J., Murphy, S. C. & Murinda. S. E., 'Food Safety Hazards Associated with Consumption of Raw Milk.' *Foodborne Pathogens and Disease*. 2009; 6（7）: 793-806.

Onning, G., Wallmark, A., Persson, M., Akesson, B., Elmstahl, S. & Oste, R., 'Consumption of Oat Milk for 5 Weeks Lowers Serum Cholesterol and LDL Cholesterol in Free-Living Men with Moderate Hypercholesterolemia.' *Ann Nutr Metab*. 1999; 43: 301-309.

Ontario Public Health Association. 'Balancing and communication issues related to environmental contaminants in breastmilk.' http://www.opha.on.ca/OPHA/media/Resources/Resource%20Documents/2004-01_pp.pdf?ext=.pdf March 2004

Ottaway, P. B., 'The stability of vitamins in fortified foods and supplements.' *Food Fortifi cation and Supplementation: Technological, Safety and Regulatory Aspects*. Woodhead Publishing. 2008.

Pal, S., Woodford, K., Kukuljan, S. & Ho, S., 'Milk Intolerance, Beta-Casein and Lactose.' *Nutrients*. 2015; 7（9）: 7285-7297.

Pimenta, F. S., Luaces-Regueira, M., Ton, A. M. M., Campagnaro, B. P., Campos-Toimil, M., Pereira, T. M. C. & Vasquez, E. C., 'Mechanisms of Action of Kefir in Chronic Cardiovascular and Metabolic Diseases.' *Cell Physiol Biochem*. 2018; 48: 1901-1914.

Plant Based News. 'Global plant milk market set to top a staggering $16 billion in 2018.' https://www.plantbasednews.org/post/global-plant-milk-market-set-to-top-a-staggering-16-billion-in-2018 15 June 2017

Plant Based News. 'UK milk alternative sector to soar by 43% over next four years.' https://www.plantbasednews.org/post/uk-milk-alternative-sector-to-soar-by-43-by-2022 7 December 2017

Quartz. 'Ten years after China's infant milk tragedy, parents still won't trust their babies to local formula.' https://qz.com/1323471/ten-years-after-chinas-melamine-laced-infant-milk-tragedy-deep-distrust-remains/ 16 July 2018

Quartz. 'There's a war over the definition of "milk" between dairy farmers and food startups - and Trump may settle it.' https://qz.com/923234/theres-a-war-over-the-definition-of-milk-between-dairy-farmers-and-food-startups-and-donald-trump-may-settle-it/ 4 March 2017

Quigley, L., O'Sullivan, O., Stanton, C., Beresford, T. P., Ross, R. P., Fitzgerald, G. F. & Cotter, P. D., 'The complex microbiota of raw milk.' *FEMS Microbiology Reviews*. 2013; 37（5）: 664-698.

Rautava, S., 'Early microbial contact, the breast milk microbiome and child health.' *J Dev Orig Health Dis*. February 2016; 7（1）: 5-14.

RCPCH. 'Position statement: breastfeeding in the UK.' https://HYPERLINK "http://www.rcpch"www.rcpch.ac.uk/resources/position-statement-breastfeeding-uk 3 May 2018

Reuters. 'Competition heats up for controversial a2 Milk Company.' https://uk.reuters.com/article/us-a2-milk-company-strategy-analysis/competition-heats-up-for-controversial-a2-milk-company-idUKKCN1IH0T9 16 May 2018

Reuters. 'French prosecutors step up probe into baby milk contamination at Lactalis.' https://uk.reuters.com/article/us-france-babymilk-investigation/french-prosecutors-step-up-

probe-into-baby-milk-contamination-at-lactalis-idUKKCN1MJ1RR 10 October 2018
Ripple. 'Original Nutritious Pea Milk.' https://www.ripplefoods.com/original-plant-milk/
Rosa, D. D., Dias, M. M. S., Grześkowiak, L. M. et al. 'Milk kefir: nutritional, microbiological and health benefits'. *Nutr Res Rev.* 2017; 30 (1) : 82-96.
RTRS. 'Mission and vision.' http://www.responsiblesoy.org/about-rtrs/mission-and-vision/?lang=en〔リンク切れ〕
Sachs, H. C., Committee on Drugs. 'The Transfer of Drugs and Therapeutics into Human Breast Milk: An Update on Selected Topics.' *Pediatrics.* September 2013; 132 (3) : e796-e809.
Sainsbury's. 'Alpro Hazelnut UHT Drink.' https://www.sainsburys.co.uk/shop/gb/groceries/dairy-free-drinks-/alpro-long-life-milk-alternative--hazelnut-1l
Sainsbury's. 'Alpro Roasted Almond Milk Original UHT Drink.' https://www.sainsburys.co.uk/shop/gb/groceries/dairy-free-drinks-/alpro-long-life-almond-milk-alternative-1l
Sainsbury's. 'Innocent Almond Dairy Free 750ml.' https://www.sainsburys.co.uk/shop/ProductDisplay〔リンク切れ〕
Sainsbury's. 'Rude Health Almond Drink.' https://www.sainsburys.co.uk/shop/gb/groceries/dairy-free-drinks-/rude-health-uht-almond-milk-1l
Science Daily. 'Further knowledge required about the differences between milk proteins.' https://www.sciencedaily.com/releases/2017/04/170428102103.htm 28 April 2017
Science Daily. ' "Organic milk" is poorer in iodine than conventional milk.' https://www.sciencedaily.com/releases/2013/07/130704094630.htm 4 July 2013
Science Media Centre. 'Expert reaction to differences between organic and conventional milk and meat.' http://www.sciencemediacentre.org/expert-reaction-to-differences-between-organic-and-conventional-milk-and-meat/ 16 February 2016
Scott, K. J. & Bishop, D. R., 'Nutrient content of milk and milk products: vitamins of the B complex and vitamin C in retail market milk and milk products.' *International Journal of Dairy Technology*. 1986; 39: 32-35.
Sethi, S., Tyagi, S. K. & Anurag, R. K., 'Plant-based milk alternatives an emerging segment of functional beverages: a review.' *J Food Sci Technol*. 2016; 53 (9) :3408-3423.
Silanikove, N., Leitner, G. & Merin, U., 'The Interrelationships between Lactose Intolerance and the Modern Dairy Industry: Global Perspectives in Evolutional and Historical Backgrounds.' *Nutrients*. 2015; 7: 7312-7331.
Soil Association. 'Antibiotic use in dairy and beef farming.' https://www.soilassociation.org/our-campaigns/save-our-antibiotics/reduce-antibiotics-use-on-your-farm/cows/
Soil Association. 'Organic beef and dairy cows.' https://www.soilassociation.org/organic-living/whyorganic/better-for-animals/organic-cows/
Soil Association. 'Organic milk - more of the good stuff!' https://www.soilassociation.org/blogs/2017/organic-milk-more-of-the-good-stuff/ 6 April 2017
Sousa, A. & Kopf-Bolanz, K. A., 'Nutritional Implications of an Increasing Consumption of Non-Dairy Plant-Based Beverages Instead of Cow's Milk in Switzerland.' *J Adv Dairy Res.* 2017; 5: 197.
Soyinfo Center. 'History of soymilk and dairy-like soymilk products.' http://www.soyinfocenter.

com/HSS/soymilk1.php 2004

St-Onge, M. P., Mikic, A. & Pietrolungo, C. E., 'Effects of Diet on Sleep Quality.' *Adv Nutr.* 2016; 7 (5) : 938-949.

Statista. 'Annual consumption of fl uid cow milk worldwide in 2018, by country (in 1,000 metric tons).' https://www.statista.com/statistics/272003/global-annual-consumption-of-milk-by-region/

Statista. 'Per capita consumption of fl uid milk worldwide in 2016, by country (in liters).' https://www.statista.com/statistics/535806/consumption-of-fluid-milk-per-capita-worldwide-country/

Stobaugh, H., 'Maximizing Recovery and Growth When Treating Moderate Acute Malnutrition with Whey-Containing Supplements.' *Food and Nutrition Bulletin*. 2018; 39 (2 Suppl) : S30-S34.

Stobaugh, H. C., Ryan, K. N., Kennedy, J. A., Grise, J. B., Crocker, A. H., Thakwalakwa, C., Litkowski, P. E., Maleta, K. M., Manary, M. J. & Trehan, I., 'Including whey protein and whey permeate in ready-to-use supplementary food improves recovery rates in children with moderate acute malnutrition: a randomized, double-blind clinical trial.' *Am J Clin Nutr*. 2016; 103 (3) : 926-933.

Sustainable Food Trust. 'Milk: The sustainability issue.' https://sustainablefoodtrust.org/news-views/milk-the-sustainability-issue/ 12 January 2017

Szajewska, H. & Shamir, R. (eds), 'Evidence-Based Research in Pediatric Nutrition.' *World Rev Nutr Diet*. Basel, Karger, 2013; 108: 56-62.

Tam, H. K., Kelly, A. S., Metzig, A. M., Steinberger, J. & Johnson, L. A., 'Xanthine oxidase and cardiovascular risk in obese children.' *Child Obes*. 2014; 10 (2) : 175-180.

Tamime, A. Y., 'Fermented milks: a historical food with modern applications - a review.' *Eur J Clin Nutr*. 2002; 56 (Suppl 4) : S2-S15.

TES. 'Return of free milk in schools to be "considered" by government.' https://www.tes.com/news/return-free-milk-schools-be-considered-government 11 February 2016

Tesco. 'Alpro Coconut Fresh Drink.' https://www.tesco.com/groceries/en-GB/products/282925010

Tesco. 'Alpro Soya Longlife Drink Alternative 1 Litre.' https://www.tesco.com/groceries/en-GB/products/251523947

Tesco. 'Koko Dairy Free Original Plus Calcium Drink Alternative.' https://www.tesco.com/groceries/en-GB/products/276993737

Tesco. 'Tesco Longlife Soya Drink Sweetened 1Ltr.' https://www.tesco.com/groceries/en-GB/products/256438810

The Dairy Council. 'Milk factsheet.' https://www.milk.co.uk/hcp/wp-content/uploads/sites/2/woocommerce_uploads/2016/12/Milk_consumer_2016.pdf2016

The Dairy Council. 'Milk. Nutrition information for all the family.' https://www.milk.co.uk/hcp/wp-content/uploads/sites/2/woocommerce_uploads/2016/12/Milk-Consumer-2018.pdf

The Guardian. 'Lactalis to withdraw 12m boxes of baby milk in salmonella scandal.' https://www.theguardian.com/world/2018/jan/14/lactalis-baby-milk-salmonella-scandal-affects-83-countries-ceo-says 15 January 2018

The Guardian. 'Avoiding meat and dairy is "single biggest way" to reduce your impact on Earth' https://www.theguardian.com/environment/2018/may/31/avoiding-meat-and-dairy-is-single-biggest-way-to-reduce-your-impact-on-earth 1 June 2018

The Grocer. 'Asda boosts fortified milk lineup with own label and branded lines.' https://www.thegrocer.co.uk/buying-and-supplying/new-product-development/asda-adds-own-label-and-branded-fortified-milk-lines/562166.article 15 January 2018

The Grocer. 'UK milk sales down £240m over two years.' https://www.thegrocer.co.uk/buying-and-supplying/categories/dairy/uk-milk-sales-down-240m-over-two-years/546272.article 16 December 2016

The Lancet. 'Web appendix 4: Lancet breastfeeding series paper 1. Data sources and estimates: countries without standardized surveys.' 2016. https://www.thelancet.com/cms/attachment/2047468706/2057986218/mmc1.pdf

The Telegraph. 'Farmers say non-dairy should not be described as "milk".' https://www.telegraph.co.uk/news/2017/06/09/nfu-says-non-dairy-should-not-described-milk/ 9 June 2017

The Telegraph. 'Government to consider bringing back free milk in schools to boost children's health.' https://www.telegraph.co.uk/education/12152492/Government-to-consider-bringing-back-free-milk-in-schools-to-boost-childrens-health.html 11 February 2016

Thorning, T. K., Raben, A., Tholstrup, T., Soedamah-Muthu, S. S., Givens, I. & Astrup, A., 'Milk and dairy products: good or bad for human health? An assessment of the totality of scientific evidence.' *Food Nutr Res*. 2016; 60: 32527.

Truswell, A. S., 'The A2 milk case: a critical review.' *Eur J Clin Nutr*. 2005; 59 (5) : 623-631.

Turck, D., 'Cow's milk and goat's milk.' *World Rev Nutr Diet*. 2013; 108: 56-62.

Unicef. 'Breastfeeding. A Mother's Gift, for Every Child.' https://data.unicef.org/resources/breastfeeding-a-mothers-gift-for-every-child/ 2018

Unicef. 'A guide to infant formula for parents who are bottle feeding: The health professionals' guide.' https://www.unicef.org.uk/babyfriendly/wp-content/uploads/sites/2/2016/12/Health-professionals-guide-to-infant-formula.pdf 2014

University of Guelph. 'Homogenization of mix.' https://www.uoguelph.ca/foodscience/book-page/homogenization-mix

University of Guelph. 'Pathogenic microorganisms in milk.' https://www.uoguelph.ca/foodscience/book-page/pathogenic-microorganisms-milk

Vanga, S. K. & Raghavan, V., 'How well do plant based alternatives fare nutritionally compared to cow's milk?' *J Food Sci Technol*. 2018; 55 (1) : 10-20.

Victoria, C. G., Bahl, R., Barros, A. J. D., et al, for The Lancet Breastfeeding Series Group. 'Breastfeeding in the 21st century: epidemiology, mechanisms, and lifelong effect.' *Lancet* 2016; 387 (10017) : 457-490.

Vojdani, A., Turnpaugh, C. & Vojdani, E., 'Immune reactivity against a variety of mammalian milks and plant-based milk substitutes.' *Journal of Dairy Research*. 2018; 85 (3) : 358-365.

Vox. ' "Fake milk": why the dairy industry is boiling over plant-based milks.' https://www.vox.com/2018/8/31/17760738/almond-milk-dairy-soy-oat-labeling-fda 21 December 2018

Waitrose. 'Alpro Chilled Oat.' https://www.waitrose.com/ecom/products/alpro-chilled-oat/689817-558475-558476
Waitrose. 'Alpro Longlife Original Rice Drink.' https://www.waitrose.com/ecom/products/alpro-longlife-original-rice-drink/757659-260066-260067
Waitrose. 'Good Hemp Longlife Alternative to Milk.' https://www.waitrose.com/ecom/products/good-hemp-longlife-alternative-to-milk/370422-52082-52083
Waitrose. 'Innocent Oat Dairy Free.' https://www.waitrose.com/ecom/products/innocent-oat-dairy-free/437292-659568-659569
Waitrose. 'OOO Mega Plantbased Flax Drink.' https://www.waitrose.com/ecom/products/ooo-mega-plantbased-flax-drink/717656-601770-601771
Waitrose. 'Responsible soya.' https://www.waitrose.com/home/inspiration/about_waitrose/the_waitrose_way/responsible-soya-sourcing.html
Waitrose. 'Rude Health Organic Longlife Brown Rice Drink.' https://www.waitrose.com/ecom/products/rude-health-organic-longlife-brown-rice-drink/822624-287775-287776
Waitrose. 'Vita Coco Coconut Milk Original.' https://www.waitrose.com/ecom/products/vita-coco-coconut-milk-original/827516-668776-668777〔リンク切れ〕
Witard, O. C., Jackman, S. R., Breen, L., Smith, K., Selby, A. & Tipton, K. D., 'Myofibrillar muscle protein synthesis rates subsequent to a meal in response to increasing doses of whey protein at rest and after resistance exercise.' *Am J Clin Nutr*. 2014; 99（1）: 86-95.
World Cancer Research Fund. 'Could soya products affect my risk of breast cancer?' https://www.wcrf-uk.org/uk/blog/articles/2017/10/could-soya-products-affect-my-risk-breast-cancer 19 October 2017
World Health Organisation. 'Breastfeeding.' http://www.who.int/topics/breastfeeding/en/
WWF. 'Dairy. Overview.' https://www.worldwildlife.org/industries/dairy
WWF. 'Soy. Overview.' https://www.worldwildlife.org/industries/soy
Which? 'Choosing the right formula milk. Toddler formula milk.' https://www.which.co.uk/reviews/formula-milk/article/choosing-the-right-formula-milk/toddler-formula-milk
World Cancer Research Fund. 'Meat, fish and dairy products and the risk of cancer.' https://www.wcrf.org/sites/default/files/Meat-Fish-and-Dairy-products.pdf 2018
Zamora , A., Ferragut , V., Guamis , B. & Trujillo, A. J., 'Changes in the surface protein of the fat globules during ultra-high pressure homogenization and conventional treatments of milk.' *Food Hydrocolloids*. 2012; 29（1）: 135-143.

第3章　ホットドリンク

American Cancer Society. 'World Health Organization Says Very Hot Drinks May Cause Cancer.' https://www.cancer.org/latest-news/world-health-organization-says-very-hot-drinks-may-cause-cancer.html June 15 2016
American Museum of Tort Law. 'Liebeck v. McDonald's.' https://www.tortmuseum.org/liebeck-v-mcdonalds/ 13 June 2016
Andrici, J. & Eslick, G. D., 'Hot Food and Beverage Consumption and the Risk of Esophageal Cancer: A Meta-Analysis.' *Am J Prev Med*. 2015; 49（6）: 952-960.

Anila Namboodiripad, P. & Kori, S., 'Can coffee prevent caries?' *J Conserv Dent*. 2009; 12 (1) : 17-21.

Arab, L., Khan, F. & Lam, H., 'Epidemiologic evidence of a relationship between tea, coffee, or caffeine consumption and cognitive decline.' *Adv Nutr*. 2013; 4 (1) : 115-122.

Araujo, L. F., Mirza, S. S., Bos, D., Niessen, W. J., Barreto, S. M., van der Lugt, A., Vernooij, M. W., Hofman, A., Tiemeier, H. & Ikram, M. A., 'Association of Coffee Consumption with MRI Markers and Cognitive Function: A Population-Based Study.' *J Alzheimers Dis*. 2016; 53 (2) :
451-461.

Araujo, L. F., Giatti, L., Reis, R. C. P., Goulart, A. C., Schmidt, M. I., Duncan, B. B., Ikram, M. A. & Barreto, S. M., 'Inconsistency of Association between Coffee Consumption and Cognitive Function in Adults and Elderly in a Cross-Sectional Study (ELSA-Brasil). *Nutrients*. 2015; 7: 9590-9601.

Australian Bureau of Statistics. ' "Caffeine" Australian Health Survey: Usual Nutrient Intakes, 2011-12.' 6 March 2015.

Bae, J. H., Park, J. H., Im, S. S. & Song, D. K., 'Coffee and health.' *Integr Med Res*. 2014; 3 (4) : 189-191.

Bain, A. R., Lesperance, N. C. & Jay, O. 'Body heat storage during physical activity is lower with hot fluid ingestion under conditions that permit full evaporation.' *Acta Physiol (Oxf)*. October 2012; 206 (2) : 98-108.

BBC. 'PG Tips to switch to plastic-free teabags.' https://www.bbc.com/news/uk-43224797

BBC. 'The food supplement that ruined my liver.' https://www.bbc.com/news/stories-45971416

BBC. 'Coffee: Who grows, drinks and pays the most?' https://www.bbc.com/news/business-43742686

Beverage Daily.com. 'The 42 Degrees Company launches self-heating coffee- cans.' https://www.beveragedaily.com/Article/2018/08/27/The-42-Degrees-Company-launches-self-heating-coffee-cans 27 August 2018

Boyle, N. B., Lawton, C. & Dye, L., 'The Effects of Magnesium Supplementation on Subjective Anxiety and Stress-A Systematic Review.' *Nutrients*. 2017; 9 (5) : 429.

Bracesco, N., Sanchez, A. G., Contreras, V., Menini, T. & Gugliucci, A., 'Recent advances on Ilex paraguariensis research: minireview.' *J Ethnopharmacol*. 2011; 136 (3) : 378-384.

British Coffee Association 'Coffee in the UK.' http: / / www.britishcoffeeassociation. org/ about_coffee/ from_bean_to_cup/ decaffeination/

British Nutrition Foundation. 'Pregnancy and pre-conception.' HYPERLINK "https://www.nutrition.org.uk/nutritionscience/life/pregnancy-and-pre-conception.html?showall=1" https://www.nutrition.org.uk/nutritionscience/life/pregnancy-and-pre-conception.html?showall=1〔リンク切れ〕January 2016

Brown, F. & Diller, K. R., 'Calculating the optimum temperature for serving hot beverages.' *Burns*. 2008; 34 (5) : 648-654.

Brzezicha-Cirocka, J., Grembecka, M. & Szefer, P., 'Monitoring of essential and heavy metals in green tea from different geographical origins.' *Environ Monit Assess*. 2016; 188 (3) : 183.

Cabrera, C., Artacho, R. & Gimenez, R., 'Beneficial effects of green tea - a review.' *J Am Coll Nutr*. 2006; 25（2）: 79-99.

Cadbury. 'Hot Chocolate Instant.' https://www.cadbury.co.uk/products/cadbury-hot-chocolate-instant-11688

Campaign 'Nescafe discards self-heating cans.' https://www.campaignlive.co.uk/article/nescafe-discards-self-heating-cans/155450?src_site=marketingmagazine 14 August 2002

Carman, A. J., Dacks, P. A., Lane, R. F., Shineman, D. W. & Fillit, H. M.,
'Current evidence for the use of coffee and caffeine to prevent age -
related cognitive decline and Alzheimer's disease.' *J Nutr Health Aging*.
2014; 18（4）: 383-392.

Chacko, S. M., Thambi, P. T., Kuttan, R. & Nishigaki, I., 'Beneficial effects of green tea: a literature review.' *Chin Med*. 2010; 5: 13.

Chemistry World. 'The chemistry in your cuppa.' https://www.chemistryworld.com/feature/the-chemistry-in-your-cuppa/2500010.article 5 December 2016

Chemistry World. 'Uncovering the secrets of tea.' https://www.chemistryworld.com/news/uncovering-the-secrets-of-tea/5634.article

Chemistry World. 'Chemistry in every cup.' https://www.chemistryworld.com/feature/chemistry-in-every-cup/3004537.article

Chu, D. C. & Juneja, L. R., 'General chemical composition of green tea and its infusion.' In Yamamoto, T., Juneja, L. R., Chu, D. C. & Kim, M.（eds.）, *Chemistry and Applications of Green Tea*. CRC Press, Boca Raton. 1997: 13-22.

Chung, K. T., Wong, T. Y., Wei, C. I., Huang, Y. W. & Lin, Y., 'Tannins and human health: a review.' *Crit Rev Food Sci Nutr*. 1998; 38（6）: 421-464.

Church, D. D., Hoffman, J. R., LaMonica, M. B., Riffe, J. J., Hoffman, M. W., Baker, K. M., Varanoske, A. N., Wells, A. J., Fukuda, D. H. & Stout, J. R., 'The effect of an acute ingestion of Turkish coffee on reaction time and time trial performance.' *J Int Soc Sports Nutr*. 2015; 12: 37.

Cleverdon, R., Elhalaby, Y., McAlpine, M. D., Gittings, W. & Ward, W. E., 'Total Polyphenol Content and Antioxidant Capacity of Tea Bags: Comparison of Black, Green, Red Rooibos, Chamomile and Peppermint over Different Steep Times.' *Beverages*. 2018; 4（1）: 15.

Clipper. 'Our sustainability naturally a better cup.' https://www.clipper-teas.com/our-story/unbleached-vs-bleached-bags/

Coca- Cola. 'Caffeine Counter.' https://www.coca-cola.ie/ingredients/caffeine/caffeine-counter

Cocoa Life. 'Cocoa Growing. The Challenge of Cocoa.' https://www.cocoalife.org/in-the-cocoa-origins/a-story-on-farming-cocoa-growing〔リンク切れ〕

Coffee and Health. 'Where coffee grows?' https://www.coffeeandhealth.org/all-about-coffee/where-coffee-grows/

Coffee and Health. 'Roasting and grinding.' https://www.coffeeandhealth.org/all-about-coffee/roasting-grinding/

Coffee and Health. 'Sports performance.' https://www.coffeeandhealth.org/topic-overview/sportsperformance/

Coffee chemistry. 'Differences between Arabica and Robusta Coffee.' https://www.coffeechemistry.com/general/agronomy/differences-arabica-and-robusta-coffee 23 April 2015

Coffee Chemistry. 'Unlocking Coffee's Chemical Composition: Part 1.' https://www.coffeechemistry.com/library/coffee-science-publications/unlocking-coffee-s-chemical-composition-part-1

Coffee Confidential 'Decaffeination 101: Four ways to decaffeinate coffee.' https://coffeeconfidential.org/health/decaffeination/

Consumer Attorneys of California 'The McDonald's Hot Coffee Case.' https://www.caoc.org/?pg=facts

Cornell College of Agriculture and Life Sciences. 'Tannins: fascinating butsometimes dangerous molecules.' http://poisonousplants.ansci.cornell.edu/toxicagents/tannin.html

Counter Culture Coffee. 'Coffee Basics: How do you roast coffee?' https://counterculturecoffee.com/blog/coffee-basics-roasting 2 November 2017

Daily Mail. 'The danger of detox teas: Doctor warns most users have no ideathe drinks can cause heart and bowel problems and even pregnancy.' https://www.dailymail.co.uk/health/article-3746884/The-danger-detox-teas-Doctor-warns-users-no-idea-drinks-cause-heart-bowel-problems-pregnancy.html 19 August 2016

Delimont, N. M., Haub, M. D. & Lindshield, B. L., 'The Impact of Tannin Consumption on Iron Bioavailability and Status: A Narrative Review.' *Current Developments in Nutrition*. 2017; 1 (2) : 1-12.

Dasanayake, A. P., Silverman, A. J. & Warnakulasuriya, S. 'Mate drinking and oral and oro-pharyngeal cancer: a systematic review and meta-analysis.' *Oral Oncol*. 2010; 46 (2) : 82-86.

Driftaway Coffee. 'What's the difference between Arabica and Robusta Coffee?' https://driftaway.coffee/arabica-robusta/

Driftaway Coffee. 'Why is coffee called a cup of joe?' https://driftaway.coffee/why-is-coffee-called-a-cup-of-joe/

Drug Bank. 'Theophylline.' https://www.drugbank.ca/drugs/DB00277

European Food Safety Agency. 'EFSA explains risk assessment Caffeine.' http://www.efsa.europa.eu/sites/default/files/corporate_publications/files/efsaexplainscaffeine150527.pdf

EFSA Panel on Dietetic Products, Nutrition and Allergies (NDA). 'Scientific Opinion on the substantiation of health claims related to Camelliasinensis (L.) Kuntze (tea), including catechins in green tea and tannins in black tea, and protection of DNA, proteins and lipids from oxidative damage (ID 1103, 1276, 1311, 1708, 2664), reduction of acid production in dental plaque (ID 1105, 1111), maintenance of bone (ID 1109), decreasing potentially pathogenic intestinal microorganisms (ID 1116), maintenance of vision (ID 1280), maintenance of normal blood pressure (ID 1546) and maintenance of normal blood cholesterol concentrations (ID 1113, 1114) pursuant to Article 13 (1) of Regulation (EC) No 1924 / 2006.' *EFSA Journal*. 2010; 8 (2) : 1463.

EFSA. 'EFSA assesses safety of green tea catechins.' https://www.efsa.europa.eu/en/press/news/180418 18 April 2018

Eater. 'The McDonald's Hot Coffee Lawsuits Just Keep on Coming.' https://www.eater.com/2016/2/15/10996726/mcdonalds-hot-coffee-lawsuits-california-fresno 15 February 2016

Fitt, E., Pell, D. & Cole, D., 'Assessing caffeine intake in the United Kingdom diet.' *Food Chemistry*. 2013; 140（3）: 421-426.

Food and Agriculture Organization of the United Nations. 'World tea production and trade Current and future development.' Rome 2015 http://www.fao.org/3/a-i4480e.pdf

Foodbev Media. 'HeatGenie raises $6m to bring its self-heating drink cans to market.' https://www.foodbev.com/news/heatgenie-raises-6m-bring-self-heating-drink-cans-market/ 11 June 2018

Food Component Database. '2-Ethylphenol（FDB005154）.' http://foodb.ca/compounds/FDB005154

Franco, R., Onatibia-Astibia, A. & Martinez-Pinilla, E., 'Health benefits of methylxanthines in cacao and chocolate.' Nutrients. 2013; 5（10）: 4159-4173.

Frederick II of Prussia in 1777; quoted by Vallée, B. L., 'Alcohol in the Western World.' Scientific American. 1998; 278（6）: 80-85.

Gambero, A. & Ribeiro, M. L., 'The positive effects of yerba maté（Ilex paraguariensis）in obesity.' Nutrients. 2015; 7（2）: 730-750.

Gardner, E. J., Ruxton, C. H. S. & Leeds, A. R., 'Black tea - helpful or harmful? A review of the evidence.' Eur J Clin Nutr. 2007; 61: 3-18.

Go Ask Alice. 'Bagged tea versus loose leaf: Which is better?' http://goaskalice.columbia.edu/answered-questions/bagged-tea-versus-loose-leaf-which-better

Green Tea Source. 'Where is Green Tea Consumed, and Produced the Most?' https://www.greenteasource.com/blog/where-green-tea-consumed-produced

Grosso, G., Godos, J., Galvano, F. & Giovannucci, E. L., 'Coffee, Caffeine, and Health Outcomes: An Umbrella Review.' Annu Rev Nutr. 2017; 37: 131-156.

Guayaki. 'Yerba Mate.' http://guayaki.com/mate/130/Yerba-Mate.html

Guo, Y., Zhi, F., Ping, C., Zhao, K., Xiang, H., Mao, Q., Wang, X. & Zhang, X., 'Green tea and the risk of prostate cancer: A systematic review and meta-analysis.' Medicine. 2017; 96（13）: e6426.

Harvard Health Publishing. 'What is it about coffee?' https://www.health.harvard.edu/staying-healthy/what-is-it-about-coffee January 2012

Harvard Medical School. 'Helping Premature Babies Breathe Easier.' https://hms.harvard.edu/news/helping-premature-babies-breathe-easier 15 May 2014

Harvard School of Public Health. 'Carbohydrates and Blood Sugar.' https://www.hsph.harvard.edu/nutritionsource/carbohydrates/carbohydrates-and-blood-sugar/

Healthline. 'Does Hot Chocolate Have Caffeine? How It Compares to Other Beverages.' https://www.healthline.com/health/food-nutrition/does-hot-chocolate-have-caffeine#hot-chocolate-vs.-coffee

Higdon, J. V. & Frei, B., 'Tea catechins and polyphenols: health effects, metabolism, and antioxidant functions.' Crit Rev Food Sci Nutr. 2003; 43（1）: 89-143.

Higgins, S., Straight, C. R. & Lewis, R. D., 'The Effects of Preexercise Caffeinated Coffee

Ingestion on Endurance Performance: An Evidence - Based Review.' Int J Sport Nutr Exerc Metab. 2016; 26 (3) : 221-239.

Hodgson, J. M., Puddey, I. B., Woodman, R. J., et al. 'Effects of Black Tea on Blood Pressure: A Randomized Controlled Trial.' Arch Intern Med. 2012; 172 (2) : 186-188.

Horlicks. 'Our story.' http://www.horlicks.co.uk/story.html〔リンク切れ〕

Howstuffworks. 'How are coffee, tea and colas decaffeinated?' https://recipes.howstuffworks.com/question480.htm

iNews. 'Tetley follows PG Tips with pledge to eliminate all plastic from tea bags.' https://inews.co.uk/inews-lifestyle/food-and-drink/tetley-tea-follows-pg-tips-with-pledge-to-eliminate-all-plastic-from-tea-bags/ 21 March 2018

Initial. 'Tea Run.' https://www.initial.co.uk/washroom-news/2017/tea-run.html

Institute of Medicine (US) Standing Committee on the Scientific Evaluation of Dietary Reference Intakes. 'Dietary Reference Intakes for Calcium, Phosphorus, Magnesium, Vitamin D, and Fluoride.' Washington (DC) : National Academies Press (US); 1997. 8, Fluoride.

International Cocoa Association. 'Processing cocoa.' https://www.icco.org/about-cocoa/processing-cocoa.html 7 June 2013

International Coffee Organization. http://www.ico.org

International Coffee Organization. 'Total production by all exporting countries.' http://www.ico.org/prices/po-production.pdf

International Coffee Organization. 'Trade Statistics Tables.' http://www.ico.org/trade_statistics.asp?section=Statistics

Islami, F., Boffetta, P., Ren, J. S., Pedoeim, L., Khatib, D. & Kamangar, F., 'High-temperature beverages and foods and esophageal cancer risk - a systematic review.' *Int J Cancer*. 2009; 125 (3) : 491-524.

Ito En. 'Essential Green Varieties. How to Brew.' https://www.itoen.com/all-things-tea/major-varieties-tea

Johnson-Kozlow, M., Kritz-Silverstein, E. & Barrett-Connor, D. M., 'Coffee Consumption and Cognitive Function among Older Adults.' *American Journal of Epidemiology*. 2002; 156 (9) : 842-850.

Jurgens, T. & Whelan, A. M., 'Can green tea preparations help with weight loss?' *Can Pharm J*. 2014; 147 (3) : 159-160.

Kakumanu, N. & Sudhaker, D. R., 'Skeletal Fluorosis Due to Excessive Tea Drinking.' *N Engl J Med*. 2013; 368: 1140.

Keenan, E. K., Finnie, M. D. A., Jones. P. S., Rogers, P. J. & Priestley, C. M., 'How much theanine in a cup of tea? Effects of tea type and method of preparation.' *Food Chemistry*. 2011; 125 (2) : 588-594.

Khan, N. & Mukhtar, H., 'Tea and health: studies in humans.' *Curr Pharm Des*. 2013; 19 (34) : 6141-6147.

Kim, J. H., Desor, D., Kim, Y. T., Yoon, W. J., Kim, K. S., Jun, J. S., Pyun, K. H. & Shim, I., 'Efficacy of alphas1-casein hydrolysate on stress-related symptoms in women.' *Eur J Clin Nutr*. 2007; 61 (4) : 536-541.

Kim, Y. S., Kwak, S. M. & Myung, S. K., 'Caffeine intake from coffee or tea and cognitive disorders: a meta-analysis of observational studies.' *Neuroepidemiology*. 2015; 44（1）: 51-63.

Know your phrase. 'Cup of Joe.' https://www.knowyourphrase.com/cup-of-joe

Kuura. 'Tea Dynamics: What Happens When We Steep Tea?' https://kuura.co/blogs/dispatch/tea-dynamics-i〔リンク切れ〕

Lipton Ice Tea. 'Products.' http://www.liptonicetea.com/en-GB/#products〔リンク切れ〕

Liu, Q. P., Wu, Y. F., Cheng, H. Y., Xia, T., Ding, H., Wang, H., Wang, Z. M. & Xu, Y., 'Habitual coffee consumption and risk of cognitive decline / dementia: A systematic review and meta-analysis of prospective cohort studies.' *Nutrition*. 2016; 32（6）: 628-636.

Livertox Database, Drug Record. 'Green Tea Camellia Sinesis.' https://livertox.nih.gov/GreenTea.htm

Loria, D., Barrios, E. & Zanetti, R., 'Cancer and yerba mate consumption: a review of possible associations.' *Rev Panam Salud Publica*. 2009; 25（6）: 530-539.

Lyngsø, J., Ramlau-Hansen, C. H., Bay, B., Ingerslev, H. J., Hulman, A. & Kesmodel, U. S., 'Association between coffee or caffeine consumption and fecundity and fertility: a systematic review and dose-response meta - analysis.' *Clin Epidemiol*. 2017; 9: 699-719.

McKay, D. L. & Blumberg, J. B., 'A review of the bioactivity and potential health benefits of chamomile tea（*Matricaria recutita L.*）.' *Phytother Res*. 2006; 20（7）: 519-530.

McKay, D. L. & Blumberg, J. B., 'A review of the bioactivity and potential health benefits of peppermint tea（*Mentha piperita L.*）.' *Phytother Res*. 2006; 20（8）: 619-633.

Madre Chocolate. 'Frequently asked questions.' http://madrechocolate.com/Frequently_Asked_Questions.html

Madzharov, A., Ye, N., Morrin, M. & Block, L., 'The impact of coffee-like scent on expectations and performance.' *Journal of Environmental Psychology*. 2018; 57: 83-86.

Make Chocolate Fair! 'Campaign Cocoa production in a nutshell.' https://makechocolatefair.org/issues/cocoa-production-nutshell

Mancini, E., Beglinger, C., Drewe, J., Zanchi, D., Lang, U. E. & Borgwardt, S., 'Green tea effects on cognition, mood and human brain function: A systematic review.' *Phytomedicine*. 2017; 34: 26-37.

Martin, M. A., Goya, L. & Ramos, S., 'Potential for preventive effects of cocoa and cocoa polyphenols in cancer.' *Food Chem Toxicol*. 2013; 56: 336-351.

Mayo Clinic. 'Caffeine content for coffee, tea, soda and more.' https://www.mayoclinic.org/healthy-lifestyle/nutrition-and-healthy-eating/in-depth/caffeine/art-20049372

Medicines and Healthcare products Regulatory Agency. 'Caffeine for apnoea of prematurity.' https://www.gov.uk/drug-safety-update/caffeine-for-apnoea-of-prematurity 11 December 2014

Mitchell, D. C., Knight, C. A., Hockenberry, J., Teplansky, R. & Hartman, T. J., 'Beverage caffeine intakes in the U.S.' *Food Chem Toxicol*. 2014; 63: 136-142.

Monteiro, J. P., Alves, M. G., Oliveira, P. F. & Silva, B. M., 'Structure - Bioactivity Relationships of Methylxanthines: Trying to Make Sense of All the Promises and the

Drawbacks.' *Molecules*. 2016; 21 (8) : 974.

Muntons. 'What is Malt?' http://www.muntonsmalt.com/wp-content/uploads/2015/03/Health-benefits-of-Malt.pdf

National Center for Biotechnology Information. PubChem Database. 'Caffeine.' https://pubchem.ncbi.nlm.nih.gov/compound/2519

National Center for Biotechnology Information. PubChem Database. 'Ethyl acetate.' https://pubchem.ncbi.nlm.nih.gov/compound/8857

National Center for Biotechnology Information. PubChem Database. 'Methylene chloride.' https://pubchem.ncbi.nlm.nih.gov/compound/6344

National Center for Biotechnology Information. PubChem Database. 'Theophylline.' https://pubchem.ncbi.nlm.nih.gov/compound/2153

National Center for Biotechnology Information. PubChem Database. 'Trigonelline' https://pubchem.ncbi.nlm.nih.gov/compound/5570

National Center for Biotechnology Information. PubChem Database. 'Serotonin.' https://pubchem.ncbi.nlm.nih.gov/compound/5202

National Center for Biotechnology Information. PubChem Database. 'Tryptophan.' https://pubchem.ncbi.nlm.nih.gov/compound/6305

National Coffee Association USA. 'What is coffee?' http://www.ncausa.org/About-Coffee/What-is-Coffee

National Coffee Association USA. 'How to brew coffee.' https://www.ncausa.org/About-Coffee/How-to-Brew-Coffee

National Coffee Association USA. 'Coffee roast guide.' http://www.ncausa.org/About-Coffee/Coffee-Roasts-Guide

National Osteoporosis Foundation. 'Frequently Asked Questions.' https://www.nof.org/patients/patient-support/faq/

Nelson, M. & Poulter, J., 'Impact of tea drinking on iron status in the UK: a review.' *J Hum Nutr Diet*. 2004; 17 (1) : 43-54.

Nestle. 'Meet the Milo supermen who inspired our super brand.' https://www.nestle.com/aboutus/history/nestle-company-history/milo

Newsweek. 'Coffee brain boost: smell alone can bring higher math test scores.' https://www.newsweek.com/coffee-brain-boost-smell-alone-can-bring-higher-math-test-scores-researchers-1029044

NHS 'Should I limit caffeine during pregnancy?' https://www.nhs.uk/common-health-questions/pregnancy/should-i-limit-caffeine-during-pregnancy/ 2 May 2018

Nieber, K., 'The Impact of Coffee on Health.' *Planta Med*. 2017; 83 (16) : 1256-1263.

Norfolk Dental Specialists. 'Causes, Prevention and Treatment of Tooth Staining.' https://www.ndspecialists.uk/news/causes-prevention-and-treatment-of-tooth-staining

North Star Coffee Roasters. 'Roasting Coffee: Light, Medium and Dark Roasts Explained.' https://www.northstarroast.com/roasting-coffee-light-medium-dark/

Panza, F., Solfrizzi, V., Barulli, M. R., Bonfiglio, C., Guerra, V., Osella, A., Seripa, D., Sabba, C., Pilotto, A. & Logroscino, G., 'Coffee, tea, and caffeine consumption and prevention oflate-life cognitive decline and dementia: a systematic review.' *J Nutr Health Aging*.

2015; 19 (3) : 313-328.

Peng, C. Y., Zhu, X. H., Hou, R. Y., Ge, G. F., Hua, R. M., Wan, X. C. & Cai, H. M., 'Aluminum and Heavy Metal Accumulation in Tea Leaves: An Interplay of Environmental and Plant Factors and an Assessment of Exposure Risks to Consumers.' *J Food Sci*. 2018; 83 (4) : 1165-1172.

Phongnarisorn, B., Orfila, C., Holmes, M. & Marshall, L. J., 'Enrichment of Biscuits with Matcha Green Tea Powder: Its Impact on Consumer Acceptability and Acute Metabolic Response.' *Foods*. 2018; 7 (2) : 17.

Poole, R., Kennedy, O. J., Roderick, P., Fallowfield, J. A., Hayes, P. C. & Parkes, J., 'Coffee consumption and health: umbrella review of meta - analyses of multiple health outcomes.' *BMJ*. 2017; 359: j5024.

Pucciarelli, D. L., 'Cocoa and heart health: a historical review of the science.' *Nutrients*. 2013; 5 (10) : 3854-3870.

Rainforest Alliance. 'Chocolate: The Journey From Beans to Bar.' https://www.rainforest-alliance.org/pictures/chocolate-from-bean-to-bar

Red Bull. 'Caffeine.' http://energydrink-uk.redbull.com/red-bull-caffeine
-content

Reygaert, W. C., 'An Update on the Health Benefits of Green Tea.' *Beverages* 2017; 3 (1) : 6.

Richards, G., Smith, A. P., 'Caffeine Consumption and General Health in Secondary School Children: A Cross-sectional and Longitudinal Analysis.' *Front Nutr*. 2016; 3: 52.

Rodriguez-Artalejo, F. & Lopez-Garcia, E., 'Coffee Consumption and Cardiovascular Disease: A Condensed Review of Epidemiological Evidence and Mechanisms.' *J Agric Food Chem*. 2018; 66 (21) : 5257-5263.

Rossi, T., Gallo, C., Bassani, B., Canali, S., Albini, A. & Bruno, A., 'Drink your prevention: beverages with cancer preventive phytochemicals.' *Pol Arch Med Wewn*. 2014; 124 (12) : 713-722.

Royal Botanic Gardens Kew. '*Camellia sinensis*.' http://powo.science.kew.org/taxon/urn:lsid:ipni.org:names:828548-1

Royal Society of Chemistry. 'How to make a Perfect Cup of Tea.' http://www.academiaobscura.com/wp-content/uploads/2014/10/RSC-tea-guidelines.pdf〔リンク切れ〕

Sainsbury's. 'Ovaltine Malted Drink, Original 300g.' https://www.sainsburys.co.uk/shop/gb/groceries/ovaltine-malted-drink--original-300g

Schwalfenberg, G., Genuis, S. J. & Rodushkin, I., 'The benefits and risks of consuming brewed tea: beware of toxic element contamination.' *J Toxicol*. 2013: 370460.

Schubert, M. M., Irwin, C., Seay, R. F., Clarke, H. E., Allegro, D. & Desbrow, B., 'Caffeine, coffee, and appetite control: a review.' *Int J Food Sci Nutr*. 2017; 68 (8) : 901-912.

Schulze, J., Melzer, L., Smith, L. & Teschke, R., 'Green Tea and Its Extracts in Cancer Prevention and Treatment.' *Beverages*. 2017; 3 (1) : 17.

Scientific American. 'How is caffeine removed to produce decaffeinated coffee?' https://www.scientificamerican.com/article/how-is-caffeine-fremoved-t/

Skinner, T. L., Jenkins, D. G., Taaffe, D. R., Leveritt, M. D. & Coombes, J. S., 'Coinciding exercise with peak serum caffeine does not improve cycling performance.' *J Sci Med*

Sport. 2013; 16 (1) : 54-59.
Smithsonian.com 'A Hot Drink on a Hot Day Can Cool You Down.' https://www.smithsonianmag.com/science-nature/a-hot-drink-on-a-hot-day-can-cool-you-down-1338875/
Snopes. 'Why is Coffee Called a "Cup of Joe"?' https://www.snopes.com/fact-check/cup-of-joe/ 9 January 2009
Solfrizzi, V., Panza, F., Imbimbo, B. P., D'Introno, A., Galluzzo, L., Gandin, C., Misciagna, G., Guerra, V., Osella, A., Baldereschi, M., Di Carlo, A., Inzitari, D., Seripa, D., Pilotto, A., Sabba. C., Logroscino, G., Scafato, E.; Italian Longitudinal Study on Aging Working Group. 'Coffee Consumption Habits and the Risk of Mild Cognitive Impairment: The Italian Longitudinal Study on Aging.' *J Alzheimers Dis*. 2015; 47 (4) : 889-899.
Song, J., Xu, H., Liu, F. & Feng, L., 'Tea and cognitive health in late life: current evidence and future directions.' *J Nutr Health Aging*. 2012; 16 (1) : 31-34.
Stadheim, H. K., Spencer, M., Olsen, R. & Jensen, J., 'Caffeine and performance over consecutive days of simulated competition.' *Med Sci Sports Exerc*. 2014; 46 (9) : 1787-1796.
Standley, L., Winterton, P., Marnewick, J. L., Gelderblom, W. C., Joubert, E. & Britz, T. J., 'Influence of processing stages on antimutagenic and antioxidant potentials of rooibos tea.' *J Agric Food Chem*. 2001; 49 (1) : 114-117.
Starbucks. 'Summer 2 2018 Beverage Ingredients.' https://globalassets.starbucks.com/assets/68FC43D2BE3244C9A70EE30EA57B4880.pdf
Statista 'The British drink less tea but more coffee.' https://www.statista.com/chart/10196/coffee-and-tea-purchases-in-the-uk/ 10 July 2017
Statista. 'Annual per capita tea consumption worldwide as of 2016.' https://www.statista.com/statistics/507950/global-per-capita-tea-consumption-by-country/
Statista. 'Global beverage sales share from 2011 to 2016, by beverage type.' https://www.statista.com/statistics/232773/forecast-for-global-beverage-sales-by-beverage-type/
St-Onge, M. P., Mikic, A. & Pietrolungo, C. E., 'Effects of Diet on Sleep Quality.' *Adv Nutr*. 2016; 7 (5) : 938-949.
Supermarketnews. 'Self-heating coffee in a can.' https://supermarketnews.co.nz/news/self-heating-coffee-in-a-can/ 28 August 2018
Suzuki, Y., Miyoshi, N. & Isemura, M., 'Health-promoting effects of green tea.' *Proc Jpn Acad Ser B Phys Biol Sci*. 2012; 88 (3) : 88-101.
Tea Advisory Panel. 'Health and Wellbeing.' https://www.teaadvisorypanel.com/tea/health-wellbeing
Tea Association of the USA. 'Tea fact sheet - 2018-2019.' http://www.teausa.com/14655/tea-fact-sheet
Teatulia. 'What is Chai?' https://www.teatulia.com/tea-varieties/what-is-chai.htm
Tea Class. 'Yerba Mate.' https://www.teaclass.com/lesson_0309.html
Tea Class. 'Types of Tea.' https://www.teaclass.com/lesson_0102.html
Tea Metabolome Database. http://pcsb.ahau.edu.cn:8080/TCDB/f〔リンク切れ〕
Teatulia. 'Tea Processing.' https://www.teatulia.com/tea-101/tea-processing.htm

Temple, J. L., Bernard, C., Lipshultz, S. E., Czachor, J. D., Westphal, J. A. & Mestre, M. A., 'The Safety of Ingested Caffeine: A Comprehensive Review.' *Frontiers in Psychiatry.* 2017; 8. https: / / doi.org / 10.3389 / fpsyt.2017.00080

Tesco. 'Ovaltine Original Add Milk Drink 300G.' https://www.tesco.com/groceries/en-GB/products/258492318

Tesco. 'Nestle Milo 400G.' https://www.tesco.com/groceries/en-GB/products/259536574

The Atlantic. 'Map: The Countries That Drink the Most Tea. Move over, China. Turkey is the real titan of tea.' https://www.theatlantic.com/international/archive/2014/01/map-the-countries-that-drink-the-most-tea/283231/ 21 January 2014

The Conversation. 'What science says about getting the most out of your tea.' http://theconversation.com/what-science-says-about-getting-the-most-out-of-your-tea-75767 18 April 2017

The Conversation. 'Self-heating drinks cans return - here's how they work.' http://theconversation.com/self-heating-drinks-cans-return-heres-how-they-work-98476 20 June 2018

The Co-operative Group. 'The New "Green" Tea: Co-op Brews Up Solution To Plastic Tea Bags'. https://www.co-operative.coop/media/news-releases/the-new-green-tea-co-op-brews-up-solution-to-plastic-tea-bags〔リンク切れ〕30 January 2018

The Huffington Post. 'McDonald's Hot Coffee Controversy Is Back With Another Burn Lawsuit.' https://www.huffingtonpost.co.uk/entry/mcdonalds-hot-coffee-suit_n_4192626 12 June 2017

The Huffington Post. 'The McDonalds' Coffee Case.' https://www.huffingtonpost.com/darryl-s-weiman-md-jd/the-mcdonalds-coffee-case_b_14002362.html 7 January 2018

The Pherobase. '2-ethylphenol.' http://www.pherobase.com/database/compound/compounds-detail-2-ethylphenol.php?isvalid=yes

TuftsNow. 'Does tea lose its health benefits if it's been stored a long time? And is it better to use loose tea or tea bags?' http://now.tufts.edu/articles/tea-health-benefits-storage-time 26 May 2011

Twinings. 'Chinese Jasmine Green.' https://www.twinings.co.uk/tea/loose-tea/chinese-jasmine-green

Twinings. 'How is Tea Made.' https://www.twinings.co.uk/about-tea/how-is-tea-made

UK Tea and Infusions Association. 'The History of the Tea Bag.' https://www.tea.co.uk/the-history-of-the-tea-bag

UK Tea and Infusions Association. 'Tea Facts.' https://www.tea.co.uk/tea-facts

Unachukwu, U. J., Ahmed, S., Kavalier, A., Lyles, J. T. & Kennelly, E. J., 'White and green teas（*Camellia sinensis* var. *sinensis*）: variation in phenolic, methylxanthine, and antioxidant profiles.' *J Food Sci.* 2010; 75（6）: C541-548.

University of Cambridge. 'Bovril - a very beefy（and British）love affair.' https://www.cam.ac.uk/research/news/bovril-a-very-beefy-and-british-love-affair 5 July 2013

Verster, J. C. & Koenig, J., 'Caffeine intake and its sources: A review of national representative studies.' *Critical Reviews in food Science and Nutrition.* 2018; 58（8）: 1250-1259.

Vuong, Q. V., 'Epidemiological Evidence Linking Tea Consumption to Human Health: A

Review.' *Critical Reviews in Food Science and Nutrition*. 2014; 54 (4) : 523-536.

Vuong, Q. V., Tan, S. P., Stathopoulos, C. E. & Roach, P. D., 'Improved extraction of green tea components from teabags using the microwave oven.' *Journal of Food Composition and Analysis*. 2012; 27 (1) : 95-101.

Wang, D., Chen, C., Wang, Y., Liu, J. & Lin, R., 'Effect of Black Tea Consumption on Blood Cholesterol: A Meta-Analysis of 15 Randomized Controlled Trials.' *PLoS ONE*. 2014; 9 (9) : e107711.

Waugh, D. T., Potter, W., Limeback, H. & Godfrey, M., 'Risk Assessment of Fluoride Intake from Tea in the Republic of Ireland and its Implications for Public Health and Water Fluoridation.' *Int J Environ Res Public Health*. 2016; 13 (3) : 259.

WebMD 'Decaf coffee isn't caffeine free.' https://www.webmd.com/diet/news/20061011/decaf-coffee-isnt-caffeine-free 11 October 2006

Whayne, T. F., Jr., 'Coffee: A Selected Overview of Beneficial or Harmful Effects on the Cardiovascular System?' *Curr Vasc Pharmacol*. 2015; 13 (5) : 637-648.

Wierzejska, R., 'Tea and health - a review of the current state of knowledge.' *Przegl Epidemiol*. 2014; 68 (3) : 501-506, 595-599.

Williams, J., Kellett, J., Roach, P. D., McKune, A., Mellor, D., Thomas, J. & Naumovski, N., 'Review l-Theanine as a Functional Food Additive: Its Role in Disease Prevention and Health Promotion.' *Beverages*. 2016; 2 (2) : 13.

Willems, M. E. T., Şahin, M. A. & Cook, M. D., 'Matcha Green Tea Drinks Enhance Fat Oxidation During Brisk Walking in Females.' *Int J Sport Nutr Exerc Metab*. 2018; 28 (5) : 536-541.

Winston, A., Hardwick, E. & Jaberi, N., 'Neuropsychiatric effects of caffeine.' *Advances in Psychiatric Treatment*. 2005; 11 (6) : 432-439.

Women's Health. 'If You've Been Tempted By The Quick Wins of Detox Tea, Read This.' https://www.womenshealthmag.com/uk/food/healthy-eating/a707711/detox-tea/ 28 November 2018

World Cocoa Foundation. https://www.worldcocoafoundation.org

World Cocoa Foundation. 'Cocoa glossary.' https://www.worldcocoafoundation.org/cocoa-glossary/

World Cocoa Foundation. 'History of Cocoa.' http://www.worldcocoafoundation.org/about-cocoa/history-of-cocoa/ 15 August 2018

Wu, L., Sun, D. & He, Y., 'Coffee intake and the incident risk of cognitive disorders: A dose-response meta-analysis of nine prospective cohort studies.' *Clin Nutr*. 2017; 36 (3) : 730-736.

Yang, J., Mao, Q. X., Xu, H. X., Ma, X. & Zeng, C. Y., 'Tea consumption and risk of type 2 diabetes mellitus: a systematic review and meta-analysis update.' *BMJ Open*. 2014; 4 (7) : e005632.

Yuan, J. M., 'Cancer prevention by green tea: evidence from epidemiologic studies.' *Am J Clin Nutr*. 2013; 98 (6 Suppl) : 1676S-1681S.

Yue, Y., Chu, G. X., Liu, X. S., Tang, X., Wang, W., Liu, G. J., Yang, T., Ling, T. J., Wang, X. G., Zhang, Z. Z., Xia, T., Wan, X. C. & Bao, G. H., 'TMDB: a literature-curated database for

small molecular compounds found from tea.' *BMC Plant Biol*. 2014; 16 (14) : 243.

Zhao, Y., Asimi, S., Wu, K., Zheng, J. & Li, D., 'Black tea consumption and serum cholesterol concentration: Systematic review and meta - analysis of randomized controlled trials.' *Clin Nutr*. 2015; 34 (4) : 612-619.

Zhang, Y. F., Xu, Q., Lu, J., Wang, P., Zhang, H. W., Zhou, L., Ma, X. Q. & Zhou, Y. H., 'Tea consumption and the incidence of cancer: a systematic review and meta-analysis of prospective observational studies.' *Eur J Cancer Prev*. 2015; 24 (4) : 353-362.

Zhou, A., Taylor, A. E., Karhunen, V., et al. 'Habitual coffee consumption and cognitive function: a Mendelian randomization meta-analysis in up to 415,530 participants.' *Sci Rep*. 2018; 8 (1) : 7526.

第４章　コールドドリンク

AG Barr. 'The phenomenal A.G. Barr story.' https://www.agbarr.co.uk/about-us/our-history/timeline/

Ahlawat, K. S. & Khatkar, B. S., 'Processing, food applications and safety of aloe vera products: a review.' *J Food Sci Technol*. 2011; 48 (5) : 525-533.

Air Pollution Information System. 'Sulphur Dioxide.' http://www.apis.ac.uk/overview/pollutants/overview_SO2.htm

Al-Shaar, L., Vercammen, K., Lu, C., Richardson, S. et al. 'Health Effects and Public Health Concerns of Energy Drink Consumption in the United States: A Mini-Review.' *Frontiers in Public Health*. 2017; 5: 225.

American Society for Nutrition. 'Are all sugars created equal? Let's talk fructose metabolism.' https://nutrition.org/sugars-created-equal-lets-talk-fructose-metabolism/ 3 December 2015

Annie Andre. '7 strange table manners around the world: burping, farting+.' https://www.annieandre.com/world-table-manners-etiquette/

ASCIA. 'Sulfite sensitivity.' https://www.allergy.org.au/images/stories/aer/infobulletins/2014/AER_Sulfite_Sensitivity_2014.pdf 2014

Asgari-Taee, F., Zerafati-Shoae, N. & Dehghani, M. et al. 'Association of sugar sweetened beverages consumption with non-alcoholic fatty liver disease: a systematic review and meta-analysis.' *Eur J Nutr*. May 2018: 1-11.

Australian Government Department of the Environment and Energy. 'What is sulfur dioxide?'http://www.environment.gov.au/protection/publications/factsheet-sulfur-dioxide-so2 2005

BBC. 'Coca-Cola "in talks" over cannabis-infused drinks.' https://www.bbc.co.uk/news/business-45545233 17 September 2018

BBC. 'High sport drink use among young teens "risk to health".' https://www.bbc.co.uk/news/uk-wales-south-east-wales-36638596 27 June 2016

BDA. 'Consumption of energy drinks by young people - what is the evidence?' https://www.bda.uk.com/dt/articles/energy_drinks_young_people

Beezhold, B. L., Johnston, C. S. & Nochta, K. A., 'Sodium Benzoate-Rich

Beverage Consumption is Associated with Increased Reporting of ADHD Symptoms in College Students: A Pilot Investigation.' *Journal of Attention Disorders*. 2014; 18 (3) : 236-241.

Berkeley Wellness. 'Is high fructose corn syrup worse than regular sugar?' http://www.berkeleywellness.com/healthy-eating/nutrition/article/high-fructose-corn-syrup-worse-regular-sugar 7 June 2017

Beverage Daily. 'Cactus, birch, lychee and lemongrass: Soft drink consumers turn to natural flavors and functional innovations.' https://www.beveragedaily.com/Article/2016/01/06/Soft-drinks-turn-to-natural-flavors-and-functional-innovations# 6 January 2016

Bezkorovainy, A., 'Probiotics: determinants of survival and growth in the gut.' *Am J Clin Nutr*. 2001; 73 (2) : 399s-405s.

Bian, X., Chi, L., Gao, B., Tu, P., Ru, H. & Lu, K., 'The artificial sweetener acesulfame potassium affects the gut microbiome and body weight gain in CD-1 mice.' *PLoS One*. 2017;12 (6) : e0178426.

Bleakley, S. & Hayes, M., 'Algal Proteins: Extraction, Application, and Challenges Concerning Production.' *Foods*. 2017; 6 (5) : 33.

BMJ. 'Research news. Fructose may be making us eat more.' https://www.bmj.com/content/346/bmj.f74 9 January 2013

Brink-Elfegoun, T., Ratel, S., Lepretre, P. M., et al. 'Effects of sports drinks on the maintenance of physical performance during 3 tennis matches: a randomized controlled study.' *J Int Soc Sports Nutr*. 2014; 11: 46.

British Nutrition Foundation. 'Liquids.' https://archive.nutrition.org.uk/nutritionscience/nutrients-food-and-ingredients/liquids.html July 2009

British Nutrition Foundation. 'Minerals and trace elements.' https://archive.nutrition.org.uk/nutritionscience/nutrients-food-and-ingredients/minerals-and-trace-elements.html

British Nutrition Foundation. 'Nutrition requirements.' https://archive.nutrition.org.uk/healthyliving/resources/nutritionrequirements.html October 2016

British Nutrition Foundation. 'Should children be drinking energy drinks?' https://archive.nutrition.org.uk/nutritioninthenews/headlines/childrenenergydrinks.html 18 January 2018

British Soft Drinks Association. 'Carbonated drinks.' http://www.britishsoftdrinks.com/Carbonated-Fizzy-Drinks

British Soft Drinks Association. 'Dilutables.' http://www.britishsoftdrinks.com/Dilutables

British Soft Drinks Association. 'Fruit juices.' http://www.britishsoftdrinks.com/Fruit-Juices

British Soft Drinks Association. 'Ingredients.' http://www.britishsoftdrinks.com/Ingredients

British Soft Drinks Association. 'Soft drinks.' http://www.britishsoftdrinks.com/soft-drinks

Broad, E. M. & Rye, L. A., 'Do current sports nutrition guidelines conflict with good oral health?' *Gen Dent*. 2015; 63 (6) : 18-23.

Brown, C. J., Smith, G., Shaw, L., Parry, J. & Smith, A. J., 'The erosive potential of flavoured sparkling water drinks.' *International Journal of Paediatric Dentistry*. 2007; 17: 86-91.

Calvo, M. S. & Tucker, K. L., 'Is phosphorus intake that exceeds dietary requirements a risk factor in bone health?' *Ann. N.Y. Acad. Sci.* 2013; 1301: 29-35.

Cannabis Drinks Expo. 'Home.' http://cannabisdrinksexpo.com

CNN Health. 'What are natural flavors, really?' https://edition.cnn.com/2015/01/14/health/feat-natural-flavors-explained/index.html 14 January 2015

Coca- Cola. 'Are there any additives in Coca- Cola?' https://www.coca-cola.co.uk/our-business/faqs/do-you-use-additives-or-preservatives-in-coca-cola

Coca-Cola. 'Brands: Sprite.' https://www.coca-cola.co.uk/drinks/sprite/

Coca-Cola. 'Coca-Cola Original Taste.' https://www.coca-cola.co.uk/drinks/coca-cola/coca-cola

Coca-Cola. 'How many calories are there in a 330ml can of Coca-Cola original taste?' https://www.coca-cola.co.uk/our-business/faqs/calories-in-330ml-can-of-coca-cola

Coca-Cola. 'Let's talk about the government's soft drinks tax and what that means for our drinks.' https://www.coca-cola.co.uk/blog/lets-talk-about-soft-drinks-tax? 5 April 2018

Coca-Cola. 'What are the ingredients of a Coca-Cola Classic?' https://www.coca-cola.co.uk/our-business/faqs/what-are-the-ingredients-of-coca-cola-classic

Coconut Knowledge Centre Singapore. http://www.lankacoconutgrowers.com/pdf/Coconut_Knowledge_Center.pdf

Cohen, D., 'The truth about sports drinks.' *BMJ*. 2012; 345: e4737.

Daily Beast. 'The scoop on sprirulina: should you eat this microalgae?' https://www.thedailybeast.com/the-scoop-on-spirulina-should-you-eat-this-microalgae 20 March 2015

Davies, R., 'Effect of fructose on overeating visualised.' *The Lancet Diabetes & Endocrinology*. 2013; 1: S7.

Department of Health. 'Nutrient analysis of fruit and vegetables. Summary report.' March 2013.

Derlet, R. W. & Albertson, T. E., 'Activated charcoal - past, present and future.' *The Western Journal of Medicine*. 1986; 145 (4) : 493-496.

Di, R., Huang, M. T. & Ho, C. T., 'Anti-inflammatory Activities of Mogrosides from Momordica grosvenori in Murine Macrophages and a Murine Ear Edema Model.' *J. Agric. Food Chem*. 2011; 59 (13) : 7474-7481.

Drugs and Lactation Database (LactMed). Bethesda (MD) : National Library of Medicine (US); 2006-. *Turmeric*. [Updated 2019 Jan 7]. Available from: https://www.ncbi.nlm.nih.gov/books/NBK501846/

Du, M., Tugendhaft, A., Erzse, A. & Hofman, K. J., 'Sugar-Sweetened Beverage Taxes: Industry Response and Tactics.' *Yale J Biol Med*. 2018; 91 (2) : 185-190.

Eccles, R., Du-Plessis, L., Dommels, Y. & Wilkinson, J. E., 'Cold pleasure. Why we like ice drinks, ice-lollies and ice cream.' *Appetite*. 2013; 71: 357-336.

EFFA. 'EFFA Guidance Document on the EC Regulation on Flavourings.' http://www.effa.eu/docs/default-source/guidance-documents/effa_guidance-document-on-the-ec-regulation-on-flavourings.pdf?sfvrsn=2

EFSA. 'EFSA assesses new aspartame study and reconfirms its safety.' https://www.efsa.europa.eu/en/press/news/060504 4 May 2006

EFSA Panel on Food Additives and Nutrient Sources added to Food (ANS). 'Scientific Opinion on the re-evaluation of aspartame (E 951) as a food additive.' *EFSA Journal*. 2013; 11 (12) : 3496.

EFSA Panel on Food Additives and Nutrient Sources added to Food (ANS). 'Scientific opinion

on the re-evaluation of dimethyl dicarbonate (DMDC, E 242) as a food additive.' *EFSA Journal*. 2015; 13 (12) : 4319.

EFSA Panel on Food Additives and Nutrient Sources added to Food (ANS). 'Scientific Opinion on the re-evaluation of sulfur dioxide (E 220), sodium sulfite (E 221), sodium bisulfite (E 222), sodium metabisulfite (E 223), potassium metabisulfite (E 224), calcium sulfite (E 226), calcium bisulfite (E 227) and potassium bisulfite (E 228) as food additives.' *EFSA Journal*. 2016; 14 (4) : 4438.

EFSA Panel on Food Additives and Nutrient Sources added to Food (ANS). 'Scientific Opinion on the safety of steviol glycosides for the proposed uses as a food additive.' *EFSA Journal*. 2010; 8 (4) : 1537.

Emmins, C., *Soft Drinks. Their origins and history*. Shire Album 269. Shire Publications Ltd.

Ernst, E., 'Kombucha: a systematic review of the clinical evidence.' *Forsch Komplementarmed Klass Naturheilkd*. 2003; 10 (2) : 85-87.

Eufic. 'Acidity regulators: The multi-task players.' https://www.eufic.org/en/whats-in-food/article/acidity-regulators-the-multi-task-players 1 December 2004

European Commission Scientific Committee on Food. 'Opinion of the Scientific Committee on Food on sucralose.' SCF / CS / ADDS / EDUL / 190 Final. 12 September 2000

European Commission Scientific Committee on Food. 'Opinion on saccharin and its sodium, potassium and calcium salts.' CS / ADD / EDUL / 148 - FINAL. February 1997

FDA. 'Carbonated soft drinks: what you should know.' https://www.fda.gov/food/ingredientspackaginglabeling/foodadditivesingredients/ucm232528.htm 3 January 2018

FDA. 'High fructose corn syrup questions and answers.' https://www.fda.gov/food/ingredientspackaginglabeling/foodadditivesingredients/ucm324856.htm 4 April 2018

Field, A. E., Sonneville, K. R., Falbe, J., et al. 'Association of sports drinks with weight gain among adolescents and young adults.' *Obesity* (Silver Spring). 2014; 22 (10) : 2238-2243.

Flood-Obbagy, J. E. & Rolls, B. J., 'The effect of fruit in different forms on energy intake and satiety at a meal.' *Appetite*. 2008; 52 (2) : 416-422.

Food Ingredients Online. 'Beverage stabilizers.' https://www.foodingredientsonline.com/doc/beverage-stabilizers-0001 November 2000

Food Standards Agency. 'Food additives.' https://www.food.gov.uk/safety-hygiene/food-additives 9 January 2018

Forbes. '5 more locations pass soda taxes: what's next for big soda?' https://www.forbes.com/sites/brucelee/2016/11/14/5-more-locations-pass-soda-taxes-whats-next-for-big-soda/#1b86d0ded192 14 November 2016

Ford, A. C., Harris, L. A., Lacy, B. E., Quigley, E. M. M. & Moayyedi, P., 'Systematic review with meta-analysis: the efficacy of prebiotics, probiotics, synbiotics and antibiotics in irritable bowel syndrome.' *Aliment Pharmacol Ther*. 2018; 48: 1044-1060.

Gedela, M., Potu, K. C., Gali, V. L., Alyamany, K. & Jha, L. K., 'A Case of Hepatotoxicity Related to Kombucha Tea Consumption.' *S D Med*. 2016; 69 (1) : 26-28.

Gov. UK. 'Soft Drinks Industry Levy comes into effect.' https://www.gov.uk/government/news/soft-drinks-industry-levy-comes-into-effect 5 April 2018

Greenwalt, C. J., Steinkraus, K. H. & Ledford, R. A., 'Kombucha, the fermented tea: microbiology, composition, and claimed health effects.' *J Food Prot*. 2000; 63 (7) : 976-981.

Gupta, S. C., Patchva, S. & Aggarwal, B. B., 'Therapeutic roles of curcumin: lessons learned from clinical trials.' *AAPS J*. 2012; 15 (1) : 195-218.

Hamman, J. H., 'Composition and Applications of *Aloe vera* Leaf Gel.' *Molecules*. 2008; 13 (8) : 1599-1616.

Healthline. 'Longan fruit vs. lychee: health benefits, nutrition information and uses.' https://www.healthline.com/health/longan-fruit-vs-lychee-benefits#takeaway 22 June 2017

Hewlings, S. J. & Kalman, D. S., 'Curcumin: A Review of Its' Effects on Human Health.' *Foods*. 2017; 6 (10) : 92.

History of Soft Drinks 'How are soft drinks made?' http://www.historyofsoftdrinks.com/making-soda/how-soft-drinks-are-made/

Holbourn, A. & Hurdman, J., 'Kombucha: is a cup of tea good for you?' *BMJ Case Rep*. 2 December 2017; 2017: pii: bcr-2017-221702.

Holland & Barrett. 'Invo Pure Coconut Water.' https://www.hollandandbarrett.com/shop/product/invo-pure-coconut-water-60028523

Hu, F. B., 'Resolved: there is sufficient scientific evidence that decreasing sugar-sweetened beverage consumption will reduce the prevalence of obesity and obesity-related diseases.' *Obes Rev*. 2013; 14 (8) : 606-619.

Hu, F. B. & Malik, V. S., 'Sugar-sweetened beverages and risk of obesity and type 2 diabetes: epidemiologic evidence.' *Physiol Behav*. 2010; 100 (1) : 47-54.

Huang, C., Huang, J., Tian, Y. et al. 'Sugar sweetened beverages consumption and risk of coronary heart disease: A meta-analysis of prospective studies.' *Atherosclerosis*. 2014; 234 (1) : 11-16.

Huffington Post. 'Here's why "maple water" isn't the new anything.' https://www.huffingtonpost.co.uk/entry/maple-water_n_5606092 24 July 2014

HYET Sweet. 'Sweetener system for soft drinks.' https://www.hyetsweet.com/wp-content/themes/HyetSweet/includes/img/Leaflet_SSfSD_HYET_Sweet.pdf

IARC. 'Saccharin and its salts.' IARC Monographs Volume 73: 517-624. Imamura, F., O'Connor, L., Ye, Z., et al. 'Consumption of sugar sweetened beverages, artificially sweetened beverages, and fruit juice and incidence of type 2 diabetes: systematic review, meta-analysis, and estimation of population attributable fraction.' *BMJ*. 2015; 351: h3576.

The Independent. 'Food agency calls for ban on six artificial colours.' https://www.independent.co.uk/life-style/food-and-drink/news/food-agency-calls-for-ban-on-six-artificial-colours-807806.html 11 April 2008

The Independent. 'Irn-Bru: 15 things you didn't know about Scotland's national drink.' https://www.independent.co.uk/life-style/food-and-drink/irn-bru-things-what-is-didnt-know-recipe-change-ag-barr-scotland-favourite-soft-drink-can-a8143301.html 5 January 2018

The Independent. 'The real thing? Historian publishes Coca-Cola's 'secret formula'.' https://www.independent.co.uk/news/world/americas/the-real-thing-historian-publishes-coca-

colas-secret-formula-8619076.html 16 May 2017

Institute of Medicine (US) Panel on Micronutrients. *Dietary Reference Intakes for Vitamin A, Vitamin K, Arsenic, Boron, Chromium, Copper, Iodine, Iron, Manganese, Molybdenum, Nickel, Silicon, Vanadium, and Zinc*. Washington (DC) : National Academies Press (US). 2001; 10, Manganese. Available from: https://www.ncbi.nlm.nih.gov/books/NBK222332/

International Food Information Council Foundation. 'Everything you need to know about sucralose.' http://www.foodinsight.org/articles/everything-you-need-know-about-sucralose 26 November 2018

Jamwal, R., 'Bioavailable curcumin formulations: A review of pharmacokinetic studies in healthy volunteers.' *J Integr Med*. 2018; 16 (6) : 367-374.

Johnson, L. A., Foster, D. & McDowell, J. C., 'Energy Drinks: Review of Performance Benefits, Health Concerns, and Use by Military Personnel.' *Military Medicine*. 2014; 179 (4) : 375-380.

Kalman, D. S., Feldman, S., Krieger, D. R. & Bloomer, R. J., 'Comparison of coconut water and a carbohydrate-electrolyte sport drink on measures of hydration and physical performance in exercise-trained men.' *J Int Soc Sports Nutr*. 2012; 9 (1) : 1.

Kleerebezem, M., Binda, S. & Bron, P. A., 'Understanding mode of action can drive the translational pipeline towards more reliable health benefits for probiotics.' *Curr Opin Biotechnol*. 2015; 56: 55-60.

Kole, A. S., Jones, H. D. & Christensen, R., 'A Case of Kombucha Tea Toxicity.' *Journal of Intensive Care Medicine*. 2009; 24 (3) : 205-207.

Korea.net. 'Korean recipes: Traditional drinks keep you healthy in winter.' http://www.korea.net/NewsFocus/Culture/view?articleId=131900 15 January 2016

Kregiel, D., 'Health safety of soft drinks: contents, containers, and microorganisms.' *Biomed Res Int*. 2015; 2015: 128697.

Laboratory Talk. 'Analysis of benzoate and sorbate in soft drinks.' http://laboratorytalk.com/article/51192/analysis-of-benzoate-and-sorba 25 November 2003

Leishman, D., ' "Original and Best"? How Barr's Irn-Bru Became a Scottish Icon.' *Etudes ecossaises* [En ligne], 19 | 2017, mis en ligne le 01 avril 2017, consulte le 11 avril 2019. http://journals.openedition.org/etudesecossaises/1206

Lim, U., Subar, A. F., Traci, M., et al. 'Consumption of Aspartame - Containing Beverages and Incidence of Hematopoietic and Brain Malignancies.' *Cancer Epidemiol Biomarkers Prev*. 2006; 15 (9) : 1654-1659.

Live Science. 'Highly caffeinated drinks can impair cognitive abilities.' https://www.livescience.com/9081-highly-caffeinated-drinks-impair-cognitive-abilities.html 6 December 2010

Live Science. 'The truth about guarana.' https://www.livescience.com/36119-truth-guarana.html 27 January 2012

Lohner, S., Toews, I. & Meerpohl, J. J., 'Health outcomes of non-nutritive sweeteners: analysis of the research landscape.' *Nutr J*. 2017; 16 (1) : 55.

Lorjaroenphon, Y. & Cadwallader, K. R., 'Characterization of Typical Potent Odorants in Cola-Flavored Carbonated Beverages by Aroma Extract Dilution Analysis.' *J. Agric. Food*

Chem. 2015; 63 (3) : 769-775.
Ma, J., Fox, C. S., Jacques, P. F., et al. 'Sugar-sweetened beverage, diet soda, and fatty liver disease in the Framingham Heart Study cohorts.' *J Hepatol*. 2015; 63 (2) : 462-469.
Malik, V. S., 'Sugar sweetened beverages and cardiometabolic health.' *Curr Opin Cardiol*. September 2017; 32 (5) : 572-579.
McCann, D., et al. 'Food additives and hyperactive behaviour in 3-year-old and 8 / 9-year-old children in the community: a randomised, double - blinded, placebo-controlled trial.' *The Lancet*. 2007; 370 (9598) : 1560-1567.
Muraki, I., Imamura, F., Manson, J. E., et al. 'Fruit consumption and risk of type 2 diabetes: results from three prospective longitudinal cohort studies.' *BMJ*. 2013; 347: f5001.
Murphy, M. M., Barrett, E. C., Bresnahan, K. A., Barraj, L. M. '100% fruit juice and measures of glucose control and insulin sensitivity: a systematic review and meta-analysis of randomised controlled trials.' *J NutrSci*. 2017; 6:e59.
National Center for Complementary and Integrative Health. 'Energy drinks.' https://nccih.nih.gov/health/energy-drinks 26 July 2018
National Institute of Diabetes and Digestive and Kidney Diseases. 'Overweight and obesity statistics.' https://www.niddk.nih.gov/health-information/health-statistics/overweight-obesity August 2017
National Institutes of Health Office of Dietary Supplements. 'Potassium. Fact sheet for health professionals.' https://ods.od.nih.gov/factsheets/Potassium-HealthProfessional/ 5 March 2019
Natural Hydration Council. 'New research shows nationwide inappropriate use of sports drinks.' https://www.naturalhydrationcouncil.org.uk/press/new-research-shows-nationwide-inappropriate-use-of-sports-drinks/ 3 April 2012
Natural Hydration Council. 'Sports drinks fuel teens gaming and TV time.' https: / / www.naturalhydrationcouncil.org.uk / press / sports-drinks-fuel - teens-gaming-and-tv-time / 〔リンク切れ〕
Neves, M. F., Trombin, V. G., Lopes, F. F., Kalaki, R. & Milan, P., 'Definition of juice, nectar and still drink.' *The orange juice business*. 2011. Wageningen Academic Publishers, Wageningen.
NHS. 'The truth about sweeteners.' https://www.nhs.uk/Livewell/Goodfood/Pages/the-truth-about-sucralose.aspx 28 February 2019
Nicoletti, M., 'Microalgae Nutraceuticals.' *Foods*. 2016; 5 (3) : 54.
Noakes, T. D., 'The role of hydration in health and exercise.' *BMJ*. 2012; 344: e4171.
Northwestern Extract. 'Introduction to the manufacture of soft drinks.' https://northwesternextract.com/manufacturing-of-soft-drinks/
Nursing Times. 'Sports drinks may have adverse effects on teens' dental health.' https://www.nursingtimes.net/news/news-topics/public-health/sports-drinks-may-have-adverse-effects-on-teens-dental-health/7006044.article 11 July 2016
Nyonya Cooking. 'Air mata kucing.' https://www.nyonyacooking.com/recipes/air-mata-kucing
Ocado. 'Rebel Kitchen Raw Organic Water.' https://www.ocado.com/webshop/product/Rebel-Kitchen-Raw-Organic-Coconut-Water/369010011

Ocado. 'Sibberi Bamboo Water Glow.' https://www.ocado.com/webshop/product/Sibberi-Bamboo-Water-Glow/349239011〔リンク切れ〕

Ocado. 'Sibberi Pure Birch Water.' https://www.ocado.com/webshop/product/Sibberi-Pure-Birch-Water/296930011〔リンク切れ〕

Open Food Facts. 'Vanilla Bean & Maple Syrup Smoothie - Marks & Spencer.' https://uk.openfoodfacts.org/product/00854467/vanilla-bean-maple-syrup-smoothie-marks-spencer 6 November 2014

OpenLearn. 'Fizzy drink.' http://www.open.edu/openlearn/science-maths-technology/science/chemistry/fizzy-drinks 26 September 2005

Peltier, S., Lepretre, P. M., Metz, L. et al. 'Effects of Pre-exercise, Endurance, and Recovery Designer Sports Drinks on Performance During Tennis Tournament Simulation.' *Journal of Strength and Conditioning Research*. 2013; 27（11）: 3076-3083.

Perez-Idarraga, A. & Aragon-Vargas, L., 'Post-Exercise Rehydration with Coconut Water.' *Medicine and Science in Sports and Exercise*. 2010; 42.

Pound, C. M. & Blair, B., Canadian Paediatric Society. Nutrition and Gastroenterology Committee, Ottawa, Ontario, 'Energy and sportsdrinks in children and adolescents.' *Paediatrics & Child Health*. 2017; 22（7）: 406-410.

PubChem. 'Dimethyl Dicarbonate（compound）.' https://pubchem.ncbi.nlm.nih.gov/compound/3086#section=Pharmacology-and-Biochemistry

PubChem. 'Potassium Sorbate（compound）.' https://pubchem.ncbi.nlm.nih.gov/compound/potassium_sorbate#section=Analytic-Laboratory-Methods

Richelsen, B., 'Sugar-sweetened beverages and cardio-metabolic disease risks.' *Current Opinion in Clinical Nutrition and Metabolic Care*. 2013; 16（4）: 478-484.

Rogers, P. J. & Shahrokni, R., 'A Comparison of the Satiety Effects of a Fruit Smoothie, Its Fresh Fruit Equivalent and Other Drinks.' *Nutrients*. 2018; 10（4）: 431.

Saat, M., Singh, R., Sirisinghe, R. G. & Nawawi, M., 'Rehydration after Exercise with Fresh Young Coconut Water, Carbohydrate-Electrolyte Beverage and Plain Water.' *Journal of Physiological Anthropology and Applied Human Science*. 2002; 21（2）: 93-104.

Sainsbury's. 'Innocent Coconut Water.' https://www.sainsburys.co.uk/shop/gb/groceries/coconut-water-115152-44/innocent-coconut-water-1l

Sainsbury's Naked Coconut Water.' https://www.sainsburys.co.uk/shop/gb/groceries/naked-coconut-water-1l

Sainsbury's. 'Tymbark Cactus Drink.' https://www.sainsburys.co.uk/shop/gb/groceries/tymbark-cactus-drink-1l〔リンク切れ〕

Sainsbury's. 'Vita Coco Coconut.' https://www.sainsburys.co.uk/shop/gb/groceries/coconut-water-115152-44/vita-coco-100%25-pure-coconut-water-1l〔リンク切れ〕

Schimpl, F. C., da Silva, J. F., Goncalves, J. F, & Mazzafera, P., 'Guarana: revisiting a highly caffeinated plant from the Amazon.' *J Ethnopharmacol*. 2013; 150（1）: 14-31.

Schulze, M. B., Manson, J. E., Ludwig, D. S., et al. 'Sugar-Sweetened Beverages, Weight Gain, and Incidence of Type 2 Diabetes in Young and Middle-Aged Women.' *JAMA*. 2004; 292（8）: 927-934.

Science Daily. 'Supertasters do not have particularly high density of taste buds on tongue,

crowdsourcing says.' https://www.sciencedaily.com/releases/2014/05/140527161834.htm 27 May 2014

Sibberi. 'Tree water.' http://www.sibberi.com〔リンク切れ〕

Smithsonian.com. 'The benefits of probiotics might not be so clear cut.' https://www.smithsonianmag.com/science-nature/benefits-probiotics-might-not-be-so-clear-cut-180970221/ 6 September 2018

Snopes. 'Does Coca-Cola contain cocaine?' https://www.snopes.com/fact-check/cocaine-coca-cola/ 19 May 1999

Srinivasan, R., Smolinske, S. & Greenbaum, D., 'Probable gastrointestinal toxicity of Kombucha tea: is this beverage healthy or harmful?' *J Gen Intern Med*. 1997; 12（10）: 643-644.

Steinman, H. A. & Weinberg, E. G., 'The effects of soft-drink preservatives on asthmatic children.' *S Afr Med J*. 1986; 70（7）: 404-406.

Suez, J., Korem, T., Zilberman-Schapira, G., Segal, E. & Elinav, E., 'Non - caloric artificial sweeteners and the microbiome: findings and challenges.' *Gut Microbes*. 2015; 6（2）: 149-155.

Sun, X., Ke, M. & Wang, Z., 'Clinical features and pathophysiology of belching disorders.' *Int J Clin Exp Med*. 2015; 8（11）: 21906-21914.

Supply Chain. 'Drink it in. How your favorite soda is manufactured.' https://supplychainx.highjump.com/how-soda-is-manufactured.html 9 April 2018

Surjushe, A., Vasani, R. & Saple, D. G., 'Aloe vera: a short review.' *Indian J Dermatol*. 2008; 53（4）:163-166.

Tappy, L. & Le, K. A., 'Metabolic Effects of Fructose and the Worldwide Increase in Obesity.' *Physiological Reviews*. 2010; 90（1）: 23-46.

Tayyem, R. F., Heath, D. D., Al-Delaimy, W. K. & Rock, C. L., 'Curcumin content of turmeric and curry powders.' *Nutr Cancer*. 2006; 55（2）: 126-131.

Tesco. 'Tesco 100% Pure Squeezed Orange Juice With Bits.' https://www.tesco.com/groceries/en-GB/products/258997144

Tetra Pak. 'Juice, nectar and still drinks - easy to find your favourite.' https://www.tetrapak.com/findbyfood/juice-and-drinks/juice-nectar-still-drinks

The Atlantic. 'Is fermented tea making people feel enlightened because of . . . alcohol?' https://www.theatlantic.com/health/archive/2016/12/the-promises-of-kombucha/509786/ 8 December 2016

The Guardian. 'Birch water: the so-called superdrink you've never heard of.' https://www.theguardian.com/sustainable-business/2015/may/07/birch-water-so-called-superfood-superdrink-sustainability

The Guardian. 'Government to ban energy drink sales to children in England.' https://www.theguardian.com/business/2018/aug/29/ban-sale-energy-drinks-to-children-uk-government-combat-obesity 30 August 2018

The Guardian. 'How fruit juice went from health food to junk food.' https://www.theguardian.com/lifeandstyle/2014/jan/17/how-fruit-juice-health-food-junk-food 18 January 2014

The Guardian. 'Joint venture: Coca-Cola considers cannabis-infused range.' https://www.

theguardian.com/business/2018/sep/17/joint-venture-drinks-giant-coca-cola-mulls-cannabis-infused-range 18 September 2018

The New York Times. 'Dispute over Coca-Cola's secret formula.' https://www.nytimes.com/1993/05/03/business/dispute-over-coca-cola-s-secret-formula.html 3 May 1993

The Sugar Association. 'What is sugar?' https://www.sugar.org/sugar/what-is-sugar/

The UK Flavour Association. 'Flavourings are used to bring taste and variety to foods.' http://ukflavourassociation.org/about-us/what-are-flavourings

The Wall Street Journal. 'Wimbledon isn't just about tennis. There's also way too much squash.' https://www.wsj.com/articles/wimbledon-isnt-just-about-tennis-theres-also-way-too-much-squash-1467989111 8 July 2016

Thompson, M., Henegan, C. & Cohen, D., 'Food regulators must up their game.' *BMJ*. 2012; 345: e4753.

Tucker, K. L., Morita, K., Qiao, N., Hannan, M. T., Cupples, L. A. & Kiel, D. P., 'Colas, but not other carbonated beverages, are associated with low bone mineral density in older women: The Framingham Osteoporosis Study.' *Am J Clin Nutr*. 2006; 84（4）: 936-942.

Unesda Soft Drinks Europe. 'Carbonated drink.' https://www.unesda.eu/lexikon/carbonated-drink/〔リンク切れ〕

Unesda Soft Drinks Europe. 'Preservatives.' https://HYPERLINK "http://www.unesda.eu/" www.unesda.eu/lexikon/preservatives/〔リンク切れ〕

Valdes, A. M., Walter, J., Segal, E. & Spector, T. D., 'Role of the gut microbiota in nutrition and health.' *BMJ*. 2018; 361: k2179.

Vally, H. & Misso, N. L., 'Adverse reactions to the sulphite additives.' *Gastroenterol Hepatol Bed Bench*. 2012; 5（1）: 16-23.

Villarreal-Soto, S. A., Beaufort, S. & Bouajila, J., 'Understanding Kombucha Tea Fermentation: A Review.' *Concise Reviews & Hypotheses in Food Science*. 2018; 83（3）: 580-588.

Vimto. 'Squash.' http://www.vimto.co.uk/squash.aspx#vimtoOriginal

Vina, I., Semjonovs, P., Linde, R. & Denina, I., 'Current Evidence on Physiological Activity and Expected Health Effects of Kombucha Fermented Beverage.' *Journal of Medicinal Food*. 2014; 17（2）: 179-188.

Vogler, B. K. & Ernst, E., 'Aloe vera: a systematic review of its clinical effectiveness.' *Br J Gen Pract*. 1999; 49（447）: 823-828.

Waitrose. 'Sibberi Maple Water.' https://www.waitrose.com/ecom/products/sibberi-maple-water/584584-519979-519980

Waitrose. 'Tapped Pure Birch Water.' https://www.waitrose.com/ecom/products/tapped-pure-birch-water/853930-601842-601843〔リンク切れ〕

Walters, D. E., 'Aspartame, a sweet-tasting dipeptide.' http://www.chm.bris.ac.uk/motm/aspartame/aspartameh.html February 2001

Woodward-Lopez, G., Kao, J. & Ritchie, L., 'To what extent have sweetened beverages contributed to the obesity epidemic?' *Public Health Nutrition*. 2011; 14（3）: 499-509.

Yong. J. W. H., Ge, L., Ng, Y. F. & Tan, S. N., 'The Chemical Composition and Biological Properties of Coconut（*Cocos nucifera L.*）Water.' *Molecules*. 2009; 14（12）: 5144-5164.

Zmora, N., et al. 'Personalized Gut Mucosal Colonization Resistance to Empiric Probiotics Is

Associated with Unique Host and Microbiome Features.' *Cell*. 2018; 174 (6) : 1388-1405.e21

第5章　アルコール飲料

Allen, A. L., McGeary, J. E. & Hayes, J. E., 'Polymorphisms in TRPV1 and TAS2Rs associate with sensations from sampled ethanol.' *Alcohol Clin Exp Res*. 2014; 38 (10) : 2550-2560.

ASCIA. 'Alcohol allergy.' https://www.allergy.org.au/patients/other-allergy/alcohol-allergy March 2019.

Ashurst, J. V. & Nappe, T. M., 'Methanol toxicity.' *Treasure Island (FL) : StatPearls Publishing*. 15 March 2019.

Bais, S., Gill, N. S., Rana, N. & Shandil, S., 'A Phytopharmacological Review on a Medicinal Plant: *Juniperus communis*.' *Int Sch Res Notices*. 2014; 2014: 634723.

BBC. 'Beer before wine? It makes no difference to a hangover.' https://www.bbc.com/news/uk-47143368 8 February 2019

BBC. 'India toxic alcohol: At least 130 tea workers dead from bootleg drink.' https://www.bbc.com/news/world-asia-india-47341941 24 February 2019

Beer Store. 'What is beer?' https://www.thebeerstore.ca/articles/what-is-beer/

Begue, L., Bushman, B. J., Zerhouni, O., Subra, B. & Ourabah, M. ' "Beauty is in the eye of the beer holder": People who think they are drunk also think they are attractive.' *British Journal of Psychology*. 2013; 104: 225-234.

CAMRA. 'What is real cider?' http://www.camra.org.uk/faqs

Choice. 'Preservatives in wine and beer.' https://www.choice.com.au/food-and-drink/drinks/alcohol/articles/preservatives-in-wine-and-beer 26 April 2016

Chow Hound. 'How are non-alcoholic beer and wine made?' https://www.chowhound.com/food-news/53912/how-are-nonalcoholic-beer-and-wine-made/〔リンク切れ〕4 April 2007

CNN. 'Toxic moonshine kills 102 in Mumbai slum.' https://edition.cnn.com/2015/06/22/asia/india-moonshine-deaths-mumbai/index.html 23 June 2015

Coeliac UK. 'Alcohol.' https://www.coeliac.org.uk/information-and-support/your-gluten-free-hub/home-of-gluten-free-recipes/healthy-eating/alcohol/

Conscious Mixology. 'How are spirits made? (from seed to bottle)' http://www.consciousmixology.com/spirits-liqueurs-production/〔リンク切れ〕

de Gaetano, G., Costanzo, S., Di Castelnuovo, A. et al. 'Effects of moderate beer consumption on health and disease: A consensus document.' *Nutr Metab Cardiovasc Dis*. 2016; 26 (6) : 443-467.

Difford's Guide. 'Activated charcoal in cocktails.' https://www.diffordsguide.com/encyclopedia/1173/cocktails/activated-charcoal-in-cocktails

Difford's Guide. 'Does mixing drinks cause a worse hangover?' https://www.diffordsguide.com/encyclopedia/530/bws/does-mixing-drinks-cause-a-worse-hangover

Drinkaware. 'Low alcohol drinks.' https://www.drinkaware.co.uk/advice/how-to-reduce-your-drinking/how-to-cut-down/low-alcohol-drinks/

Drinkaware. 'Unit and calorie calculator.' https://www.drinkaware.co.uk/understand-your-

drinking/unit-calculator
Drinks International. 'The world's best-selling classic cocktails 2018.' http://drinksint.com/news/fullstory.php/aid/7543/ 31 January 2018
Duffy, V. B., Davidson, A. C., Kidd, J. R., et al. 'Bitter receptor gene (TAS2R38), 6-n-propylthiouracil (PROP) bitterness and alcohol intake.' *Alcohol Clin Exp Res*. 2004; 28 (11) : 1629-1637.
Fever-Tree. 'The history of gin and tonic.' https://fever-tree.com/en_GB/article/gin-and-tonic-history
Francis Boulard & Fille. 'Champagne dosage.' https://www.francis-boulard.com/en/champagne-dosage.htm
Gizmodo. 'Happy hour: The science of non-alcoholic beer.' https://gizmodo.com/the-science-of-non-alcoholic-beer-509674407 25 May 2013
Goldberg, D. M., Hoffman, B., Yang, J. & Soleas, G. J., 'Phenolic Constituents, Furans, and Total Antioxidant Status of Distilled Spirits.' *J. Agric. Food Chem.* 1999; 47 (10) : 3978-3985.
Gorgus, E., Hittinger, M. & Schrenk, D., 'Estimates of Ethanol Exposure in Children from Food not Labeled as Alcohol-Containing.' *J Anal Toxicol*. 2016; 40 (7) : 537-542.
Gov.UK. 'Composition of foods integrated dataset (CoFID).' https://www.gov.uk/government/publications/composition-of-foods-integrated-dataset-cofid 25 March 2019
Gov.UK. 'New alcohol guidelines show increased risk of cancer.' https://www.gov.uk/government/news/new-alcohol-guidelines-show-increased-risk-of-cancer 8 January 2016
Griswold, M. G. et al. 'Alcohol use and burden for 195 countries and territories, 1990-2016: a systematic analysis for the Global Burden of Disease Study 2016.' *The Lancet*. 2018; 392 (10152) : 1015-1035.
Halsey, L. G., Huber, J. W., Bufton, R. D. J. & Little, A. C., 'An explanation for enhanced perceptions of attractiveness after alcohol consumption.' *Alcohol*. 2010; 44 (4) : 307-313.
Halsey, L. G., Huber, J. W. & Hardwick, J. C., 'Does alcohol consumption really affect asymmetry perception? A three-armed placebo-controlled experimental study.' *Addiction*. 2012; 107 (7) : 1273-1279.
Harvard Health Publishing. 'Ask the doctor: what causes red wine headaches?' https://www.health.harvard.edu/diseases-and-conditions/what-causes-red-wine-headaches〔リンク切れ〕
Harvard Health Publishing. 'Is red wine actually good for your heart?' https://www.health.harvard.edu/blog/is-red-wine-good-actually-for-your-heart-2018021913285 19 February 2018
Harvard Health Publishing. 'Will tonic water prevent nighttime leg cramps?' https://www.health.harvard.edu/bone-and-muscle-health/will-tonic-water-prevent-nighttime-leg-cramps September 2016
Harvard T. H. Chan. 'Study says no amount of alcohol is safe, but expert not convinced.' https://www.hsph.harvard.edu/news/hsph-in-the-news/alcohol-risks-benefits-health/ 2018
Haseeb, S., Alexander, B. & Baranchuk, A., 'Wine and Cardiovascular Health A Comprehensive Review.' *Circulation*. 2017; 136: 1434-1448.

Hoferl, M., Stoilova, I., Schmidt, E., et al. 'Chemical Composition and Antioxidant Properties of Juniper Berry (*Juniperus communis L.*) Essential Oil. Action of the Essential Oil on the Antioxidant Protection of Saccharomyces cerevisiae Model Organism.' *Antioxidants* (Basel). 2014; 3 (1) : 81-98.

Moreno-Indias, I., 'Benefits of the beer polyphenols on the gut microbiota.' *Nutr Hosp*. 2017; 15 (34 (Suppl 4)) : 41-44.

Jensen, W. B., 'The Origin of Alcohol "Proof".' *J. Chem. Educ*. 2004; 81: 1258.

Laurel Gray. '5 stages of the wine making process.' http://laurelgray.com/5-stages-wine-making-process/〔リンク切れ〕14 November 2014

LiveScience. 'Traces of the world's first "microbrew" found in a cave in Israel.' https://www.livescience.com/63631-oldest-beer-brewing-evidence.html 20 September 2018

Kinnek. 'Pot still vs. column still: what's the difference?' https://www.kinnek.com/article/pot-still-vs-column-still-whats-the-difference/#/ 12 May 2016

Mackus, M., Adams, S., Barzilay, A., et al. 'Proceeding of the 8th Alcohol Hangover Research Group Meeting.' *Curr Drug Abuse Rev*. 2017; 9 (2) : 106-112.

Maintz, L. & Novak, N., 'Histamine and histamine intolerance.' *Am J Clin Nutr*. 2007; 85 (5) : 1185-1196.

Market Research World. 'Cool down for alcopops.' http://www.marketresearchworld.net/content/view/370/77/ 14 November 2005

Martini. 'Martini meets Rossi.' https://www.martini.com/uk/en/we-are-martini/

Meister, K. A., Whelan, E. M. & Kava, R., 'The Health Effects of Moderate Alcohol Intake in Humans: An Epidemiologic Review.' *Critical Reviews in Clinical Laboratory Sciences*. 2000; 37 (3) : 261-296.

Metro. 'Gin fans - you've been making martinis all wrong.' https://metro.co.uk/2016/02/18/gin-fans-youve-been-making-martinis-all-wrong-5703089/ 18 February 2016

Munchies. 'This is why teenagers aren't drinking alcopops anymore.' https://munchies.vice.com/en_us/article/8qkd74/this-is-why-teenagers-arent-drinking-alcopops-anymore 20 October 2015

National Institute on Alcohol Abuse and Alcoholism. 'Alcohol metabolism: an update.' https://pubs.niaaa.nih.gov/publications/aa72/aa72.htm July 2007

News.com.au. 'Trio died drinking $2 moonshine so lethal one sip could paralyse drinkers' arms for 15 minutes.' https://www.news.com.au/national/courts-law/trio-died-drinking-2-moonshine-so-lethal-one-sip-could-paralyse-drinkers-arms-for-15-minutes/news-story/〔リンク切れ〕23 November 2016

NHS. 'Alcohol support.' https://www.nhs.uk/live-well/alcohol-support/calculating-alcohol-units/ 13 April 2018

NHS. 'Beer and bone strength.' https://www.nhs.uk/news/food-and-diet/beer-and-bone-strength/〔リンク切れ〕5 March 2009

NHS. 'Is a pint of beer a day good for the heart?' https://www.nhs.uk/news/heart-and-lungs/is-a-pint-of-beer-a-day-good-for-the-heart/〔リンク切れ〕12 May 2016

NHS. 'Moderate drinking may reduce heart disease risk.' https://www.nhs.uk/news/heart-and-lungs/moderate-drinking-may-reduce-heart-disease-risk/ 23 March 2017

NHS Choices. 'What's your poison? A sober analysis of alcohol and health in the media. A Behind the Headlines special report.' October 2011

Oxford Living Dictionary. 'What is the origin of the phrase "hair of the dog"?' https://en.oxforddictionaries.com/explore/what-is-the-origin-of-the-phrase-hair-of-the-dog/

Penning, R., van Nuland, M., Fliervoet, L. A. L., Olivier, B. & Verster, J. C., 'The Pathology of Alcohol Hangover.' *Current Drug Abuse Reviews*. 2010; 3 (2) : 68-75.

Phobia Wiki. 'Dipsophobia.' http://phobia.wikia.com/wiki/Dipsophobia

Phobia Wiki. 'Methyphobia.' http://phobia.wikia.com/wiki/Methyphobia

Phobia Wiki. 'Zythophobia.' http://phobia.wikia.com/wiki/Zythophobia

Piasecki, T. M., Robertson, B. M. & Epler, A. J., 'Hangover and risk for alcohol use disorders: existing evidence and potential mechanisms.' *Curr Drug Abuse Rev*. 2010; 3 (2) : 92-102.

Pittler, M. H., Verster, J. C. & Ernst, E., 'Sex, Drugs, And Rock And Roll: Interventions for preventing or treating alcohol hangover: systematic review of randomised controlled trials.' *BMJ*. 2005; 331: 1515.

Prat, G., Adan, A. & Sanchez-Turet, M., 'Alcohol hangover: a critical review of explanatory factors.' *Hum Psychopharmacol*. 2009; 24 (4) : 259-267.

Rohsenow, D. J., Howland, J., Arnedt, J. T., Almeida, A. B., Greece, J., Minsky, S., Kempler, C. S. & Sales, S., 'Intoxication With Bourbon Versus Vodka: Effects on Hangover, Sleep, and Next-Day Neurocognitive Performance in Young Adults.' *Alcoholism: Clinical and Experimental Research*. 2010; 34: 509-518.

Rohsenow, D. J. & Howland, J., 'The role of beverage congeners in hangover and other residual effects of alcohol intoxication: a review.' *Curr Drug Abuse Rev*. 2010; 3 (2) : 76-79.

Schirone, M., Visciano, P., Tofalo, R. & Suzzi, G., 'Histamine Food Poisoning.' *Handb Exp Pharmacol*. 2017; 241: 217-235.

Smithsonian.com. 'The deadly side of moonshine.' https://www.smithsonianmag.com/smart-news/the-deadly-side-of-moonshine-41629081/ 18 September 2012

Stevenson, C., 'Hans Off!: The Struggle for Hans Island and the Potential Ramifications for International Border Disupute Resolution.' *Boston College International and Comparative Law Review*. 2007; 30 (1 - Article 16) : 263-275.

Stockwell, T., Zhao, J., Panwar, S., Roemer, A., Naimi, T. & Chikritzhs, T., 'Do "Moderate" Drinkers Have Reduced Mortality Risk? A Systematic Review and Meta-Analysis of Alcohol Consumption and All-Cause Mortality.' *J Stud Alcohol Drugs*. 2016; 77 (2) : 185-198.

The Alcohol Free Shop. 'Frequently asked questions (FAQs).' https://www.alcoholfree.co.uk/contact-us/

The Australian Wine Research Institute. 'Fining agents.' https://www.awri.com.au/industry_support/winemaking_resources/frequently_asked_questions/fining_agents/

The Conversation. 'Is mixing drinks actually bad?' https://theconversation.com/is-mixing-drinks-actually-bad-87256 29 December 2017

The Guardian. 'Notes and queries: James Bond requested that his Martini be "shaken not stirred" - would it make any difference?' https://www.theguardian.com/notesandqueries/query/0,,-2866,00.html

The New York Times. 'Canada and Denmark fight over island with whisky and schnapps.' https://www.nytimes.com/2016/11/08/world/what-in-the-world/canada-denmark-hans-island-whisky-schnapps.html 7 November 2016

The Telegraph. 'Gin sales triple as Brits turn to high-end booze.' https://www.telegraph.co.uk/news/2018/07/03/gin-sales-triple-brits-turn-high-end-booze/ 3 July 2018

The Telegraph. 'Is the alcopop back in fashion?' https://www.telegraph.co.uk/finance/newsbysector/retailandconsumer/11399498/Is-the-alcopop-back-in-fashion.html 8 February 2015

The Wine Cellar Insider. 'How to produce and make red or white wine explained.' https://www.thewinecellarinsider.com/wine-topics/wine-educational-questions/how-wine-is-made/

Topiwala, A., Allan, C. L. & Valkanova, V., 'Moderate alcohol consumption as risk factor for adverse brain outcomes and cognitive decline: longitudinal cohort study.' *BMJ*. 2017; 357: j2353.

TrendHunter Lifestyle. 'Wellness cocktail. Superfood cocktails combine flavors of the moment from both worlds.' https://HYPERLINK "http://www.trendhunter"www.trendhunter.com/protrends/wellness-cocktail

Trevithick, C. C., Chartrand, M. M., Wahlman, J., Rahman, F., Hirst, M. & Trevithick, J. R., 'Shaken, not stirred: bioanalytical study of the antioxidant activities of martinis.' *BMJ*. 1999; 319（7225）: 1600-1602.

U.S. News. 'The 6 healthiest cocktail ingredients.' https://health.usnews.com/health-news/blogs/eat-run/articles/2017-06-30/the-6-healthiest-cocktail-ingredients 30 June 2017

Vally, H. & Thompson, P. J., 'Allergic and asthmatic reactions to alcoholic drinks.' *Addict Biol*. 2003; 8（1）: 3-11.

Vassilopoulou, E., Karathanos, A. & Siragakis, G., et al. 'Risk of allergic reactions to wine, in milk, egg and fish-allergic patients.' *Clin Transl Allergy*. 2011; 1（1）: 10.

Verster, J. C. & Penning, R., 'Treatment and prevention of alcohol hangover.' *Curr Drug Abuse Rev*. 2010; 3（2）: 103-109.

Verster, J.C., Stephens, R., Penning, R., et al. 'The alcohol hangover research group consensus statement on best practice in alcohol hangover research.' *Curr Drug Abuse Rev*. 2010; 3（2）: 116-126.

VinePair. 'All the ways to make champagne and sparkling wine, explained.' https://vinepair.com/articles/sparkling-wine-champagne-methods/ 26 November 2017

VinePair. 'How distilling works.' https://vinepair.com/spirits-101/how-distilling-works/

VinePair. 'The 10 most popular beer brands in the world.' https://vinepair.com/articles/10-biggest-beer-brands-world-2017/ 11 September 2017

VOA News. '100 deaths highlight Indonesia's bootleg booze problem.' https://www.voanews.com/a/indonesia-deaths-illegal-alcohol/4346422.html 13 April 2018

Wantke, F., Gotz, M. & Jarisch, R., 'The red wine provocation test: intolerance to histamine as a model for food intolerance.' *Allergy Proc*. 1994; 15（1）: 27-32.

Weiskirchen, S. & Weiskirchen, R., 'Resveratrol: How Much Wine Do You Have to Drink to Stay Healthy?' *Adv Nutr*. 2016; 7（4）: 706-718.

Wine Folly. 'How sparkling wine is made.' https://winefolly.com/review/how-sparkling-wine-is-

made/
Wine From Here. 'Sulfur dioxide (SO2) in wine).' https://winobrothers.com/2011/10/11/sulfur-dioxide-so2-in-wine/ 11 October 2011
Wine Guy. 'Destemming grapes.' http://www.wineguy.co.nz/index.php/81-all-about-wine/920-destemming-grapes 10 September 2017
World Atlas. 'Hans Off! Canada and Denmark's arctic dispute.' https://www.worldatlas.com/articles/hans-island-boundary-dispute-canada-denmark-territorial-conflict.html 25 April 2017
World Cancer Research Fund. 'Alcoholic drinks and the risk of cancer.' https://www.wcrf.org/dietandcancer/exposures/alcoholic-drinks 2018
World Health Organization. 'Global status report on alcohol and health 2018.' http://apps.who.int/iris/bitstream/handle/10665/274603/9789241565639-eng.pdf?ua=1

エピローグ　食後酒

ABC News. 'Nightline report: "When grassroots protest rallies have corporate sponsors".' https://abcnews.go.com/Nightline/video/grassroots-protest-rallies-corporate-sponsors-26671038
Alcohol Change UK. 'Alcohol industry Influence on public policy: A case study of pricing and promotions policy in the UK.' https://alcoholchange.org.uk/publication/alcohol-industry-Influence-on-public-policy-a-case-study-of-pricing-and-promotions-policy-in-the-uk 20 September 2012
Bragg, M. A., Miller, A. N., Elizee, J., Dighe, S. & Elbel, B. D., 'Popular Music Celebrity Endorsements in Food and Nonalcoholic Beverage Marketing.' *Pediatrics*. 2016; 138 (1) e20153977.
Forbes. 'As U.S. soda sales fizzle, Coca-Cola and PepsiCo target developing nations.' https://www.forbes.com/sites/nancyhuehnergarth/2016/02/09/as-u-s-soda-sales-fizzle-coca-cola-and-pepsico-target-developing-nations/?sh=bd282e81cecf 9 February 2016
Godlee, F., 'Minimum alcohol pricing: a shameful episode.' *BMJ*. 2014; 348: g110.
Gornall, J., 'Under the Influence: Scotland's battle over alcohol pricing.' *BMJ*. 2014; 348: g1274.
Hawkins, B., Holden, C. & McCambridge, J., 'Alcohol industry Influence on UK alcohol policy: A new research agenda for public health.' *Crit Public Health*. 2012; 22 (3) : 297-305.
Hollywood Branded. 'Top celebrity beverage endorsers.' https://blog.hollywoodbranded.com/top-celebrity-beverage-endorsements 6 February 2018
Investopedia. 'Much of the global beverage industry is controlled by Coca Cola and Pepsi.' https://www.investopedia.com/ask/answers/060415/how-much-global-beverage-industrycontrolled-coca-cola-and-pepsi.asp〔リンク切れ〕14 November 2018
Investopedia. 'A look at Coca-Cola's advertising expenses.' https://www.investopedia.com/articles/markets/081315/look-cocacolas-advertising-expenses.asp 6 October 2018
Marketing Schools. 'Celebrity marketing.' http://www.marketing-schools.org/types-of-

marketing/celebrity-marketing.html
Social Media Week. 'Celebrity endorsements on social media are driving sales and winning over fans.' https://socialmediaweek.org/blog/2015/09/brands-using-celebrity-endorsements/ 30 September 2015

Thacker, P., 'Coca-Cola's secret Influence on medical and science journalists.' *BMJ*. 2017; 357: j1638.

The BMJ. 'Alcohol pricing.' https://www.bmj.com/content/alcohol-pricing

The Drinks Business. 'Top 10 celebrity drinks launches of 2017.' https://www.thedrinksbusiness.com/2017/12/top-10-celebrity-drinks-launches-of-2017/2/ 20 December 2017

The Drinks Business. 'Supreme court backs minimum alcohol pricing in Scotland.' https://www.thedrinksbusiness.com/2017/11/supreme-court-backs-minimum-alcohol-pricing-in-scotland/ 15 November 2017

The Guardian. 'Coca-Cola and other soft drinks firms hit back at sugar tax plan.' https://www.theguardian.com/business/2016/mar/17/coca-cola-hits-back-at-sugar-tax-plan 18 March 2016

The Hollywood Reporter. 'Meet the Hollywood "Brandfather" who's pairing Aaron Rodgers with beef jerky'. https://www.hollywoodreporter.com/news/meet-hollywood-brandfather-whos-pairing-811758 29 July 2015

The Telegraph. 'Coca-Cola "spends millions on research to prove that fizzy drinks don't make you fat".' https://www.telegraph.co.uk/finance/newsbysector/retailandconsumer/11920984/Coca-Cola-spends-millions-on-research-to-prove-that-fizzy-drinks-dont-make-you-fat.html 9 October 2015

The Telegraph. 'Were ministers under the Influence of drinks industry?' https://www.telegraph.co.uk/news/politics/10557347/Were-ministers-under-the-influence-of-drinks-industry.html?onwardjourney=584162_v1 7 January 2014

The Washington Post. 'How business funded the anti-soda tax coalition.' https://www.washingtonpost.com/news/monkey-cage/wp/2014/11/24/how-business-funded-the-anti-soda-tax-coalition/ 24 November 2014

Union of Concerned Scientists. 'How Coca-Cola disguised its Influence on science about sugar and health.' https://www.ucsusa.org/disguising-corporate-Influence-science-about-sugar-and-health#.XBo9qy2cZ3k

註

プロローグ　食前酒

（1）もちろんただの清涼飲料であってもだ。

第1章　水

（1）Drink Water, 'Drink water is an idea.' https://www.wedrinkwater.com/pages/reason
（2）水溶液の酸性・アルカリ性の度合いを示す尺度。pH7が中性を表し、それよりも低ければ酸性、高ければアルカリ性となる。
（3）Community Preventive Services Task Force, 'Oral health: Preventing dental caries, community water fluoridation.'https://www.thecommunityguide.org/sites/default/files/assets/Oral-Health-Caries-Community-Water-Fluoridation_3.pdf
（4）こうした水の分類や定義は国によっても変わってくる。そのためここではイギリスとヨーロッパの定義を用いることにする。
（5）Live Spring Water. https://livespringwater.com
（6）Coca-Cola, 'GLACEAU Smartwater.' http://www.coca-cola.co.uk/drinks/glaceausmartwater/glaceau-smartwater
（7）Spector, T.（2015）, *The Diet Myth: The Real Science Behind What We Eat*（Weidenfeld & Nicolson）

第2章　ミルク

（1）アシュリタ・ファーマンの場合で言えば、そのモチベーションはたんに記録を更新するためのように思える。彼はギネス世界記録をもっとも多く更新した男であり、これまでに600もの記録を破ってきた（Guinness World Records, 'Ashrita Furman: Guinness World Records' most prolific record breaker.' http://www.guinnessworldrecords.com/records/hall-of-fame/ashrita-furman）。
（2）Irfan, U. ' "Fake milk": why the dairy industry is boiling over plant-based milks.' https://www.vox.com/2018/8/31/17760738/almond-milk-dairy-soy-oat-labeling-fda
（3）お湯で薄めて使う濃縮液タイプもある。
（4）一度開封すると、UHTミルクは無菌ではなくなり、牛乳を腐敗させる微生物にふたたびさらされる。
（5）HDLはHigh-density lipoproteins（高比重リポタンパク）の略。
（6）これ以外にも、ラクターゼ活性持続症を促進する遺伝子変異が、西アフリカ、中

東、南アジアで起きたとされている。Separate genetic mutations promoting lactase persistence are also judged to have occurred elsewhere, in West Africa, the Middle East and South Asia.（Curry, A.（2013）'Archaeology: The milk revolution.' https://www.nature.com/news/archaeology-the-milk-revolution-1.13471）

（7） 牛乳アレルギーはCMPA（cow's milk protein allergy）とも呼ばれる。

（8） 酪農は非常に重大な倫理的問題をはらんでいるが、ここではそれを論じるスペースはない。

（9） 厳密に言えば、ここでとりあげたもののいくつかはナッツではない。だが、ほとんどの人はそう思っているので、ここではナッツとして取り扱った。

（10） ライスミルクと水を同じ分類にしていいのかどうかはまた別の問題だが。

（11） CO_2e（Carbon dioxide equivalent）とは、異なる種類の温室効果ガスを、共通の単位で扱うときに使われる用語。

（12） ミルクシェイクとは、冷たい牛乳にアイスクリームやフレーバーなどの材料を組み合わせた、甘くて冷たい飲みものだ。材料を完全に混ぜ合わせるために振ったり混ぜたりするので、濃厚ですこし泡だった状態で提供されることが多い。

第3章　ホットドリンク

（1） ティーバッグが何個か分解されずにそのままになったところで、たいして環境には影響しないと思うかもしれない。だが、世界中で数十億個ものティーバッグが使われていることを考えると問題ははるかに大きくなる。

（2） 必須栄養素ではないが、健康に影響を与えると考えられる化合物のこと。

（3） ポリフェノールと唾液が反応することによる、口がすぼまったり渇いたりするような苦みをともなう感覚。ポリフェノールは唾液と結合し、口内を乾燥させる。

（4） 複数の研究のデータを組み合わせておこなう研究。このやり方では調査結果を解釈するにあたって、単独の研究よりも厳密で信頼性が高くなる。

（5） Low density lipoprotein（低密度リポタンパク質）のこと。

（6） ほとんどの場合、店に売っているのは伝統的な手法で発酵させたルイボスだが、発酵させていないグリーンルイボスを手に入れることもできる。グリーンルイボスにはより多くの抗酸化物質が含まれているようだが、健康上のメリットがより大きいかどうかはまだわかっていない。

（7） Starbucks, 'Summer 2 2018 beverage ingredients.' https://globalassets.starbucks.com/assets/68FC43D2BE3244C9A70EE30EA57B4880.pdf

（8） 比較対象として、スーパーマーケットでよく売られているキャドバリー社の「ホットチョコレート・インスタント」パウダーの材料を挙げてみよう。砂糖、（牛乳からとれた）ホエイパウダー、低脂肪ココアパウダー、水あめ、植物性脂肪（ココナッツ、ヤシ）、脱脂粉乳、ミルクチョコレート（ミルク、砂糖、カカオマス、ココアバター、植物性脂肪［ヤシ、シア］、乳化剤［E442］、香料）、増

粘剤（E466）、塩、乳タンパク質、固化防止剤（E551）、香料、pH 調整剤（炭酸ナトリウム）、乳化剤（E471）、安定剤（E339）。（Cadbury, 'Hot chocolate instant.' https://www.cadbury.co.uk/products/cadbury-hot-chocolate-instant-11688）

（9） オーツ麦や小麦、米などのその他の穀物も同様に麦芽にする（発芽させる）ことがあるが、もっとも一般的なのは大麦の麦芽だ。

（10） ここに記載した原材料リストは、こうした飲料のイギリスバージョンのものである。

第4章　コールドドリンク

（1） ブドウ糖と果糖が単糖類であることから、それが結合してできたショ糖が、（二つの単糖からなる）二糖類であることは想像がつくだろう。他の二糖類としては、ブドウ糖とガラクトースが結合したラクトース（乳糖）、ブドウ糖とブドウ糖が結合したマルトースなどがある。また、多糖類という言葉を耳にしたことがあるかもしれないが、これは 10 個以上の単糖が結合したもので、たとえばでんぷんなどがこれに分類される。

（2） この比率は、ソフトドリンクでの異性化糖の使用がより一般的な、アメリカでのデータをおもに参照している。

（3） フェニルケトン尿症という、まれな遺伝子疾患を持つ人たちだ。

（4） 特殊な試験紙を用いて検査した結果だ。ちなみに私は、味覚に影響を与える嗅覚も敏感だ。こうした敏感さはときに人生に悪い影響を及ぼすこともある。

（5） E 番号は食品添加物に割り振られる番号であり、その添加物が安全性試験に合格し、EU での使用が承認されていることを意味する。

（6） ヴィムトには大麦麦芽が使われているが、含まれるグルテンの量が非常に少ないため、グルテンフリー製品に分類されている（Vimto, 'FAQ'. http://www.vimto.co.uk/faq.aspx）。

（7） BMI とは、体重と身長から算出する数値で、その人の体重が健康的な範囲にあるかどうかの指標となる。

（8） イギリスでは月あたり平均 3.1 リットルであるのに対して、他のヨーロッパ 16 カ国では月あたり平均 2 リットル。

（9） つまり、330 ミリリットルを一度に飲みきることを想定しているわけだ。ただ、メーカーによっては、もっと小さいサイズの缶を提供していることもある。

（10） ティースプーン一杯を 4 グラムとして計算。

（11） Sibberi Pure Birch Water のメーカーいわく。

（12） Sibberi Bamboo Water Glow のメーカーいわく。

（13） 正直に言えば、私は酢が大嫌いなので、コンブチャの味を評するのに向いていないかもしれない。

（14） 乳酸アシドーシスとは、体内に過剰に乳酸がたまってしまう症状を指す。通常は

治療可能だが、放置すると命に関わることもある。

(15) 特定の菌については、二割から四割ほどが、生きて腸に届く。

(16) アメリカの首都中毒センターも同様のアドバイスをしている（National Capital Poison Center, 'Activated charcoal: An effective treatment for poisonings.' https://www.poison.org/articles/2015-mar/activated-charcoal）。しかし、本当に間違える人がいるのだろうか!?

(17) 「有毒」という言葉は辞書によれば文字通り「毒を有する」という意味だ。よって、有毒物質という言葉を食品に用いるのは、ほとんどの場合、危険性を誇張しすぎだと言える。

第5章　アルコール飲料

(1) イグ・ノーベル賞は「人びとを笑わせ、そして考えさせる」ような研究結果に贈られるものだ。この賞は、新奇で想像力にあふれた研究を讃え、人びとの科学や医学、技術への関心を刺激することを目的としている。(Improbable Research, 'About the Ig Nobel Prizes.' https://www.improbable.com/ig/)

(2) イギリスの元政治家で、エキセントリックなテレビタレントに転身したクリスティン・ハミルトンと、その妻であるニール。

(3) 一口に酒精強化ワインと言っても、シェリー酒とポート酒では製造方法が異なる。そのため、ここでは紹介しきれない。

(4) Drinks International, 'The world's best-selling classic cocktails 2019.' https://drinksint.com/news/fullstory.php/aid/8115/The_World_92s_Best-Selling_Classic_Cocktails_2019.html?current_page=5

(5) ここに挙げたカクテルの材料は、つくる人によってさまざまなバリエーションがあるが、ここでは一般的なものを紹介している。

(6) 名前は耳にしたことがあっても、アンゴスチュラ・ビターズの中身を知らない人もいるだろう。これはさまざまなスパイスと、果物や野菜のエキス――とくにリンドウという苦い根を含む植物のエキスに、アルコールを混ぜたリキュールだ。酸味のバランスをとり、味を引き立てるためにカクテルに加えられる。

(7) 結果として、その方法を他の人にすすめてしまい、それがある種の「治療法」として大々的に喧伝されることがある。しかし、ある人に効果があったからといって、それがみなに効くとは限らない。

エピローグ　食後酒

(1) イノセントのキャッチコピー。「ハロー。私たちはイノセントです」https://www.innocentdrinks.co.uk/us/our-story

(2) 興味のある方には、ABCニュースの報道番組ナイトラインの以下のレポートは、

一見の価値がある。ABC News, 'When grassroots protest rallies have corporate sponsors.' https://abcnews.go.com/Nightline/video/grassroots-protest-rallies-corporate-sponsors-26671038

（３） Kaiser Health News. 'Soda industry steals page from tobacco to combat taxes on sugary drinks'. https://khn.org/news/soda-industry-steals-page-from-tobacco-tocombat-taxes-on-sugary-drinks/amp/?__twitter_impression=true 6 November2018

（４） ここには人間の母乳も含む。乳児用の調合乳もかなりいい働きをしている。だがそれでも、母乳に入っている、赤ちゃんを病気から守り、長期的な成長のためのしっかりした基盤を築いてくれる生理活性成分は、調合乳にはない。

アレクシス・ウィレット（Alexis Willett）
サイエンス・コミュニケーター。ケンブリッジ大学で生物医学の博士号を取得後、同大学のMRC人間栄養学研究ユニットにて研究をおこなう。これまでに生理学に関する講義のかたわら、健康問題全般を取り扱った記事や論文、著作を発表してきた。最先端の研究結果と医療政策の専門用語を、一般の人だけでなく、医師や患者、政策立案者に広く伝えるための啓蒙活動をしている。好きな飲みものはルイボスティー。

井上大剛（いのうえ・ひろたか）
翻訳者。訳書に『初心にかえる入門書』（パンローリング）、『インダストリーX.0』（日経BP）、『ウィンストン・チャーチル　ヒトラーから世界を救った男』（共訳、KADOKAWA）など。

DRINK
あなたが口にする「飲み物」のウソ・ホント

二〇二三年四月二十八日　第一版第一刷発行
二〇二三年六月　十四　日　第一版第二刷発行

著　者　アレクシス・ウィレット
訳　者　井上大剛（いのうえひろたか）

発行者　中村幸慈
発行所　株式会社　白揚社　©2023 in Japan by Hakuyosha
〒101-0062　東京都千代田区神田駿河台1-7
電話　03-5281-9772　振替　00130-1-25400

装　幀　坂川朱音（朱猫堂）
装　画　noa1008
印刷・製本　モリモト印刷株式会社

ISBN 978-4-8269-0241-0